現場で必ず役立つ・知っておきたい

# 通訳者のための医療の知識

編集　大阪大学医療通訳養成コース教科書編集委員会
監修　清原達也　一般社団法人臨床医工情報学コンソーシアム関西・教育顧問（医師）／
　　　　　　　大阪大学招へい教授

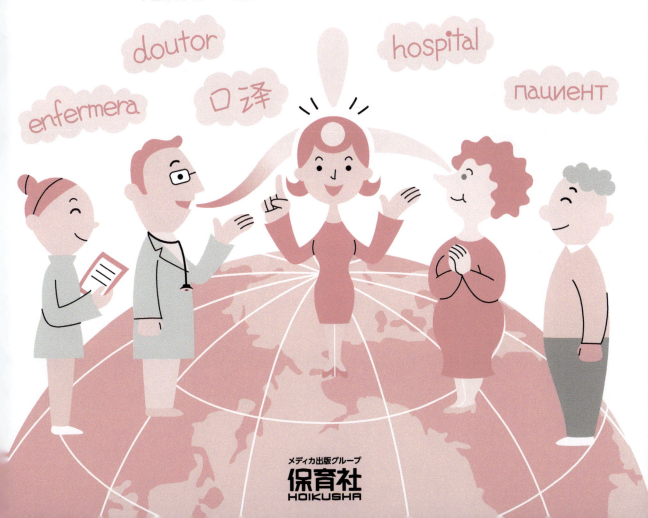

メディカ出版グループ
保育社
HOIKUSHA

# はじめに

　2006年、関西国際空港の対岸に位置する「りんくう総合医療センター」に国際外来が設立され、そこに帰国子女で担当医となった筆者と医療通訳者が導入された。当時、医療通訳は認知度も低く、日本語が不自由な外国人患者をサポートしたいという思いのボランティアで成り立っていた。あれから10年、観光立国を目指す日本には大量の外国人観光客が訪れるようになり、2020年の東京オリンピック・パラリンピックに向けてますます活気づいている。しかし、それにともない各地の医療機関を外国人患者が受診するようになり、それまで日本語が話せず困っていた在留外国人の課題も浮き彫りとなって、言葉や文化の壁を取り除くことができる医療通訳が脚光を浴びるようになってきた。

　筆者は病院で長年医療通訳者の育成に携わってきたが、さらなるレベルの向上には系統だった座学が必要だと感じていた。そこで、2013年に大阪大学医学部附属病院、国際医療センターへの出向をきっかけに、2015年には大阪大学に社会人が受講できる医療通訳養成コースを新設した。医療の教育には大阪大学医学部の各科の専門医たちを招き、通訳技術は各言語の専門家である大学教員や現場の医療通訳者から学べ、厚生労働省が掲げる医療通訳育成カリキュラム基準を満たすコースを組み立てた。その後、講師や受講者の意見をもとに毎年改良を重ね、多くの協力者の下、念願の教科書の発行にこぎ着けた。

　この教科書は医療通訳に必要な各科の代表的な疾患や解剖・生理についてまとめてあり、重要度が一目で分かるようアイコンを付けている。また、読者が自分でいろいろと書き込み、ノート代わりにできるよう空白部分も多くした。医療現場では予測不能な事態が起こりやすく、そのつど臨機応変な対応が求められる。診療科ごとに専門分野も異なり、病気の数も計り知れない。そこで、体験から得た知識をこの本に記入し、ご自身の活動の記録としてほしい。ほかにも、外国人が使うことに配慮して漢字にはルビを振り、随所に医療通訳者のコラムを置くことで、読みやすいように工夫している。

　この教科書を活用しながら医療通訳者が医療従事者たちと互いに協力し合い、外国人患者にとって安心で不可欠な存在となれるよう、邁進する手助けになれば嬉しい限りである。

2018年　1月吉日
大阪大学医学部附属病院　国際医療センター　副センター長　南谷かおり

# 執筆者一覧 (50音順)

## ◆本文◆

|  |  |  |
|---|---|---|
| 阿部泰尚 | あべ やすひさ | ◆医療法人社団柊風会阿部内科医院副院長 |
| 飯田奈美子 | いいだ なみこ | ◆多言語コミュニティ通訳ネットワーク代表 |
| 一井倫子 | いちい みちこ | ◆大阪大学医学部附属病院 血液・腫瘍内科 |
| 伊夫貴直和 | いぶき なおかず | ◆大阪医科大学附属病院 腎泌尿器外科講師 |
| 入澤太郎 | いりさわ たろう | ◆大阪大学医学部附属病院 高度救命救急センター助教 |
| 大瀧千代 | おおたき ちよ | ◆大阪大学医学部附属病院 麻酔科診療局長 |
| 金　昇晋 | きん しょうしん | ◆大阪大学医学部附属病院 乳腺内分泌外科准教授 |
| 清原達也 | きよはら たつや | ◆一般社団法人臨床医工情報学　コンソーシアム関西教育顧問・大阪大学招へい教授 |
| 後藤雄子 | ごとう ゆうこ | ◆大阪大学医学部附属病院 脳神経外科特任助教 |
| 下村和範 | しもむら かずのり | ◆大阪大学医学部附属病院 整形外科 |
| 立石美穂 | たていし みほ | ◆りんくう総合医療センター 小児科 |
| 田中稔久 | たなか としひさ | ◆大阪大学大学院医学系研究科　情報統合医学講座・精神医学分野准教授 |
| 種村　篤 | たねむら あつし | ◆大阪大学医学部附属病院 皮膚科講師 |
| 田畑知沙 | たばた ちさ | ◆大阪大学医学部附属病院　産科婦人科特認助教／山王病院リプロダクション・婦人科内視鏡治療センター |
| 楢崎雅司 | ならざき まさし | ◆大阪大学医学部附属病院 免疫内科副科長 |
| 新垣智子 | しんがき ともこ | ◆りんくう総合医療センター外来副看護師長兼国際診療科 |
| 端山昌樹 | はやま まさき | ◆大阪大学大学院医学系研究科　耳鼻咽喉科・頭頸部外科助教 |
| 松田　潤 | まつだ じゅん | ◆大阪大学医学部附属病院 腎臓内科 |
| 三島伸介 | みしま のぶゆき | ◆関西医科大学総合医療センター海外渡航者医療センター副センター長／りんくう総合医療センター総合内科・感染症内科 |
| 水野裕八 | みずの ひろや | ◆大阪大学医学部附属病院 循環器内科講師 |
| 南谷かおり | みなみたに かおり | ◆大阪大学医学部附属病院 国際医療センター副センター長 |
| 山本智也 | やまもと ともや | ◆大阪大学医学部附属病院 薬剤部副薬剤部長 |
| 吉松由貴 | よしまつ ゆき | ◆飯塚病院呼吸器内科 |
| 若林一道 | わかばやし かずみち | ◆大阪大学歯学部附属病院 口腔補綴科助教 |
| 若林　卓 | わかばやし たく | ◆大阪大学眼科学教室 眼科助教 |

## ◆COLUMN◆

|  |  |
|---|---|
| 今枝　崇 | いまえだ たかし |
| 申　蓮花 | しん れんか |
| 陶　彬毅 | すえ よしたか |
| 松岡綾子 | まつおか あやこ |
| ヨーナス・キリシ | よーなす きりし |

## 編集委員会 (50音順) ◎編集委員長 ○監 修

| 石井洋子 | いしい ようこ | ◆一般社団法人臨床医工情報学 コンソーシアム関西・事務局長 |
|---|---|---|
| ○清原達也 | きよはら たつや | ◆一般社団法人臨床医工情報学コンソーシアム関西・教育顧問／大阪大学招へい教授／医師 |
| 笹井尚子 | ささい なおこ | ◆一般社団法人臨床医工情報学コンソーシアム関西・総務担当主任 |
| 陶 彬毅 | すえ よしたか | ◆大阪大学医学部附属病院　国際医療センター・チーフ |
| 中窪伸元 | なかくぼ のぶゆき | ◆一般社団法人臨床医工情報学 コンソーシアム関西・企画担当主任 |
| ◎南谷かおり | みなみたに かおり | ◆大阪大学医学部附属病院 国際医療センター・副センター長／大阪大学大学院医学系研究科　国際・未来医療学講座特任准教授 |

# 本書の使い方

## ‖ 重要度アイコン ‖
各疾患の診断難易度、治療難易度、緊急性について下記のようなマークで示しています。

### 1 診断難易度
- 低：診断が容易で明確、簡単で非侵襲的
- 中：中間
- 高：診断しにくい（原因不明、診断基準が不明確など）、検査が大変（種類が多い、侵襲的）

### 2 治療難易度
- 低：治療が簡単、容易に治る、場合により放置も可
- 中：中間
- 高：治療法がない（確定していない）、高度・複雑な治療技術を要する、治療抵抗性・難治性

### 3 緊急性
- 低：放置可、進行が緩徐
- 中：中間
- 高：放置すると手遅れ、急速な重症化や生命の危険がありうる

## ‖ 書き込み式 ‖
本文の行間を通常の書籍より広めにとっています。事前に担当する疾患が分かる場合なら、必要となる専門用語やよくある患者の訴え、医師の説明などの訳語を調べて記入しておくことができます。事前に調べて行間にメモしておけば、症状や、その疾患に特有な患者の訴えなども慌てず正確に表現できます。

難解な専門用語や医療のなかの独特な言い回しには簡単な解説を入れていますので、スムーズな訳出が可能です。

## ‖ COLUMN ‖
現役医療通訳者の経験をコラム形式でまとめました。『Column』では、医療の中で文化の違いから起こるさまざまな出来事を経験豊富な執筆陣が紹介しています。患者の文化的背景を理解するのに役立ててください。

# CONTENTS

はじめに ...................................................... 3
執筆者一覧 .................................................. 5
編集委員会 .................................................. 6
本書の使い方 ................................................ 7

## 1章 Q&Aで分かる医療通訳者の基礎知識

1 コミュニティー通訳 ................................... 12
2 さまざまな通訳方式 ................................... 15
3 医療通訳者の役割 ..................................... 17
4 医療通訳者に必要な能力 ............................... 20

## 2章 チーム医療メンバーとしての通訳者の役割

1 医療機関で働く人々 ................................... 26
2 医療機関に従事する人の倫理と法律 ..................... 27
3 医療安全の考え方 ..................................... 29
4 治療方針の決定とプロセス ............................. 30
5 チームで取り組む医療安全とノンテクニカルスキル ...... 31
6 医療現場での電話対応 ................................. 33

## 3章 診療科別医療の基礎知識

1 精神科・神経科 ....................................... 36
2 神経内科 ............................................. 47
3 呼吸器内科 ........................................... 56
4 消化器科 ............................................. 69
5 循環器内科 ........................................... 83
6 歯科 ................................................. 93

| | | |
|---|---|---|
| 7 | 小児科 | 103 |
| 8 | 整形外科 | 127 |
| 9 | 脳神経外科 | 137 |
| 10 | 皮膚科 | 151 |
| 11 | 腎臓内科 | 170 |
| 12 | 泌尿器科 | 178 |
| 13 | 内分泌代謝内科 | 189 |
| 14 | 血液内科 | 215 |
| 15 | 産婦人科 | 226 |
| 16 | 眼科 | 236 |
| 17 | 耳鼻咽喉科 | 245 |
| 18 | 放射線科 | 258 |
| 19 | 麻酔科 | 267 |
| 20 | 免疫内科 | 274 |
| 21 | 乳腺科 | 283 |
| 22 | 感染症内科 | 289 |
| 23 | 救急 | 304 |
| 24 | 災害 | 309 |

## 4章 薬に関する基礎知識

| | | |
|---|---|---|
| 1 | 薬の知識 | 316 |
| 2 | 薬の作用と使用法 | 320 |
| 3 | 薬の開発 | 322 |
| 4 | 薬の管理 | 323 |
| | 索引 | 324 |

# 1章
## Q&Aで分かる医療通訳者の基礎知識

# 1 コミュニティー通訳

**Q1：コミュニティー通訳はどのような通訳ですか？**

**A：在住外国人やコミュニケーション障害者の生活に密着した場面で活躍する通訳です。**

　コミュニティー通訳は在住外国人やコミュニケーション障害者の生活に密着した場面における通訳であるが、一般的には司法や医療、教育、福祉、入国管理など幅広い場面での通訳を指す。
　外交やビジネス分野などのフォーマルな場に対して、外国人などの地域生活に根ざした分野のインフォーマルな場の通訳と定義されている。

**Q2：コミュニティー通訳には、どんな種類がありますか？**

**A：医療通訳や司法通訳、法廷通訳、行政通訳、学校通訳などがあります。**

　コミュニティー通訳は、司法や医療、教育、福祉、入国管理など幅広い場面での通訳として一つにくくられているが、それぞれの場面によって求められる役割やスキルが異なる。

**Q3：コミュニティー通訳と会議通訳など専門の通訳とはどう違いますか？**

**A：通訳、通訳者それぞれに特徴があります。**

　コミュニティー通訳の特徴を会議通訳と比較すると、以下の5点が挙げられる[1]。
①地域住民が対象である。
②要通訳の二者間の力関係に差がある。
③言葉のレベルや種類がさまざまである。
④通訳にかかわる文化的要素が大きい。

⑤基本的人権の保護に直結する。

また、通訳者にも特徴があり、当事者性、支援者性、ボランティア性と相対する通訳の専門性、中立性とのバランスが重要となる。

## 1 当事者性

通訳者自身が当事者の立場を持ち、当事者の問題をよく理解していることである。たとえば、コミュニティー通訳者には出身国の母語話者で後に日本語を身につけたネイティブ通訳者がおり、多くのネイティブ通訳者は、言葉が通じずに困ったみずからの経験が動機となって通訳を始めることが多い。ネイティブ通訳者の多くは、家族やコミュニティーの人々の付き添いで通訳するうちに、病院や国際交流団体やNGO団体などに登録して、通訳者として活動するようになった。コミュニティー通訳の対象となる外国人は、社会的リスクを抱えやすく、日本社会ではなかなか理解されにくい文化や習慣などを持っていることが多いことから、それをよく理解しているネイティブ通訳者に自分たちの問題や関心事を通訳してほしいと思う傾向がある。また、ネイティブ通訳者も、外国人の背景や抱える課題をすぐに理解し共感できる。

しかし、ネイティブ通訳者のなかには、通訳の専門訓練を受けておらず、さまざまな社会制度の専門知識を身につけていない者もいる。また、守秘義務などの通訳倫理を習得していないこともあり、同じコミュニティーのネイティブ通訳者が通訳をすると、プライバシーの保護が難しいなどの問題もある。

## 2 支援者性

現在、コミュニティー通訳を専業で行っている者は少なく、ボランティア以外では外国人の支援団体の相談員や国際交流協会の職員、看護師、病院職員などが多い。援助者は援助業務を専門に行うことから、通訳をしていても、職業的な支援的側面が強く出てしまう。そのため、援助者が通訳を行うと、対象者の立場や援助内容を理解しているので援助がスムーズにつながりやすいというメリットはあるが、行きすぎるとパターナリズムに陥りやすくなる。また、通訳をしなければならないときも、援助者の立場を優先してしまい、対象者を蚊帳の外において直接、援助の専門家とやりとりしてしまうというデメリットがある。

## 3 ボランティア性

コミュニティー通訳者には、ボランティア精神や慈善的精神が求められる。これは、少額の報償で通訳を行うだけでなく、依頼された時間以上に長時間かかったり、突然の依頼であっても対応したりする必要があるからである。時には、代理や代弁を行うなど、明らかに通訳以外の支援もせざるを得ない状況に遭遇する場合もある。通訳者以外の専門家が支援すべきことにもかかわらず、それが十分に行われていない現状に直面したとき、ホスト国と出身国の両方の文化を理解するコミュニティー通訳者がやむにやまれず通訳以外の支援もせざるを得なくなるのである。現状では対象者の権利擁護を通訳者のボランティア精神に依拠することが多く、コミュニティー支援とコミュニティー通訳の線引きが混沌としている状況に

ある。

　現在、倫理的問題を相談する場所やシステムも一部の通訳派遣団体を除いて整備されていないため、何をどこまでするかは通訳者個人の判断に委ねられることが多い。通訳倫理を身に付けていないコミュニティー通訳者は、通訳実践のなかで中立性・公平性など通訳倫理が相反する場面に遭遇したとき役割以上のことを引き受けてしまい、通訳者として適切に対応することができない場合もある。通訳倫理の習得はコミュニティー通訳実践においてとても重要なものとなる。

## Q4：会議通訳とコミュニティー通訳にはどのような違いがありますか？

## A：言語使用域が違います。通訳する側、される側の知識情報や裁量権、リテラシーも異なります。

　会議通訳とコミュニティー通訳の違いの一つに、訳出のフォーマル（形式）のレベルでの差異がある。会議通訳で通常使用されているレジスター（言語使用域）は、フォーマルあるいは半フォーマルであるのに対し、コミュニティー通訳では、場面や参加者によってフォーマルのレベルがまったく異なる。たとえば、法廷通訳の起訴状朗読は非常にフォーマルな表現が使用されているが、病院で入院患者と医療従事者との雑談は非常にインフォーマルになる。会議通訳の対象者が企業や行政機関の代表者であり、両者とも同レベルのリテラシー、専門的知識、裁量権などを持っているのに対し、コミュニティー通訳の対象者は援助の専門家とその対象者であり、対象者の多くは社会的弱者と呼ばれる人たちであるためレジスターが異なる。対人援助のコミュニティー通訳は、何か問題が起こったとき、その解決に向けて専門家と相談したり交渉したり、専門家から判断を下される場面で行われる。通訳サービスを受ける専門家と対象者では知識情報や裁量権、リテラシーも異なり、二者の関係性には権力の非対称性が存在することが特徴である。会議通訳のように、要通訳者の両者が共に一定のレベルを持っている通訳では均質なレベルが求められ、通訳者の役割は忠実性や正確性を追求するのみでよい。しかし、コミュニティー通訳のように、両者の間にさまざまな非対称性があると、会議通訳で求められる忠実性や正確性がすべてのコミュニティー通訳の場面に適用できるとは限らないのである。

### 引用・参考文献

1）水野真木子．コミュニティー通訳入門—多言語社会を迎えて言葉の壁にどう向き合うか　暮らしの中の通訳，大阪，大阪教育図書，2008, 15.

# さまざまな通訳方式

**Q1：通訳にはどのような方式がありますか？**

**A：国際会議で用いられる同時通訳や逐次通訳、対人援助場面（医療場面）で用いられる対話通訳があります。**

## 1 同時通訳・逐次通訳

通訳にはさまざまな通訳方式があり、場面に応じた最も適切な通訳方式が用いられる。国際会議では同時通訳や逐次通訳がよく使われる。

・同時通訳：同時通訳ブースにいる通訳者がヘッドホン越しにスピーカーの発言を聞いて、ほぼ同時に訳出。

・逐次通訳：逐次通訳は、スピーカーの発言をある一定の単位に区切って訳出する方式。同時通訳設備がない国際会議や講演や発表、記者会見のやりとりなどに用いられる。

これらの通訳方式の特徴は、通訳の言語的方向性が一方向にあることである。通訳者は同時通訳ブースや壇上にいて、物理的に発話者と聴衆から離れた場所にいる。また、話し手から聴衆へというモノローグ（独白）的コミュニケーションが行われるため訳出も起点言語中心で、限られた時間や記憶のなかで、より忠実に正確に訳すことが求められる。

## 2 対話通訳

対人援助場面（医療）で使われる通訳形態は対話通訳が使用される。対話とは、発話者（医者と患者・家族）が向き合って対話（ダイアローグ）が行われることである。話し手と聞き手の役割交代は自由に行われ、対話する話者同士がその場に共存し、相手の発言を聞くことで発言内容を修正したり、確認したりできる相互行為が発生しやすい。そして、通訳者も対話者のそばにいることが多く、発話者の発言内容を確認したり、発話の取り仕切りをしたりして当事者間のコミュニケーションの相互行為にかかわる。

対話通訳はコミュニティー通訳だけでなく、ビジネス場面でも使用される。対話通訳が行われる場では、それぞれの話し手に対する通訳者の訳出が次の話し手の順番を決定することになり、その場で起きる対話は2人というよりも3人の参加者によって動的につくられる。したがって、対話通訳では通訳者は単なる「交換手」というより、相互行為における積極的な参与者と位置づけられる。

対話通訳は原語で発せられたメッセージが原語で理解されたときに起きる反応を目標言語の聞き手に起こすために、もともとの意図（発話要点）と発話の効力の再生を目指す。言語は何かを陳述するだけでな

く、対話者に何らかの影響を及ぼしたり、状況に変化を与えたりすることができるという「効力」を持つと考えられている。しかし、実際の私たちのコミュニケーションはもっと複雑なもので、言語規則により一意的に決定されるのではなく、相互行為によって、つねに事後的に塗り替えられる理解によって成り立っているのである。したがって、対話通訳では、その都度ごとの相互的やりとりにおいて事後的に引き起こされる意味を考慮しながら、そして、相互交為のプロセスを経て決定づけられる秩序を理解しながら訳出を行っていく必要がある。

---

## COLUMN

### 一人称？ 三人称？

医療現場で通訳をするとき、一人称、三人称のいずれを使うか戸惑う通訳者が少なくありません。決まりはありませんが、会議通訳や商談通訳と違い場面にもよりますが、対面通訳では三人称を使ったほうがよいと思います。医療者側も三人称を使うので、通訳者が一人称を使うと混乱が生じることがあります。

陶　彬毅

# 医療通訳者の役割

**Q1：医療通訳者にはどのような役割がありますか？**

**A：多様な文化や背景を持った人々と医療従事者に対して、コミュニケーションの支援を行っていくことです。言葉をつなげていくだけでなく文化の違いについても対応します。**

　医療通訳の対象は医療従事者と患者など（患者と患者の家族や親しい人）である。医療従事者とは医師、看護師、薬剤師、検査技師、療法士、保健師などの専門職だけでなく、病院スタッフなども含む。患者とは在住外国人、訪日外国人などの日本語を第一言語としない人々、さらに聴覚障害者やその他コミュニケーションに障害を持つ人々なども含まれる。また、健康診断などで健康とされても医療的サービスを受ける人々も対象となる。

　また医療通訳者は、言葉をつなげていくだけでなく文化の違いについても対応する。たとえば、対象者が日常会話レベルの日本語ができる人でも、日本の医療制度や専門用語が分からず、詳しく説明を聞くために通訳が必要だという場合や、医療従事者が対象者の文化や宗教について知らず、うまくコミュニケーションができていない場合である。

　医療通訳とは上記のような多様な文化や背景を持った人々と医療従事者に対して、コミュニケーションの支援を行っていくことである。コミュニケーションの支援とは、言葉と言葉をつないでいき、対象者の背景を加味した文化の翻訳を行い、さらに安心した発言のできる環境作りをすることも含む。そして、このような作業は専門職として行っていかなければならない。なぜならば、医療という特殊な場面に特化した専門性を身に着けていかなければならないからである。

　医療は対象者の健康と福利のために提供されるものだが、健康とは身体的・精神的だけではなく社会的にも良好な状態であり、たんに病気でないとか、虚弱ではないというだけではない。そのため健康の概念は対象者が持つ文化や歴史的背景、生活習慣や価値観、現在の社会的経済的状況などと深く関係して規定されるため、抱く健康観は一人ひとり異なる。そして、対象者が望む健康観や幸福と利益の実現のために医療は提供される。そのためには医療従事者と対象者がお互いを理解しあい、信頼関係を築いて目的に向かって協力していかなければならない。医療従事者側も対象者の思いや要望を理解し、対象者も医療従事者の治療方針を正確に理解していかなければ共に治療を進めていくことができない。このように医療にはお互いを理解し合うためのコミュニケーションが重要であり、この目的のために医療通訳者はみずから

の持つ技術や知識、経験を最大限に活用していかなければならない。そしてこのような姿勢で取り組むことで医療通訳者が専門職として、社会に認識されるようになる。また、倫理規程を保持していることによって、医療通訳者が高度な自律性を持ち、患者などの健康と福利のために働くことが証明されるのである。

> **演習**
>
> **医療通訳者の役割とは**
> Q1とAの解説を読んで、医療通訳者の役割はどのようなものか、考えてみましょう。
> 医療通訳者は、どこで
> 　　　　　　　誰に
> 　　　　　　　何をする？

## Q2：具体的にはどのようなことをしますか？

## A：医療従事者と患者・家族の信頼関係の構築、患者の自己決定のためのコミュニケーション支援です。

### ❶ 患者・家族と医療従事者の信頼関係の構築

診察室での医師と患者の問診などの医療面接では、①情報収集、②治療効果、③信頼関係構築が行われる。

①情報収集：医療従事者が患者や家族に対して、主訴や現病歴、既往歴、社会歴、家族歴を聞いていくものである。また、患者側も病気に関する情報を得ようと質問をしたり、また「病」による生活の変化を伝えようとしたりする。

②治療効果：ある症状について診察や検査を行って、病名や異常がないと確定し、不安を取り除かせることである。それにより症状が改善することもある。

③信頼関係構築：医療従事者と患者・家族がお互いを信頼できる関係を作ることで、治療などをスムーズに進めるようにし、患者のQOLを高めていくものである。医療通訳者は、医療従事者と患者・家族の信頼関係構築ができるまでコミュニケーション支援を行っていくことになる。

そして、信頼関係構築には、患者の「自己決定」の尊重が行われなければならない。治療方針やさまざまな医療的処置に対して、患者に説明し、患者自身が決定を行う「自己決定権」を患者は有している。患者はみずからの身体において行われる行為について、みずから決定することで、治療に積極的にかかわることができ、医療従事者との信頼関係も構築しやすくなる。患者が「自己決定」を行うには、必要な説明を

聞き、どのように判断すべきかを相談するために、十分な医療従事者との対話が必要になる。医療通訳者は、このように患者の自己決定が行われるためにも十分にコミュニケーション支援を行っていかなければならない。

### 2 意志決定のためのコミュニケーションの支援

　通訳者は、医療従事者と患者・家族の対話を両言語に翻訳し、通訳行為を行う。それだけでなく、通訳者は両者の権力の非対称性から、忠実に通訳を行うだけではコミュニケーション不全が起こりそうな場合、コミュニケーションをつなげていくために、文化的背景の説明をしたり、人間関係の調整をしたりする介入を行う。また、患者・家族が安心して発言できる環境作りを行う。たとえば、医療面接時の会話が外部に漏れないようにプライバシーを守ることや、患者が発言しやすいように会話の順番取りをすることなどである。さらに、医療従事者と患者・家族の間で「人権問題」が発生し、患者・家族が主体的に問題を解決できないときに、通訳者が患者・家族に代わって当該当局と交渉を行う権利擁護も行うことができる。しかし、このようなコミュニケーション支援は、通訳者の勝手な判断で行ってよいものではなく、専門職としての倫理を身に付けることで、初めてさまざまなコミュニケーション支援を行うことができるようになるのである。通訳倫理を習得できていない通訳者によるコミュニケーション支援は、コミュニケーションを支配してしまう危険性があるので、通訳者は通訳倫理を正しく理解し、通訳実践に生かしていかなければならない。

---

## COLUMN

### 「あなたは死にます」

　「あなたは死にます」をどのように訳しますか？　末期糖尿病・腎不全の患者に対して、すぐに人工透析を行わなければ命に関わることを認識させるため、医師が言った一言です。

　「足さない、引かない」という通訳原則にならい、直訳することが一つの方法かと思い、実際に、私はそのように対応しました。しかし結果的に、その患者は、医師の「死にます」という言葉を過剰な表現ととらえ、医師の勧めを断り、後日意識不明で緊急搬送されました。この経験から、医療通訳者は、スピーカーの発言内容をリスナーに的確に伝えるのみならず、医療者・患者間の信頼関係の構築を図る必要があると私は考えています。

　医療現場における最終目標は、患者に適切な治療を提供することであり、そのためには患者の納得と同意が不可欠です。医療通訳者は、医療者・患者双方の言葉を理解する唯一の存在です。通訳経験を重ねるなかで、どのように対応すべきか迷うこともあるかもしれませんが、「患者の利益のため」という視点は忘れないでほしいと思います。

今枝　崇（住商ファーマインターナショナル株式会社）

## 4 医療通訳者に必要な能力

### Q1：医療通訳にはどんな能力が必要ですか？

### A：専門職としての必要条件があります。

　専門職とはどのようなものか。対人援助における代表的な専門家として医師や弁護士、教師などが挙げられる。これらは国家資格による免許制度と各専門分野別の職能団体を持ち、専門職のアイデンティティーと規範を有している。専門職として成り立つには次の6つの条件が必要とされる。
①理論的技能に基づいた技能の使用。
②技能の教育と訓練。
③試験によって保障された能力。
④専門職としての信頼を保障する行動規範。
⑤公共のためのサービス履行。
⑥成員を組織化する専門職団体を有す。
　医療通訳の場合、2017年現在、厚生労働省の医療通訳育成カリキュラム基準が制定され、各大学や教育機関での研修が行われていることから、専門職として必要な条件の「理論的技能に基づいた技能の使用」と「技能の教育と訓練」は確立されている。「試験によって保障された能力」においても、各大学、教育機関にて行われていることから、全国での統一した試験ではないが、能力の保障を行うことはできている。また、「専門職としての信頼を保障する行動規範」の専門職としての信頼を保障する行動規範は、医療通訳士協議会倫理規程や医療通訳共通基準などがあり、これらを学び習得することで通訳者が自律的に専門性を表示することができる。それにより「公共のためのサービス履行」について理解し、行動できる。さらに、「成員を組織化する専門職団体を有す」専門職団体も、2016年に全国医療通訳者協会が設立され、医療通訳者の質の向上や医療通訳環境の整備を行っている。このように、医療通訳の場合においても、他の専門職と同様に専門職としての必要条件は整備され、専門職の育成訓練が着々と行われている。

## Q2：医療通訳者には具体的にどんな能力が必要ですか？

## A：医療知識や患者の文化的背景の理解、コミュニケーション能力、母語と通訳言語の理解と運用、通訳の技術、倫理などが必要です。

医療通訳者は、業務上必要とされる知識、専門技術を維持向上していくように努めなければならない。医療通訳者に必要な能力を**表**にまとめた。

■表　医療通訳者に必要な知識・能力・スキル・倫理

|  | 項目 | 内容 |
| --- | --- | --- |
| 知識 | 基礎的な医療知識 | 消化器科・呼吸器科・循環器科・小児科・整形外科・感染症内科・産婦人科・内分泌代謝系器官・脳神経科・神経内科・歯科・放射線科・精神科神経科・麻酔・免疫アレルギー内科・乳がん・腎臓内科・皮膚科・眼科・耳鼻科・泌尿器科・災害救急・薬・血液輸血・医療制度 |
|  | 患者等の文化的社会的背景理解 | 患者の権利と責務<br>患者の心理、医療従事者の心理<br>日本に暮らす外国人について<br>外国人患者の受診<br>外国人患者の在留資格と滞在ビザ<br>健康や医療、コミュニケーションに関する文化的・社会的違い |
|  | 医療場面のコミュニケーション | コミュニケーション概論<br>異文化コミュニケーション<br>言語・非言語メッセージ<br>日本人のコミュニケーション特徴<br>日本の医療従事者のコミュニケーション<br>医療通訳者の文化仲介<br>通訳時に直面する問題とその対応 |
| 能力・スキル | 母語・通訳言語の十分な運用能力 | 言語プロフィール<br>用語集の重要性と作成方法 |
|  | 通訳技術 | 逐次通訳<br>用語の確認<br>ノートテイキング |
| 医療通訳倫理 | 医療通訳者の役割 | 医療通訳者の役割<br>医療通訳者に必要な知識、能力とスキル、倫理<br>対話通訳と相互作用<br>コミュニティー通訳（医療通訳を中心に） |

| | | |
|---|---|---|
| | 医療通訳倫理 | 専門職について<br>人権尊重<br>忠実性・正確性<br>中立性・公平性<br>誠実さと信頼性<br>能力の限界を知る<br>守秘義務<br>プライバシーへの配慮 |
| | 自己管理 | 医療通訳者の健康管理<br>医療通訳者の心の管理（ストレスとその関連疾患についての理解と予防） |
| | 行動規範 | 礼儀とマナー |

**Q3：医療通訳に求められる倫理や行動規範にはどんなものがありますか？**

**A：人権尊重、忠実性・正確性、中立性・公平性、誠実さと信頼性、能力の限界を知る、守秘義務、プライバシーへの配慮、礼儀とマナーです。**

### 1 人権尊重
　医療通訳者は、すべての人の尊厳と健康で文化的な生活を送る権利を尊重する。

### 2 忠実性・正確性
　医療通訳者は、患者・家族などと医療従事者の発言の意味する内容を忠実に通訳して、社会・文化・習慣・宗教などの違いを知り、患者・家族などと医療従事者がよりよいコミュニケーションが行えるように支援する。

### 3 中立性・公平性
　医療通訳者は、すべての人に対して公平に通訳を行う。また、患者・家族などと医療従事者の会話内容や状況を最も把握している存在であることを知り、勝手に省略や変更を行わない。

### 4 誠実さと信頼性
　医療通訳者は、医療通訳倫理を守ることによって誠実に通訳を行っていることを証明する。また、ともに働く医療従事者の役割を理解し協力する。さらに、医療従事者や患者・家族などに対して医療通訳者の役割について説明して理解を求める。

### 5 能力の限界を知る
　医療通訳者は、通訳業務がどれくらいできるか自分の能力について把握する。通訳能力は、通訳技術だ

けでなく、中立性の保てない場合も含む。もし自分の能力を超える内容の場合は、対応方法を相談したり、または、その業務を断ったりすることができる。

### ❻ 守秘義務
　医療通訳者は、通訳実践のなかで知った患者・家族や医療従事者に関する情報を、医療チーム以外の人々に漏らさない。

### ❼ プライバシーへの配慮
　医療通訳者は、患者・家族などのプライバシーに対して、十分な配慮を行う。患者・家族などに通訳実践に必要でない質問をしたり、自分の考えや価値観を押しつけることは控える。また、日本の医療文化が患者・家族にとってプライバシーが侵されている場合は、医療従事者に働きかけることもできる。

### ❽ 礼儀とマナー
　医療通訳者は、患者・家族などと医療従事者に対して、専門職としての礼儀をもって、尊厳のある対応をする。また、通訳実践を行ううえで、最低限必要なマナーとして、時間厳守、整った身だしなみ、感染症の注意を行う。

## Q4：通訳実践に必要な専門用語はどのようにして学びますか？

## A：用語集を作成しましょう。

　通訳実践を行ううえで、用語集作成は重要な準備である。通訳実践を行う際は、事前に通訳コーディネーターから通訳内容の情報提供がされるが、医療などプライバシーにかかわる場面の場合は、すべての内容について事前に知らされることはなく、診療科や大まかな病名ぐらいの場合が多い。そのため、どのような内容になるかは現場にいかないと分からないことがほとんどで、通訳者は事前に通訳に必要となりそうな専門用語や単語を予習しておく必要がある。予習した単語を用語集としてまとめ、通訳技術の維持向上に役立てていくことが専門職として必要なスキルになる。

　用語集作成は、Excel®などのソフトを利用するのがベストである。診療科ごと、アルファベット順など、目的ごとにまとめられやすいからである。用語集には、単語とその意味だけでなく、どのように表現するかという表現事例も併せて記載しておくとよい。

　用語集の作成は事前準備時だけでなく、通訳実践が終わった後にも行うことが必要である。その際は、通訳時のメモの活用が有効である。そのためには、通訳時はかならずメモを取る習慣をつける必要がある。メモ取りを行う理由は、①通訳をする際の記憶の保持に役立てる、②要点整理を行う、③聞き間違い・訳し漏れを防ぐ、④振り返りとして活用するためである。以下説明をしていく。

## 1 通訳をする際の記憶の保持に役立てる

　数字や病名、制度名などメモを取ることで、記憶しやすくなり、その後の訳出をしやすくするためである。メモの書き方であるが、母語、通訳言語どちらでも自分の書きやすい言語で記載してよい。また、記号や省略なども自分で分かるオリジナルのものを作成してもよい。要は、そのメモを見ただけで、発言内容を思いだすことができるものにすればよいのである。

## 2 要点整理を行う

　メモを取ることで、話の内容について整理でき、何を伝えようとしているか、話のメッセージ（命題）をとらえる練習にもなるのである。よく、メモ取りをしていない通訳者が、長い話のときだけメモを取るようにすると話すことがあるが、メモ取りはいきなりできるものではなく、短い話から練習していかないと長い話のメモ取りはできない。要点整理ができるようになると、スムーズに通訳ができるようになる。

## 3 聞き間違い・訳し漏れを防ぐ

　メモに記載された内容を発話者が見て自分の発言と異なることに気づいたら、訂正をしてくれる場合がある。ある通訳者が次回の受診日についての会話をメモ取りしていたときに、日付を間違ってメモしてしまった。それを見た医師から、間違っていると指摘してもらうことができた。また、訳し漏れについても、通訳者は自分の記憶が完全であると過信してはいけない。聞き漏れや訳し漏れがある場合があり、それは自分では気づかないことが多い。それを防ぐにはメモを取り、発話内容を正確に理解することが必要となる。

## 4 振り返りとして活用する

　通訳実践終了後に、所属団体などに報告書の提出を行わなければならないことがある。その際に、どのような通訳内容をしたかメモを見ながら思い出すことができる。また、そのような報告書がない場合でも、通訳者みずからが振り返るための記録を作成し、単語の整理や、医療的知識のまとめを行っておくと次回の通訳に役立てることができる。その際、患者のプライバシーに関わる部分はすべて廃棄する。

---

### 演習

**目指すべき「医療通訳者像」を明確化しましょう**

　講義の内容と倫理規程の条文を用いて、目指すべき「医療通訳者像」についてグループで話し合い、目指すべき「医療通訳者像」を明確化していきましょう。

---

**引用・参考文献**

1）飯田奈美子．対人援助におけるコミュニティ通訳者の役割考察―通訳の公正介入基準の検討，2016

**解説** 飯田奈美子（多言語コミュニティ通訳ネットワーク代表）

# 2章
# チーム医療メンバーとしての通訳者の役割

# 医療機関で働く人々

　医療機関にはさまざまな職種の人が、専門領域の業務を行いながら患者へ対応している。各専門領域によって、国が定めた法律で業務上定められている者もおり、業務を行うと法に触れるケースもある。
　とくに、業務独占資格の保有者以外の者が業務を行うと、法的に罰せられることもある。専門職として法的基準がない場合でも、保険診療にまつわる医療費計算は健康保険法などに基づく診療報酬制度により行われている。このように多くの専門職種が医療機関では従事している[1]。

## 資格法による分類（表1）

　医療機関の業務のなかには、国家資格により業務を制限されているものも数多く存在する。
- A）業務独占資格：医師、薬剤師、看護師のように、有資格者以外が携わることを禁じられている業務を独占的に行うことができる資格。
- B）名称独占資格：有資格者以外はその名称を名乗ることを認められていない資格。
- C）特定の事業を行う際に法律で設置が義務づけられている資格。
- D）業務知識や技能などを評価するもの。

■表1　医療機関で働く人々の国家資格（文献1）より引用）

| 項　目 | A）業務独占資格 | B）名称独占資格 | C）設置義務資格 | D）技能検定 |
|---|---|---|---|---|
| 1）国が行う試験 | 医師 | 管理栄養士 | | ——— |
| | 歯科医師 | 社会福祉士 | | |
| | 薬剤師 | 介護福祉士 | | |
| | 看護師 | 精神保健福祉士 | | |
| | 診療放射線技師 | 理学療法士 | | |
| | 臨床検査技師 | 作業療法士 | | |
| | 臨床工学士 | 言語聴覚士 | | |
| | 救急救命士 | | | |
| 2）都道府県が行う試験 | ——— | 栄養士 | | ——— |
| 3）法律で指定された団体が行う試験 | ——— | ——— | 放射線取扱主任者 | 医療事務 |
| | | | | 診療情報管理士 |

## 2 医療機関に従事する人の倫理と法律

　医療機関に従事する人は、各専門領域の法律を守りながら日々の業務にあたっているが、国家資格の保有者のみに法律を守ることが義務付けられているわけではない。医療組織に従事するすべての人が守るべき共通する法律と倫理があり、専門領域の法律や倫理も考慮して活動している。

### 法と倫理

　法律とは社会秩序維持のための規範で一般に国家権力による強制を伴うものであり、どのような行為が正しくないかを示すものである。一方、倫理は人として守り行うべき道であり、善悪・正邪の判断において普遍的な規準となるものである。すなわち、どのような行為が正しいかというところが焦点となる[2]。業務独占資格を保有するものには業務上の法律が存在し、法的なラインを超えると犯罪となる。それに加えて、専門職の職務倫理も存在し、法律と倫理が両立した形で業務にあたっている。医療通訳者は専門職域に関する関係法規がなく倫理のみが存在するため、内的な自律が求められる（**表2**）。とくに、医療組織で活動するときは、その組織内に課せられた法律が存在し、医療通訳者もその組織の法律を遵守せねばならない。

■表2　各専門職の法律と倫理

| | 法律 | 倫理 |
|---|---|---|
| 医師 | 医療法 | リスボン宣言（世界医師会） |
| | 医師法 | 医の倫理要綱（日本医師会） |
| 薬剤師 | 薬事法 | 薬剤師倫理規定（日本薬剤師会） |
| | 薬剤師法 | |
| 看護師 | 保健師助産師看護師法 | 看護者の倫理要綱（日本看護協会） |
| | | ICN 看護師の倫理要綱（国際看護連盟） |
| | | ICM 助産師の倫理要綱（国際助産師連盟） |
| 社会福祉士 | 社会福祉法 | 倫理要綱（日本社会福祉士会） |
| | | 行動規範（日本社会福祉士会） |
| 医療通訳者 | ——— | 医療通訳士倫理規定（日本医療通訳士協議会） |
| | | Code of Ethics for Medical Interpreter（IMIA） |

## 医療通訳者に関連した法律と倫理

### 1 個人情報の保護に関する法律

的確な診断と治療を行うためには、個人に関わる情報について詳細に至るまでチーム内で共有することも多い。この個人に関する情報が漏洩することで患者に社会的な危害を加えてしまうこともある。

医療機関は個人情報取扱事業者として多くの情報を組織で管理する必要があり、当該個人データの安全管理が図られるように従業者に対する必要かつ適切な監督義務がある[3]（**表3**）。

活動する現場において個人情報は厳しく管理されているため、医療通訳者も同様に個人情報保護に関する法律を守らなければならない。

■表3　医療機関の義務（文献3）より引用）

| | |
|---|---|
| 利用目的の特定 | 安全管理措置 |
| 利用目的の制限 | 従業者の監督 |
| 適正な取得 | 委託先の監督 |
| 取得に際しての利用目的の通知など | 第三者提供の制限など |
| データ内容の正確性の確保 | |

### 2 医療倫理4原則

医療組織に従事する専門職は前述の関連法規に加え、すべてのスタッフに共通する倫理が存在する。次の4つから成り、医療倫理4原則と言う[4]。

① 「患者に対し、善をなすべき」という善行の原則（Beneficence）
② 「患者に対して危害や害悪を加えるべきではない」という無危害の原則（Non-maleficence）
③ 「自由かつ独立して考え、決定する能力であり、またそのような考えや決定に基づいて行為する能力」である自律尊重原則（Autonomy）
④ 「社会的な利益や負担は正義の要求と一致するように配分されなければならない」という正義原則（Justice）

## 3 医療安全の考え方

　1990年代は、患者を取り違え手術するなどの重大な医療ミスが相次いだ。その背景として医療の高度化、複雑化とその進歩の速さがある。医療従事者の個人の努力に委ねた安全でなく、組織全体の問題として医療安全を考え、システム全体を安全性の高いものにしていくという無危害の原則の下、2000年ごろより国として対策が講じられてきた。それにともない、コンピューター技術の導入や医療デバイスの改良なども進化した。しかし、日本は超高齢化の時代に突入し、高度な治療対象の多くは複合的に疾患を抱える高齢者であり、治療プロセスでインシデントを起こすリスクは増大していった。患者にとってより良い治療のアウトカムを出すためには、もはや医療スタッフのみの努力では解決しえない問題が浮上してきた。そのため、患者には治療プロセスを正しく理解したうえで、どのような治療を望むかを自分で選択し、患者を含めた医療チーム内での合意の下、治療に取り組むことで治療アウトカムを出すことができるという考え方が根付いていった[5]。

　とくに外国人患者の場合、言葉や文化の壁があり治療方針のコンセンサスがなかなか得られにくい。外国人患者に詳しく治療方針を説明し、患者が理解、納得したうえで治療を受けるためには、外国人患者に治療説明の橋渡しをする必要がある。医療通訳者は、外国人患者の治療チームの一員であり、他の専門職と協働で業務にあたっていかなければならない。

---

### COLUMN

#### ほとんど日本語の通じないところで患者さんは、

　医療通訳養成コースを卒業した翌年、母国のフィンランドに戻ることになり、今は首都圏を中心に、医療のほかに社会福祉や司法などにも対応するコミュニティー通訳として活躍しています。

　そんなある日、久しぶりに病院に呼ばれたら、病室で待っていたのがフィンランド旅行中の日本人患者さんでした。入院してから何日もたっていて、入院時の電話通訳以降は言葉がほとんど通じないままずっと入院生活をしていました。通訳が入ると入院の原因、過去数日間で受けてきた治療と旅行者保険適用の説明をすべて受けることができ、満足して退院できました。フィンランドでは、日本語の医療通訳をする機会はまれですが、通訳の重要性を感じる出来事でした。

ヨーナス・キリシ（フィンランド）

## 4 治療方針の決定とプロセス

　治療方針を決定する際、医療現場では POS（probrem oriented system、問題志向システム）という方針で決定していく**(図)**。POS とは、患者の持つ医療上の問題点に焦点を合わせ、解決していく一連のシステムの考え方のことを言う。患者の主訴があり、それに対して医療従事者の客観的な情報と併せて評価し、治療計画が立てられる。治療についても各専門領域治療ガイドラインに基づいて計画が立てられるが、そのまま治療が開始されるわけではない。ここまで立案した治療計画を患者に伝え、その計画に対し医療スタッフとのコンセンサスが得られてはじめて、治療が開始する。この治療計画を患者が十分に納得し、合意したうえで、治療が進められていることは自律尊重の原則に基づいている。これがインフォームド・コンセントであり、医療通訳者が重要な役割を担う。患者の意思決定は治療プロセスのコアであり、忠実に訳すことをはじめとする医療通訳倫理で主調されている通訳技術は、患者の理解を助けるものでもある。安全に治療を行うためには治療の全体像を知り、治療チームのメンバーとメンタルモデルを共有する必要がある。

■図　POS による治療方針の決定[8]

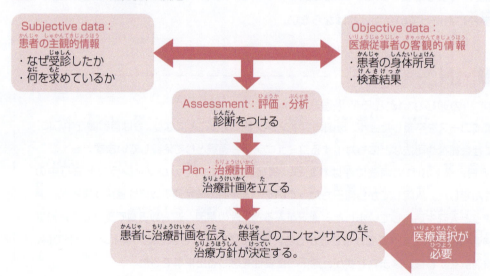

# 5 チームで取り組む医療安全とノンテクニカルスキル

## ノンテクニカルスキルの重要性

　患者も医療通訳者も医療チームの一員として、チーム内のメンタルモデル共有や各専門領域を相互補完しながらチームパフォーマンスを向上させるには、通訳の専門技術のみならず、専門以外の技術である"ノンテクニカルスキル"が重要になる。近年、患者の治療アウトカムを最適にすることを目的に、米国国防省がAHRQ（Agency for Healthcare Research and Quality、医療品質研究調査機構）と協力して開発した。医療におけるチームパフォーマンスを向上するためのTeamSTEPPS®（チームステップス）である。TeamSTEPPS®では、チームのパフォーマンスを改善し、より安全なケアを提供し、組織の文化を変えていくためには4つのコアになるコンピテンシー（顕在化能力、業績直結能力）が必須だと提案している。それが、①リーダーシップ、②状況モニター、③相互支援、④コミュニケーションの4つである。これは組織のなかで活動するうえでとても重要なスキルで、ノンテクニカルスキルとも言われている[6]（図）。

■図　ヒューマンエラー防止のためのTeamSTEPPS®　（文献6）より転載）

| テクニカルスキル |  | ノンテクニカルスキル |
|---|---|---|

- 通訳技術
- 医療知識　など

- リーダーシップ
- 状況認知能力
- 相互支援
- コミュニケーション

## ノンテクニカルスキルとは[7]

### 1 リーダーシップとフォロワーシップ（相互支援）

　リーダーシップはチームメンバーすべてが発揮すべきものであり、最も重要な要素に他者支援がある。チームで業務を遂行する際にはチームリーダーはメンバーを支援し（リーダーシップ）、それぞれのメンバーはリーダーやほかのメンバーを支援する（フォロワーシップ）。

### 2 コミュニケーションとチームワーク

　チームのメンバーで同じメンタルモデルを共有することが重要であり、1人だけが状況を理解していないなら、チームが破綻してしまう可能性がある。そのためにはチーム内で、情報の交換、共通認識の確立

とチームメンバーとの連携が必要となってくる。

### 3 状況認識モニター

問題解決のために1点に集中することがあるが、そのときには、全体を俯瞰することが難しくなってくる。的確な状況認識を行うために、医療チームのメンバーが全体の観察を行い、必要に応じて集中している人に声を掛けたり、情報を伝えたりする必要がある。

# 医療現場での電話対応

通訳を行う現場での外国人患者からの電話問い合わせは、医療機関のスタッフより先に通訳者に直接つながることが多い（**表**）。とくに、病院受診に関する問い合わせは急を要することもあり、電話でのトリアージ※が必要になるが、個人判断で対応すると危険な場合もある。通訳者の範疇では答えられないことも、医療現場のスタッフと協働で解決することができる。

■表　電話対応についての注意事項

| |
|---|
| 1. 自分が「通訳である」ことを名乗りましょう。 |
| 2. 相手が、「どこ」の「だれ」なのか、尋ねましょう。<br>※どこ……海外から？　国内から？<br>　だれ……患者本人？　患者の家族？　保険代理店の人？ |
| 3. 当院の患者（診察カードを持っているか）かどうかを確認し、患者であればID番号を聞きましょう。 |
| 4. 「何を求めて」来ているのか、用件を聞きましょう。 |
| 5. 院内の専門スタッフにつなぐまでに、時間がかかる場合は携帯電話番号など確認しておき、「確認して、折り返し電話する」と伝えましょう。 |
| 6. ひとりで悩まず、かならずチームに相談すること。受診判断はトリアージによって行います。 |
| 7. 個人情報を保護するため、電話で患者情報を伝えることは厳禁です。 |

※患者の重傷度に応じて治療の優先度を決定する選別を行うことで、災害医療現場や救急事故現場などで活用される方法。医療施設の救急外来や、救急通報サービスでも実施されている。

## おわりに

　医療スタッフは、日本人・外国人にかかわらずすべての患者に対応している。医療通訳者がかかわっているのは外国人患者のみかもしれないが、彼らの周りには日本人患者もいる。2者の違いというのは、文化・社会制度・コミュニケーション手段のギャップであるということのみである。本来なら業務独占資格の必要な職種が担当しなければならない業務を通訳が負わされていないか、また自分からその業務をしていないか自問していただきたいと思う。安心で安全な医療を患者に提供するためには、医療チーム全体で取り組む必要がある。ひとりで悩まずにチームにスピークアップすることもとても大切である。

### 引用・参考文献

1) 文部科学省. 国家資格の概要について. http://www.mext.go.jp/b_menu/shingi/chousa/shougai/014/shiryo/07012608/003.htm (2017年12月15日閲覧).
2) 日本看護協会. 看護倫理. https://www.nurse.or.jp/nursing/practice/rinri/text/basic/waht_is/index.html#p3. (2017年12月15日閲覧).
3) 法務省. 個人情報の保護に関する法律. 平成十五年法律第五十七号. http://elaws.e-gov.go.jp/search/elawsSearch/elaws_search/lsg0500/detail?lawId=415AC0000000057. (2017年12月15日閲覧).
4) 赤林 朗. 入門・医療倫理Ⅰ. 改訂版. 東京, 勁草書房, 2017, 57-94.
5) 日本看護協会. "医療安全情報". 医療安全のための標準テキスト. https://www.nurse.or.jp/nursing/practice/anzen/pdf/text.pdf (2017年12月15日閲覧).
6) 東京慈恵会医科大学附属病院看護部・医療安全管理部. ヒューマンエラー防止のためのSBAR/TeamSTEPPS—チームで共有！医療安全のコミュニケーションツール. 東京, 日本看護協会出版会. 2014, 21-43.
7) 大阪大学医学部附属病院　中央クオリティマネジメント部. 医療チームの安全を支えるノンテクニカルスキル—スピークアップとリーダーシップへ. http://www.hosp.med.osaka-u.ac.jp/home/hp-cqm/ingai/instructionalprojects/teamperformance/pdf/2013seminarbook.pdf (2017年12月15日閲覧).
8) 片山蘭子ほか. 実践POSベーシックマスター. 日野原重明監修. 東京, 日総研出版, 1996, 80-94.

**解説**　新垣智子（りんくう総合医療センター 外来副看護師長 兼 国際診療科）

# 3章 診療科別医療の基礎知識

# 1 精神科・神経科

## 脳の解剖と生理 (図1)

大脳は前頭葉、頭頂葉、側頭葉、後頭葉からなり、小脳、および脳幹に連なっている。

・**前頭葉**

大脳の一番前にある部分。優位半球（通常は左）の前頭葉前半部は、思考、自発性、感情、性格、理性などを担う。

・**頭頂葉**

頭の真上よりやや後方部分。外界の認識に関わり、頭頂葉前部には、顔・手足をはじめとする体全体からの感覚情報が集まる。

・**側頭葉**

大脳の横にある部分。優位半球（通常左）の側頭葉上部で言葉を理解している。側頭葉の内側には記憶に関わる海馬と呼ばれる部分がある。

・**後頭葉**

頭の後方部分。視覚野があり、眼球からの視覚情報は視神経を通って後頭葉に伝えられ、ここで物の形などを認識している。

・**小脳**

大脳の後ろ下方にあり、手足の複雑で敏速な運動をスムーズに行い、姿勢や身体のバランスを保つ役目をしている。

・**脳幹**

大脳の下方に連なる部分。中脳、橋、延髄の3つから成る。中脳では、筋肉の緊張、運動の調節に関与し、また眼球の動きや瞳孔の大きさの調節を行う核がある。橋には顔や目を動かす運動核がある。延

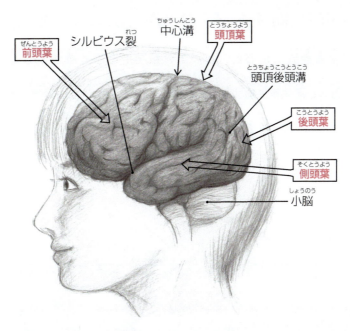

■図1　脳の構造（馬見塚勝郎ほか．塗って覚えて理解する！　脳の神経・血管解剖，大阪，メディカ出版，2008，9．より引用）

髄は，飲食物の嚥下をつかさどる核や呼吸・循環・発汗・排泄などを調節する自律神経の重要な核がある。

## 医師の専門領域

　精神（心）の専門家（精神科医）と神経の専門家（神経内科医）がいる。さらに内科医のなかに心身症を専門とする心療内科医がいる。

　精神医学（psychiatry）とは精神疾患・精神障害の病因・診断・予防・治療を取り扱う医学の一分野である。同様に神経学（neurology）は神経疾患の病因・診断・予防・治療を取り扱う医学の一分野である。psychiatryはギリシア語psyche（心）とiatreuo（癒やす）の合成語であり，neurologyはneuron（神経）とlogic（学）の合成語である。精神活動と神経活動は脳・神経の働きに基づくが，おおまかには精神医学は思考・記憶・判断・意志・感情・意識などの高次機能の障害を扱い，神経学は知覚・運動・自律神経機能などの神経機能の障害を扱う。

　精神医学（精神科）で扱うおもな疾患には，統合失調症，うつ病，双極性障害，神経症（パニック障害，強迫神経症，身体表現性障害〔転換性障害，心気症〕など），認知症（アルツハイマー型認知症な

ど）などがある。また神経学（神経内科）で扱う主な疾患にはパーキンソン病や脳血管障害などがある。

2008年の厚生労働省調査によると、わが国の精神疾患患者数が323万人いるのに対して、糖尿病患者数は237万人、悪性新生物（がん）患者数は195万人、脳血管障害患者数134万人、虚血性心疾患患者数51万人となっていることから、精神障害者の多さが際立っていることがわかる。

## おもな症状

### 1 幻覚

実際にはないものを感覚器官で感じ取ること。幻視、幻聴、幻臭、などがある。

### 2 妄想

間違った考えに固執し、他者からの訂正が不能なこと。他者から攻撃されるという被害妄想、自分が実際以上に偉い存在であると感じる誇大妄想、自分がだめな存在で生きる価値がないと感じる微小妄想、実際以上に貧乏であると思い込む貧困妄想、自分が病気であると信じ医師の適切な診察を受けて重病を否定されても重病と思い込む心気妄想、などがある。

### 3 抑うつ

気持ちが落ち込むこと。病状が重い場合は自殺念慮、自殺企図などがある。

### 4 不安

良くないことが起きるのではないかと感じて、心が安定化しないこと。対象のない恐怖とも言われる。

### 5 不眠

眠れないこと。入眠困難、中途覚醒、早朝覚醒などのタイプがある。

### 6 食欲不振

食欲がなくなること。以前より短期間に体重減少（5％以上）があるかどうかもポイントになる。

### 7 気分高揚

気分が高まること。病的な場合は、多弁や眠らずに活動に熱中することがある。

### 8 健忘

物忘れがあること。約束したことを完全に忘れているなどインプットができない場合が病的である。思い出すことが苦手で、指摘されて気づくような物忘れは生理的健忘である場合も多い。

### 9 見当識障害

自分がいる時間的、空間的位置関係などが分からなくなること。今の時間、今日の日付が分からない時間的な障害と、今いる場所が分からない空間的な障害と、親族などがだれか分からなくなる人間関係における障害がある。

## 精神の主な病気

🩺：診療　💉：治療　🚑：緊急

### ‖ 精神の病気 ‖

#### ■ 統合失調症　🩺中　💉中 ～ 💉高　🚑中

もともと精神病は人間社会に古くから存在したものと考えられるが、疾患として概念付けされたのは近代に入ってからである。後述の気分障害と併せて単一精神病として古くは理解されていたが、クレペリンらによって統合失調症は一つの精神疾患として理解されるようになった。統合失調症は幻覚と妄想を主たる症状とする疾患である。

統合失調症の診断はDSM（米国精神疾患診断マニュアル）により以下のような基準が示されている。

①病気の症状が少なくとも6カ月間にわたって存在している。

②仕事の能力や社会的役割、身の回りの世話などの面で、以前より機能が低下している。

③器質性精神障害や知的障害による症状ではない。

④躁うつ病を示唆する症状は認められない。

⑤以下のうち2つが少なくとも1カ月、ほとんどいつも認められる。

・妄想、幻覚、まとまりのない会話。

・ひどくまとまりのない行動、あるいは緊張病性の行動。

・陰性症状（感情の平板化など）。

　正常と疾患の区別が難しい場合もあるが、この鑑別に関してはヤスパースによる了解概念が重要と考えられる。ここで言う了解とは、問診による情報などから、患者が現実に体験する精神状態を、まざまざとわれわれの心の中に描き出し、近縁の関係に従って考察し、できるだけ明確に限定・区別し、合理的・可能的な出来事であるかどうかを検討することである。了解できない場合は、妄想などの精神病体験であることが示唆される。シュナイダーはこの点をさらに進めて、「生活世界の意味連続性の切断」が統合失調症の特徴であると提唱している。そして、統合失調症に特異的と考えられているシュナイダーによる一級症状とは以下のようなものである。

　①思考化声：自分の考えていることが声になって聞こえるという体験。

　②対話性幻覚：2人の人が対話をしている幻聴。

　③自分の行動に口出ししてくる幻聴：「それをしてはいけない」などと声が言う体験。

　④身体への非影響体験：身体が何かの力で動く、光線で食欲がなくなってしまうなど。

　⑤思考奪取：自分の考えが抜き取られるという体験。

　⑥思考吹入：考えが外から吹きこまれるという体験。

　⑦思考伝播：考えていることが、周囲の人々に分かられてしまう体験。

　⑧妄想知覚：知覚したことについて、特別の意味づけがなされる。

　⑨行為体験：させられ体験。思考・感情・意欲の面における「させられ体験」。

　統合失調症の頻度に関しては、生涯有病率は約1～1.5%とされ、発症年齢は男性が18～25歳、女性が26～45歳が好発年齢である。統合失調症の病態に関しては、シナプスの神経伝達にか関わっている神経伝達物質のひとつであるドパミンの機能過剰が統合失調症の症状（幻覚・妄想・興奮）を引き起こすと考えられている。統合失調症の治療は、基本は薬物療法であり、抗精神病薬というドパミンの拮抗作用を有する薬剤を投与する。

## ■うつ病 中 中〜高 中〜高

うつ病は、抑うつ気分や意欲の低下を中心に生じる、生命感情と欲動の障害が生じる病気である。うつ病の症状の中心は、①抑うつ気分および、②興味または喜びの喪失である。

### 1 抑うつ気分

悲しみまたは空虚感を感じる。または、相応の理由なく涙を流すような状態である。この気分はほとんど1日中続く。

### 2 興味, 喜びの著しい減退

本来であればふだんの日常生活で感じているべき興味（新聞を読む、テレビを観る、他人と会話する）を喪失することである。または、ふだん楽しむであろうことへの喜び（友人・恋人との交流、趣味や旅行）を喪失することでもある。

うつ病のその他の症状としては、以下のものが挙げられる。

①食事療法をしていないにもかかわらず、著しい体重減少がある。またはほとんど毎日の食欲の減退がある。

②ほぼ毎日の不眠がある。

③ほとんど毎日の焦燥感または制止（頭がうまく回らないこと）が認められる。

④ほとんど毎日の疲労感、または気力が減退する。

⑤不適切な過度の罪責感（妄想的であることもある）がある。

⑥思考力や集中力が減退する、または、決断ができない。

⑦死ぬこと、または自殺したいと考えたり（自殺念慮）、あるいは自殺を試みた（自殺企図）。

ところで、若年者あるいは中年者のうつ病は抑うつ症状が前景化する（自前にあらわれる）ことが多いが、高齢者のうつ病は若干症状が異なっており、以下のような特徴がある。

①身体症状を多く訴える場合が多い（心気的と言われる）。

②抑うつ症状よりも不安・焦燥感のほうが多い。

③意欲の低下（アパシー）が多い。

④表面的には軽度に見えてもうつ病自体は進行している場合が多く、自殺率が高い。

⑤うつに伴う妄想が出現しやすい。

⑥治療薬に対して副作用が現れやすい。

　うつ病の頻度としては、生涯有病率は女性が20％程度、男性が15％程度である。年齢別としては、高齢者にうつ病は多い。うつ病の病態としては、セロトニンおよびノルアドレナリンなどの神経伝達物質の機能的欠乏が原因と考えられる。

　うつ病の初期対応に関しては、病状を悪化させないために病気と認識してもらうことが重要であり、さらに一般的には休業が勧められる。そして、自殺念慮の有無を確認し、もしあれば自殺しないように約束してもらうことが重要である。

　うつ病の治療には、薬物療法、精神療法、電気けいれん療法がある。薬物療法には口渇、便秘などの副作用の少ない新規抗うつ薬であるSSRI（selective serotonin reuptake inhibitor）やSNRI（serotonin noradrenarin selective reuptake inhibitor）などが用いられる。うつ病に対する精神療法では認知行動療法などに基づく精神療法が行われるが、これは患者の話を傾聴すると同時に、過度の完璧主義、自己責任主義などを補正して自己の精神的負担を軽減するように努めるものである。そのほかに昏迷・亜昏迷などを有する重症のうつ病には電気けいれん療法が行われている。

## ■双極性障害　中　中〜高　中

　躁病とは気分が病的に高揚する疾患、躁うつ病は躁病とうつ病を繰り返す疾患であるが、双極性障害とは単極性の躁病および躁うつ病を総称するものである。気分障害というカテゴリーには、前述のうつ病とこの双極性障害が含まれる。

　躁病の症状は以下のようなものである。

①自尊心の肥大：何でもできるなどと気が大きくなる。

②睡眠欲求の減少：眠らなくてもいつも元気なまま過ごせる。

③多弁：一日中しゃべりまくり、手当たり次第に電話をかけまくる。

④観念奔逸：次から次へ、アイデア（思考）が浮かんでくるので、話がまとまらない。

⑤注意散漫：気が散って一つのことに集中できず、落ち着きがなくなる。

⑥活動の増加：仕事・遊びなどの活動性が亢進する。逸脱行動にも発展しうる。

⑦快楽的活動に熱中：安易に大金を使ったり、突然にあるいは何回も旅行や衝動買いをする。

　双極性障害の頻度に関しては、日本における生涯有病率は約0.2％とされている。躁病の治療には、薬物療法、精神療法、電気けいれん療法などがある。薬物療法には、リチウムやバルプロ酸などの気分安定薬が用いられる。双極性障害に対する精神療法については、まず疾病教育が重要であり、躁状態を予防するために病気を十分認識してもらい、服薬継続や生活の安定化を促すことが基本となる。

### ■神経症

　不適切または過剰な不安に基づくさまざまな精神障害を指す。神経症には以下のパニック障害、強迫性障害、転換性障害、心気症などが含まれる。

### ■パニック障害 中 低 〜 中 中

　パニック発作と予期不安を有する疾患で、これに広場恐怖が加わる場合がある。パニック発作とは、急激な不安、動悸、過呼吸、末梢のしびれなどが生じるものである。予期不安とは、「発作がまた起きるかもしれない」という不安が不安閾値を下げて、余計に発作を起こしやすくさせてしまうことである。広場恐怖は、ある空間（電車やエレベーターなど）に滞在することに恐怖を感じるものである。パニック発作の病態としては、脳内の青斑核という部位から多量のノルアドレナリンが放出されていることにより説明される。パニック障害の治療は薬物療法が中心であり、SSRIが発作頻度の抑制に有効である。

### ■強迫性障害 中 中〜高 中

　強迫観念と強迫行為とから構成される疾患である。強迫観念は反復的で侵入的な思考、衝動、イメージのことであり、強迫行為とは意識的な反復行動（数える、確認する、手を洗う、など）のことである。強迫観念や強迫行為に関しては自己所属性（帰属性）が認められ、過剰性・不合理性を十分認識しているにもかかわらず不安のために行動が止められない。強迫性障害の病態に関しては、脳の前頭眼窩野－線条体－視床間の神経ループにおいて連続発火現象を起こし、過活動になっているという仮説がある（OCDループ仮説）。強迫性障害の治療については、薬物療法（SSRI）と非薬物療法があり、後者はあえて不安を引き起こす活動を少しずつ繰り返すという行動療法（暴露反応妨害法）が行われる。


### ■転換性障害 高 中〜高 中

　既知の神経学的疾患あるいは身体疾患では説明のできない神経症状（たとえば、麻痺、盲、感覚異常）を1つ以上示している障害である。診断には、症状の発症や悪化と関連した心理的要因を必要とし、古典的にはヒステリーと呼ばれている病態である。治療には根気強い精神療法が必要である。


### ■心気症 中 中〜高 中

　既知の医学的原因は見出されないにもかかわらず、自分は重病にかかっているというとらわれや恐怖を持っている状態である。このとらわれは、患者にとって大きな苦悩となり、個人的役割や社会的役割、職業上の役割を遂行する妨げとなる。治療には根気強い精神療法が必要である。また、神経症全般における「不安」に対する対症治療としては、抗不安薬による薬物療法が用いられる。中心となるベンゾジアゼピン系抗不安薬は急性期の治療にはきわめて有効ではあるものの、筋弛緩作用、傾眠作用、などを併せ持つことから、ふらつきや転倒には十分配慮すべきであり、また依存にも注意を要する。

## 精神および神経の病気

### ■ 認知症　中　中〜高　中

　認知症とは、いったん獲得された知能や行動様式あるいは人格の障害の総称である。これは脳器質性障害であり、症候は慢性的・持続的であり、日常生活や社会生活に支障をきたすものである。認知症患者は、調査により日本には約460万人いるとされており80歳代以上の20％は認知症である。

　認知症のなかで最も多いのがアルツハイマー型認知症であり、その臨床経過は前期・中期・後期（軽度・中等度・高度）の3期に分けられる。前期は、近時記憶障害、時間の見当識障害（自分が置かれている状況が把握できない）、自発性の低下などが現れる。中期は近時記憶・即時記憶の障害があり、遠隔記憶の障害も始まり、場所に関する見当識障害も認められる。判断力の低下もあり、BPSD（behavioral and psychological symptoms of dementia）という認知症にともなう行動と精神の症候（抑うつ、徘徊、物盗られ妄想など）も出現し、介護が重要なポイントになってくる。後期には著しい記憶障害、人物に関する見当識障害が認められ、疎通性は減少し、寝たきり・嚥下障害・誤嚥性肺炎などの症状が現れる。

　アルツハイマー型認知症の病態は、脳内に蓄積する異常タンパクが知られている。脳内にアミロイドが蓄積して老人斑を形成し、タウが蓄積して神経原線維変化を形成している。診断のプロセスとしては、生活状況に関する問診、認知機能検査、脳画像検査、血液生化学検査による除外診断が行われている。

　アルツハイマー型認知症の治療は薬物療法が中心であるが、記憶障害の原因となる神経伝達物質アセチルコリンの減少を抑制するためにアセチルコリン分解酵素阻害薬も用いられている。

## 神経の病気

### ■ パーキンソン病　中　中〜高　中

　高齢者の運動障害の原因となる主要な疾患である。震戦（震え）、筋固縮（筋肉がこわばって、手や足の動きからスムーズさが失われる）、無動（健常者に比べて自然な体動がなくなる）、姿勢反射障害（バラ

ンスを崩したときなどに元の姿勢に戻ることがスムーズにできなくなる）などの症状が認められる。

　パーキンソン病の病態は、脳内の黒質線条体という部位の神経細胞にα-シヌクレインというタンパクが異常蓄積してレビー小体を形成し、その部位のドパミン神経経路に障害が起きていることで説明される。

　パーキンソン病の治療は薬物療法が中心であり、脳内ドパミンの不足が原因であるので、L-ドパ、ドパミン受容体刺激薬、ドパミン放出促進薬などを用いてその補充を行うことになる。

**解　説**　田中稔久（大阪大学大学院医学系研究科 情報統合医学講座・精神医学分野准教授）

# 2 神経内科

## 解剖と生理

### 1 神経

神経系は中枢神経系と末梢神経系に大別される**（図）**。

中枢神経系は脳と脊髄から成る。末梢神経系は脳神経、脊髄神経から成り、外界環境からや生体内からの情報を中枢神経系に集め、処理・統合し、再び末梢神経系を介して生命活動を営んでいる。

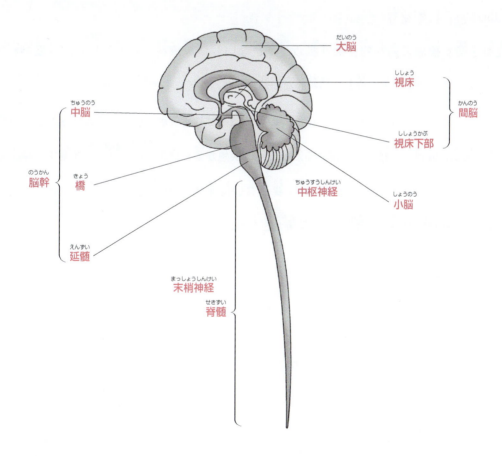

■図 脳の構造

## 2 筋

筋は、平滑筋、心筋、骨格筋の３種類に分けられ、一般的に知られている筋系とは、骨格筋がつくる器官としての筋のことである。

- 脳および脳神経、脊髄神経：（「9. 脳神経外科」p. 137～を参照）
- 体性神経系：外部環境からの情報を受け、骨格筋の運動を起こす神経系のこと。
- 自律神経系：平滑筋や心筋の運動や腺の分泌など、不随意運動に関わる神経系のこと。脳神経の一部には自律神経線維を含む。機能的に交感神経と副交感神経に分かれる。

## 医師の専門領域

神経系を侵す疾患の内科的側面を扱う学問、ないしは診療科。対象としては中枢神経疾患、末梢神経疾患、さらに筋疾患も含む。精神的な問題からではなく、脳や脊髄、神経、筋肉に病気があり、体が不自由になる病気を扱う。神経内科の医師の専門領域は神経疾患、筋疾患に大別される。いずれも変性疾患や遺伝性疾患など難病と呼ばれる治りにくい疾患が多く含まれる。緊急性を要する神経疾患の代表として脳卒中が挙げられるが、手術を要しない脳卒中は神経内科医が診療する病院も多く、「脳卒中内科」「脳神経内科」と標榜している場合もある。

## 主な症状

- 頭痛

どのような種類の痛みで、持続時間がどの程度なのか、いつ（日中の時間帯）痛むのか、など頭痛の性質や随伴症状によって疑われる疾患が異なる。

- しびれ

感覚障害の症状。ひりひり、ぴりぴり、触っている感覚が分からない、温度が分からない、など多様な症状を呈する。片方、あるいは両方に症状が出現するかどうかで疑う疾患が変わる。

- **めまい、ふらつき**

  浮遊感や天井が回転するような感覚のこと。頭痛や嘔吐を伴う場合、脳卒中が原因の可能性があるため、脳神経外科を受診する理由として比較的多い。

- **震え**

  意図せず手足、頭部、体幹が細かく揺れること（神経内科的疾患が多い）。

- **不随意の運動**

  手足や体が、意識的ではなく動いてしまうこと。動きの速さはさまざまである。

- **筋緊張**

  手や足の筋肉がつっぱって日常動作が不便になること。病的な筋緊張とは、自分の意思に反してバランス悪く筋肉が緊張してしまうことをいう。不随意の運動に伴うことが多い。

- **構音障害**

  しゃべりにくさのことで、失語とは異なる。口腔や舌の運動障害によるものを疑う。

- **脱力**

  手や足に力がうまく入らないこと。突然に片側の手足に脱力が生じた場合は脳卒中を疑い、ゆっくり力が落ちる場合とは異なる。

- **物忘れ**

  ある程度高齢になると多少の物忘れを認めるが、病的な物忘れとしては、同年代の人に比べて頻繁に起こる場合や、明らかに異変を感じるような忘れ方（直近の食事を忘れたり、重要な仕事の約束を忘れたりなど）が挙げられる。

## 診察手順と方法

### 1 診察前

問診票に症状の状態、症状の出現時期、症状の持続期間などを記入する。

### 2 診察開始

　救急診療では、患者は仰臥位（あおむけ）で移動式診察ベッドの上での診察となる場合が多い。非救急診療では椅子に座った状態での診察が主である。

### 3 診察内容

　意識障害がない患者であれば、問診内容に沿った神経症状に関連する脳神経の診察に加え、四肢の運動や感覚、筋力の程度や左右差、腱反射、神経反射、姿勢、歩き方を診る。意識障害がある患者であれば、すみやかに意識障害の原因を探るべく脳神経症状の診察を行うと同時に血液検査や画像検査を優先させる。

### 4 視診

　身体特徴、姿勢、歩容などを見て観察する。

### 5 触診

　運動、感覚機能に異常がないかどうか、筋力の左右差や、腱反射、さまざまなものの触感などを調べる。

## ‖ 主な検査 ‖

### 1 画像検査

　頭部や脊髄のMRI（磁気共鳴画像）、CT、X線撮影、といった一般的な画像検査に加え、脳の代謝や活動性を調べることができるPET検査や、SPECT検査などもある。

### 2 血液検査

　血算、生化学（肝機能、腎機能、電解質、脂質代謝、血糖など）など一般的な検査に加え、自己抗体検査、感染症検査、遺伝子検査など特殊な検査を行うことがある。

### 3 髄液検査

　腰部くも膜下腔内に細い針を入れ、髄液を採取する。髄液は通常、無菌であるため、検査によって感染

（髄膜炎）の有無が分かる。また髄液内の抗体検査や細胞診によって特殊な疾患の診断に重要な結果が得られることがある。採取する際の髄液圧を測ることで、頭蓋内圧の目安となる。髄液検査は必ず横になって行い、検査後は数時間程度、頭を上げず寝たままで過ごす必要がある（すぐに起き上がると、針の穿刺部位から髄液が漏れ出るため）。

### 4 筋生検、神経生検

筋組織、神経組織の一部を直接採取して、病理学的変化を調べる。

### 5 生理検査

頚動脈エコー、脳波、筋電図、神経伝達速度検査。

### 6 認知症検査

長谷川式簡易知能評価スケール、Mini-Mental State Examination（MMSE）。

その他、必要に応じてIQ検査や前頭葉の機能を調べる検査、記憶力を調べる検査、利き手を判断する検査などがある。

## 神経系の主な病気

🩺：診療　💉：治療　🚑：緊急

緊急性の高い病気として、脳血管障害、とくに脳卒中が代表的である。脳卒中には脳梗塞、脳出血、くも膜下出血があり、神経内科では脳梗塞を診療する。脳出血やくも膜下出血は手術加療を要するため脳神経外科で診療する。脳梗塞でも外科的加療が必要な場合は脳神経外科で診療する。

### 脳卒中

#### ■ 脳梗塞　🩺中　💉中　🚑高

脳血管が詰まり、その先の脳組織への血流が途絶えてしまうこと。脳卒中のなかでは最も頻度が高い。

梗塞領域の場所、大きさなどによって症状はさまざまである。発症時間から診断が早いほど、脳梗塞領域

が大きくならずに済む治療ができるため、迅速な判断を要する。症状は、片麻痺、構音障害、意識障害、脳神経障害など多彩であり、無症状なこともある。症状の改善が期待できる治療が行えると判断された場合（発症時間や症状の程度、患者の基礎疾患など）、血栓溶解製剤の注射やカテーテルを用いた血栓回収術が行われることがあるが、症状の改善が必ずしも見込めるわけではなく、その適応には慎重な診断を要する。診断が下されたあとは、症状の悪化を防ぐために点滴加療や原因病変の探索を行い、身体に生じた運動感覚障害にはリハビリテーションが行われる。

## 神経変性疾患

神経変性疾患は数年から数十年単位で緩徐に進行する。代表的に以下のような疾患が挙げられる。

### ■パーキンソン病　中　高　中

原因不明に神経伝達物質の一つであるドパミンの減少が起こり、特発性に生じるとされ、手足の震え、こわばり、無動、姿勢保持が困難になるといった症状がある。緩徐に進行する原因不明の神経変性疾患である。主には神経内科で診療され、薬物療法が中心であるが、症状が重度の場合、外科的治療の適応があるため脳神経外科でも診療することがある。

### ■パーキンソン症候群　中　高　中

脳血管障害など何らかの原因により手足の震え、こわばり、無動、姿勢保持が困難になるといったパーキンソン病類似の症状が生じること。治療は薬物治療による対症療法である。

### ■脊髄小脳変性症　中　高　中

小脳の失調症状である歩行時のふらつきや手の震え、ろれつが回らないといった症状を引き起こす病気の総称。小脳や脊髄が部分的に萎縮し、それらの機能障害を起こす。現時点では明確な根治的治療方法はなく、対症療法が行われる。

### ■筋萎縮性側索硬化症　中　高　中

原因不明に筋肉を動かす運動をつかさどる神経のみが侵されるため、手足、のど、舌の筋肉などが徐々

に萎縮し動かなくなる。筋肉の病気ではない。現時点では明確な根治的治療方法はなく、対症療法が行われる。

### ■認知症 中 高 中

アルツハイマー型認知症は最も多く、脳内で特殊なタンパク異常が生じることで変性が起こる。ほかに若年性認知症、脳血管性認知症などがある。薬物療法により症状の進行が遅延することが期待されるが、現時点では明確な予防法や根治的治療方法がない。

### ■ジストニア 中 高 中

脳や神経系統の何らかの障害により、自分の意思とは関係なく、筋肉が収縮したり硬くなったりすること。疾患名ではなく、運動異常症の症候の一つである。異常な動作や姿勢のため日常生活が困難になる。主には神経内科で診療されるが、症状が重度の場合、外科的治療の適応があるため脳神経外科でも診療され、現時点では明確な根治的治療方法はなく、薬物治療や理学療法など対症療法が行われる。症状が重度の場合、脳の深部を電気刺激する定位脳手術という外科的治療の適応がある。

## 筋疾患(ミオパチー)

筋疾患(ミオパチー)は筋肉の脱力や萎縮がみられる疾患でたくさんの疾患が含まれる。神経には異常がない疾患であり、代表的なものとしては以下のような疾患が挙げられる。

### ■筋ジストロフィー 中 高 中

筋線維の変性、壊死によって進行性に筋力が低下する、遺伝性の病気。現時点では明確な根治的治療方法はなく、対症療法が行われる。

### ■皮膚筋炎／多発性筋炎 中 高 中

炎症性筋疾患の一つで、筋肉の原因不明の炎症により脱力や痛みが生じる病気。特徴的な皮膚病変を伴うこともある。膠原病という病気に含まれる。治療は薬物療法が中心でステロイドが主であるが、ステロイドが無効の場合は免疫抑制薬も使用される。

### ■ 周期性四肢麻痺 [中] [高] [中]

　周期的に四肢に脱力（麻痺）が生じる病気で、麻痺の程度はさまざまである。遺伝性のものとそうでないものがある。現時点では明確な根治的治療方法はなく、対症療法が行われる。

## ‖ 神経筋免疫疾患 ‖

　神経筋免疫疾患は、神経、神経筋接合部、筋肉の自己免疫を介する病気で、代表的なものとしては以下のような疾患が挙げられる。

### ■ 多発性硬化症 [中] [高] [中]

　神経を包む鞘が脱落する（脱髄）という現象が、中枢神経や末梢神経に多発する病気。原因ははっきりとは分かっていないが、自己免疫が影響しているとされている。治療はステロイド大量療法が行われ、症状が落ち着いたころには対症療法が行われる。

### ■ 重症筋無力症 [中] [高] [中]

　神経筋接合部の筋肉側の受容体が自己抗体によって破壊され、全身の筋力低下、易疲労感（疲れやすい）、眼瞼下垂（まぶたがたれる）、複視（物が二重に見える）などの症状を起こす病気。治療は薬物療法として免疫療法（ステロイド薬や免疫抑制薬を用いる）が主である。

### ■ ギラン・バレー（Guillain-Barré）症候群 [中] [高] [中]

　神経を包む鞘が脱落する（脱髄）という現象が、ウイルスや細菌などによる感染に対する自己免疫機序で起こる病気。感冒症状や下痢など、なんらかの感染症状から1〜3週間後に左右対称性に四肢の筋力低下や腱反射消失を生じる。治療は先行する感染症の治療と免疫療法（血漿浄化療法、免疫グロブリン療法など）を行い、対症療法を併用する。

## ‖ 感染性疾患 ‖

　感染性疾患は、細菌やウイルスによる感染によって神経系統が侵される疾患である。

■ **髄膜炎** 中 高 高

本来は無菌であるはずの髄液内に細菌やウイルス、真菌、寄生虫などが入り込み、増殖する病気。頭痛や発熱などの症状があり、悪化するとけいれんや意識障害を伴うことがある。髄液、血液などから微生物学的な検査を行い、画像診断も加えて診断する。先行する感染症の治療が行われる。

■ **脳炎** 中 高 高

脳実質の炎症。髄膜炎と原因や症状は類似するが、不可逆的な後遺症として意識障害が遷延（長引く）したり、死に至ったりすることがある。先行する感染症の治療が行われる。

| 解説 | 後藤雄子（大阪大学医学部附属病院 脳神経外科） |

# 3 呼吸器内科

## 解剖と生理（図）

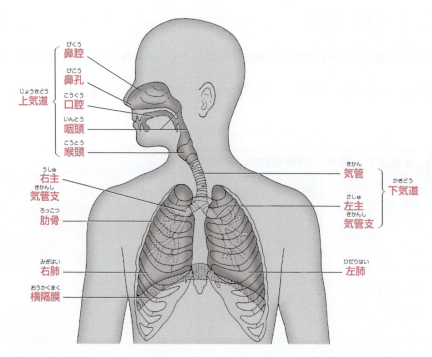

■図　呼吸器系

呼吸器は、生命を維持するために欠かせない酸素を取り入れ、体内で生じた二酸化炭素を排出する。

• 鼻

空気が外鼻孔を通って鼻腔へ入る。鼻毛は空気中の粉塵を除去する役割を持つ。

• 鼻腔

鼻中隔で仕切られて左右に分かれる。空気の加温、加湿、ろ過、粘液の分泌、嗅覚などをつかさどる。

• 副鼻腔

鼻腔周囲の骨の内部にある空洞。炎症が起こって副鼻腔から鼻腔への通路が閉塞すると、蓄膿症を引き

起こす。

- 咽頭

鼻腔の後方から始まり、口腔の後方を通って咽頭の後方、食道の入り口まで続く通路のような空間。空気が通過する呼吸器系の一部であり、かつ食べ物が通過する消化器系の一部でもある。嚥下（飲み込む）機能に重要である。嚥下機能がうまく働かずに物が喉頭に入ると咳嗽反射が起こる。反射が低下していると、唾液や食物などが誤って気道に入る（誤嚥）。

- 喉頭

咽頭の下方で、舌の高さから気管まで続く。

- 声帯

喉頭の粘膜から成り、声門を構成するひだ。声門を空気が通り抜けるときに声帯が振動し声が出る。声帯の長さと緊張の程度により声の高さが決まる。呼吸をしているときは、声門は大きく開いており、空気が出入りしやすい。

- 気管

喉頭の次に空気が通る臓器。食道の前を通って、第5胸椎の高さで左右の主気管支に分かれる。長さ10〜12cm、直径2.0〜2.5cm。繰り返し分岐して、肺胞へ至る。

- 主気管支

気管は左右の主気管支に分かれ、肺内へ入る。右主気管支は左に比べて太く、よりまっすぐ下向きに分岐するため、誤って気管に入った異物は右肺へ入りやすい。

- 肺

右肺は上葉・中葉・下葉、左肺は上葉（上区・舌区）・下葉に分かれる。組織学的には、肺実質と肺間質に分けられる。

肺実質：実際のガス交換に関わる部分（肺胞上皮細胞や肺胞腔）。肺炎やCOPD（慢性閉塞性肺疾患）を発症する部分。

肺間質：実質の間にある結合組織（肺胞中隔、血管など）。間質性肺炎を発症する部分。

• **肺胞**

肺の実質にびっしりと詰まっている小さな袋状の構造物。内部は空気で満たされている。肺の中が肺胞で細かく区切られているため、ガス交換を行う肺胞壁の面積は非常に広くなっている。

• **胸郭**

かご状に配置された骨格構造と、それを補強する筋肉から成る構造。

• **胸壁**

胸郭の壁の部分。胸骨、肋軟骨、胸椎、横隔膜、筋肉などから成る。

• **胸腔**

胸壁で囲まれた内部の空間。

• **胸膜**

肺の表面を覆う薄い膜。肺を覆う臓側胸膜と、胸壁を裏打ちする壁側胸膜との二重構造。

• **胸膜腔**

臓側胸膜と壁側胸膜によって囲まれた閉鎖空間。少量の胸水があり潤滑剤として働く。

• **縦隔**

左右の肺と胸椎、胸骨に囲まれた部分で、心臓、大血管、気管、食道など重要な臓器が存在する。部位により以下に分かれる。

前縦隔：気管より前方。

後縦隔：気管より後方。

中縦隔：気管が左右に分かれるあたり。心基部と呼ばれる。

上縦隔：中縦隔より上方。

下縦隔：中縦隔より下方、横隔膜まで。

- **上気道**

鼻腔から喉頭までのこと。呼吸のときと嚥下のときで異なる動き方をすることで、空気は気管へ、食物は食道へ流れる。

- **下気道**

気管から末梢の気道のこと。ガスの輸送路と、感染防御の機能を担う。

## 医師の専門領域

咳や息切れなどの自覚症状や、健康診断で指摘されたX線撮影（レントゲン）の異常などで受診した際、初めの診察や診断は、主に内科医や呼吸器内科医が診療する。感染症（肺炎や気管支炎）、喘息などの治療はそのまま行われることがあるが、肺がんや間質性肺炎に関しては呼吸器内科が担当する。診断や治療のために手術が必要な場合は、呼吸器外科医が担当する（がんや気胸など）。鼻腔や咽頭、喉頭など上気道の症状が中心の場合は耳鼻咽喉科の担当となる。

## 主な症状

- **呼吸困難（息切れ）**

息を吸うことや吐くことが苦しいと感じる、または息を吸えないと感じる。

- **胸痛**

胸の痛み。部位、痛みの性質、息を吸ったときに痛みが悪化するかどうかなどを確認。

- **咳嗽（咳）**

気道粘膜への刺激による反射で起こる。異物を排出するための生体防御反応。性質（乾性／湿性）、程度、日内変動、悪化する要因を確認。

- **喀痰**

異物や気道の分泌物が排出されたもの。色や性状、量を確認。

- **血痰、喀血**

気道から血液が排出されたもの。吐血（消化管からの出血）との区別に注意。

## 胸部の診察

- **準備**

座位で上半身を露出する

※ 男性医師による女性患者の診察は、女性看護師が介助するのが望ましい。

- **視診**

呼吸の型、数、リズムなどを眼で見て観察する。

- **聴診**

呼吸音や副雑音を聴診器で聴取する。左右や前後で比較する。

- **打診**

指で胸壁を軽く叩いて、肺の含気の程度や胸水、気胸などがないかを確認する。

- **触診**

手や指で押して内臓（肝臓、脾臓、腎臓）の大きさや状態、痛みの有無を調べる。

## 主な検査

- **血液検査**

炎症反応、感染症、培養、間質マーカー、自己抗体、腫瘍マーカー、動脈血液ガス。

- **喀痰検査**

細菌、抗酸菌、細胞診。

- **迅速検査キット**

インフルエンザ、マイコプラズマ、尿中肺炎球菌抗原、尿中レジオネラ抗原。

- **胸水検査**

一般生化学検査、細菌、好酸菌、細胞診。

- **生理学的検査**

肺機能検査、呼気 NO（一酸化窒素）検査、ポリソムノグラフィー、エコー（超音波）。

- **画像検査**

X 線検査、CT 検査、PET-CT 検査。

- **内視鏡検査**

気管支鏡検査、胸腔鏡検査。

## 主な病気

：診療　：治療　：緊急

### 感染症

#### ■かぜ症候群　低　低　低

頻度の最も高い呼吸器感染症。原因はウイルス感染がほとんど。症状は鼻汁、鼻閉、くしゃみ、咽頭痛、咳、痰、発熱、頭痛、倦怠感、関節痛など。検査は通常とくに必要ないが、状況に応じてインフルエンザなどの迅速検査、血液検査や胸部 X 線、喀痰検査など。治療は通常とくに必要ない。症状が強いときには解熱鎮痛薬、去痰薬、咳止めなどを用いてもよい。

#### ■インフルエンザ　低　低　低

冬季に大流行するインフルエンザウイルスによる感染症。症状は高熱、関節痛、咳、鼻汁、食欲低下、ときに腹痛、嘔吐、下痢など。病歴（周囲の流行状況）や症状から診断可能で、迅速検査を用いてもよい。多くは軽症であり、治療を必要としない。解熱薬などの対症療法が基本である。発症後 48 時間以内であれば抗ウイルス薬により治癒が少し早くなる、あるいは重症化の予防が期待できる。周囲への感染や、肺炎、脳症の合併に注意する。

## ■ 肺炎  低 中 中〜高

高齢者では症状が出にくく、倦怠感や食欲低下のみのこともある。血液検査、胸部X線、喀痰検査、CT検査などで診断する。治療は抗菌薬の内服または点滴が中心であり、必要に応じて解熱薬、去痰薬、吸入、酸素投与などを併用する。軽症な場合は外来で治療が可能である。重症者では人工呼吸器が必要なこともあり、とくに高齢者では死に至ることも少なくない（日本の死因の第3位）。

## ■ 誤嚥性肺炎  低 中 中〜高

高齢者や基礎疾患のある患者に多い。咳嗽反射や嚥下反射の低下により、唾液や食物が食道ではなく誤って気管へ入ることにより起こる肺炎。再発や重症化しやすく、死に至ることも多い。診断は通常の肺炎と同様。治療は抗菌薬のほか、嚥下訓練、口腔ケア、リハビリテーションも重要になる。

## ■ 胸膜炎  中 中 中〜高

胸膜の炎症により、胸腔内に胸水が貯留した状態。感染性では細菌性、結核性の頻度が多い（感染性以外では、がん性胸膜炎が多く、膠原病によるものなどもある）。血液、X線、CT検査のほか、胸水検査を行う。時に胸腔鏡検査が必要になることもある。治療は抗菌薬や抗結核薬が中心で、胸水量が多いときや重症の場合は胸腔ドレナージや手術を併用することもある。強い痛みを伴うことが多く、鎮痛薬などを用いる。

## ■ 膿胸  中 中 中〜高

胸膜の炎症により、胸腔内に膿性の胸水が貯留した状態。細菌性胸膜炎に引き続いて起こることが多く、診断や治療は胸膜炎と同様である。胸腔ドレナージによる排膿が必要であり、胸腔内洗浄や胸膜掻爬術も検討する。

## ■ 結核  中 中 中

結核菌の感染により起こり、感染した部位により病名が決まる（肺結核、結核性胸膜炎、結核性リンパ節炎など）。日本は中蔓延国に指定されており、南アフリカや東南アジア、インド、ロシアなどは高蔓延地域である。とくに免疫力が低下した患者で発症しやすい（高齢者、低栄養、糖尿病、肝硬変、

腎不全、透析、ステロイドの使用、AIDSなど）。症状は咳、痰、微熱、体重減少などである。痰、血液、胸部X線検査、必要に応じて胃液や胸水、気管支鏡検査を行う。治療は抗結核薬を6〜9カ月あるいはそれ以上服用する。副作用も多いため注意を要する。結核菌は空気感染（飛沫核感染）するため、排菌のある患者は他者への感染予防策が必要になる。患者はサージカルマスクを着用し、医療者や家族はN95マスクを使用する。患者を隔離病棟へ入院させることなども行われる。

### ■非結核性抗酸菌症 中 中 低 〜 中

非結核性抗酸菌（抗酸菌のうち、結核菌ではないもの）の感染により起こる下気道感染症。保菌者が多く、健診などを機に無症状で発見されることも少なくない。痰、血液、胸部X線、必要に応じてCT、気管支鏡検査を行う。無症状や軽症の場合は無治療のこともある。治療を行う場合は複数種類の抗菌薬を1年以上服用する必要がある。

### ■その他の感染症

百日咳、肺真菌症（肺アスペルギルス症、肺クリプトコックス症、ニューモシスチス肺炎）、サイトメガロウイルス肺炎など。

## ‖閉塞性肺疾患‖

閉塞性疾患とは　気道が狭窄することにより、息を吐きにくくなる疾患の総称。慢性的に気道閉塞を起こす疾患（COPDなど）と、発作的に症状が出る気管支喘息などに分かれる。

### ■気管支喘息 低 中 中 〜 高

気道の慢性炎症、過敏性があり、発作性・可逆性に気道閉塞を起こす。症状は発作性で反復性の咳、喘鳴（呼吸とともにヒューヒューまたはゼイゼイと鳴る音）、呼吸困難で、夜間や早朝にかけて出やすい。聴診で喘鳴を聴取する。呼吸機能検査、呼気NO検査、血液検査などを行う。治療は発作時と非発作時に分けられる。発作時は気管支拡張薬の吸入に加えて、程度に応じて、ステロイド投与（内服または点滴）、気管支拡張薬（内服または点滴）、酸素投与なども用いる。重症な場合は人工呼吸器を要することも

あり、死に至ることもある。非発作時には吸入ステロイド薬や気管支拡張薬を毎日使用して、発作を予防することが重要である。呼吸器感染症やストレス、不規則な生活、ほこり、喫煙、ペット、冷気、その他アレルギー物質などが発作の原因になり得るため、これらを避けることも大切である。

### ■慢性閉塞性肺疾患（COPD：chronic obstructive pulmonary disease）

低　中　低～高

タバコなど有毒な粒子やガスの吸入により生じた気道と肺の慢性炎症により慢性的な気流制限を起こす。症状は息切れ、咳、痰などであり、健診などを契機に無症状で指摘されることもある。X線、呼吸機能検査などを行う。根本的な治療はないが、種々の治療を組み合わせることで、症状の改善や進行の抑制を図る。最も重要なのは禁煙であり、自力で難しいときには市販のニコチンパッチ／ニコチンガムの使用や禁煙外来への通院を勧める。気管支拡張薬の吸入、呼吸リハビリテーション、重症者では在宅酸素療法（HOT：home oxygen therapy）を要する。気道感染などを契機に急性増悪と呼ばれる発作様の状態になることがあり、時に致死的である。急性増悪時には抗菌薬、気管支拡張薬、ステロイド、酸素投与、必要に応じて人工呼吸器などにより治療を行う。

### ■その他の閉塞性肺疾患

気管支拡張症、びまん性汎細気管支炎など。

## 呼吸不全

### ■過換気症候群　中　低　低

若年女性に多く、ストレスや興奮、疲労を契機に発作性の頻呼吸を起こす。症状は呼吸困難、動悸、不安（死の恐怖）、唇や手足のしびれ、めまい、頭痛などである。検査はとくに必要のないことが多いが、状況に応じて血液ガス検査での確認や、他疾患の合併がないことを確認するために血液検査、X線、CT検査を行うこともある。治療は安静にし、落ち着かせる（安心させる）ことである。

## ■睡眠時無呼吸症候群（SAS：sleep apnea syndrome）

中年や肥満男性に多く、気道の閉塞などにより睡眠中に呼吸が一時的に停止し、良質な睡眠がとれなくなる病態。症状は夜間の無呼吸やいびき、朝方の頭痛、日中の眠気など。夜間の低酸素血症が長期化することによる合併症として高血圧症、心疾患、脳梗塞などもあり、また日中の眠気により交通事故などの原因になることもある。睡眠ポリソムノグラフィーで診断する。治療は生活習慣の改善（断酒、禁煙、減量、睡眠薬などの中止、規則正しい生活）が基本であるが、重症であったり改善しなかったりする場合には、経鼻的気道持続陽圧法（CPAP：continuous positive airway pressure）を用いる。

## ■その他の呼吸不全の疾患

肥満低換気、肝肺症候群、$CO_2$ナルコーシスなど。

# 腫瘍性疾患

## ■肺がん

タバコや有害物質の吸入、遺伝などが原因になり、死亡率は男性のがんで1位、女性で3位である。症状は咳、痰、血痰などがあるが、無症状で健診などを契機に発見されることも多い。検査はX線、CTなどの画像検査、血液検査（腫瘍マーカー）のほか、気管支鏡や手術による細胞診や組織診断、遺伝子検査などが鍵となる。他臓器への転移を調べるため頭部MRIやPET-CTも行う。治療はステージ（病期）や患者の全身状態により手術、放射線、化学療法（抗がん剤、免疫療法、分子標的薬）、緩和ケアから選択する。

## ■胸膜中皮腫

アスベスト（石綿）などの有害物質を長期にわたり吸入することにより、数十年後に生じる胸膜の腫瘍。症状は労作時呼吸困難、胸痛など。検査はX線、CT、PET-CTなどの画像検査のほか、胸水穿刺、胸腔鏡検査、胸膜生検術などを行う。良性腫瘍の場合は経過観察も可能である。悪性腫瘍の

場合には手術や放射線、化学療法が行われるが予後は不良である。

### ■胸腺がん 中 高 高

胸腺の腫瘍で、原因は定かでない。無症状のことが多いが、胸部圧迫感、息切れ、咳を呈する。重症筋無力症を合併することがあり、この場合は筋力低下や眼瞼下垂（まぶたが垂れる）、複視などを伴う。検査は胸部X線、CT、MRI、PET-CTなどの画像検査のほか、血液検査（腫瘍マーカー）、胸腔鏡や縦隔鏡を用いた生検など。治療は手術、放射線、化学療法を組み合わせて行う。

### ■その他の腫瘍性疾患

転移性肺腫瘍、悪性リンパ腫、縦隔腫瘍、肺過誤腫など。

## びまん性肺疾患

### ■間質性肺炎 高 高 低 ～ 高

肺胞壁に炎症が起こり、厚く硬くなる（線維化する）ことにより低酸素血症を起こす。膠原病や放射線治療、薬剤などが原因になることもあるが、原因不明のものが多い。労作時呼吸困難、咳が症状として出やすい。検査はX線、CT、呼吸機能検査、血液検査を行う。確定診断には気管支鏡検査や手術による肺生検を必要とすることが多い。治療は難しく、無症状や呼吸状態が安定している場合には無治療で経過観察することも多い。病態に応じてステロイド、免疫抑制薬、抗線維化薬、在宅酸素療法も適応となる。何らかのきっかけにより急性増悪を起こすと、免疫抑制薬や人工呼吸器による積極的治療を行っても致死的になることも多い。

### ■過敏性肺炎 中 中 低 ～ 高

粉塵や化学物質（抗原）を繰り返し吸入したことによるアレルギー反応が原因となる。症状は息切れ、咳、発熱、倦怠感がある。検査はX線、CT、血液検査などを行うほか、喀痰検査や気管支鏡検査により他疾患の除外も行う。治療は抗原を避けることが最優先だが、長期間曝露されていた場合には炎症が慢性化し線維化が強くなりがちで、ステロイドの全身投与や在宅酸素療法が必要になることもある。再発予防

のため、徹底的な掃除や転居、持ち物の処分などにより抗原を可能な限り回避することが重要である。

### ■好酸球性肺炎 中 中 中

アレルギーを起こす抗原（薬物や真菌など）の吸入などにより起こる特殊な肺炎。症状は咳、発熱、呼吸困難など。検査は胸部X線、CT、血液検査、必要に応じて気管支鏡検査などを行う。抗原が明らかな場合はそれを回避する。ステロイドによる治療が効果的であるが、薬剤の減量や中止により再発することが多く、年単位の治療を要することもある。

### ■薬剤性肺障害 中 中 低～高

薬剤の投与により肺炎を起こすことがある。原因薬剤は市販薬や漢方薬、サプリメントから抗がん剤、抗リウマチ薬を含む処方薬まで多岐にわたる。症状は咳、呼吸困難、発熱、倦怠感など。検査は血液検査、X線撮影、CT、気管支鏡検査を行う。また診断的治療として薬剤を中止することも重要である。原因薬剤の中止のみで改善しない場合にはステロイド治療が行われる。

### ■サルコイドーシス 高 低～高 低～高

肉芽腫が全身に出現する原因不明の疾患。部位により症状や治療は異なるが、胸部のリンパ節腫大を健診で指摘されるか、眼・皮膚症状を主訴に受診することが多い。頻度は少ないが、心病変を合併すると致死的不整脈を起こすことがある。検査は血液検査、X線、CT、ガリウムシンチグラフィー、気管支鏡検査（リンパ節・肺生検）、心エコー、心電図、眼科検査などである。自然軽快することも多く、無症状の場合は経過観察とすることが多い。症状や病変の重症度に応じてステロイド治療などを検討する。

### ■じん肺 中 高 低～高

職業や生活環境などにより粉塵を長期に渡り吸入した結果、肺内に沈着することで発症する。珪肺、石綿肺、アルミニウム肺、溶接工肺などがある。採石業や採鉱業、石工研磨業、窯業などの従事者に多くみられる。病歴に加え、X線撮影やCTなどの画像検査、気管支鏡や手術による肺生検により診断する。根本的な治療法はなく、対症療法が中心となる。呼吸不全が進行すると在宅酸素療法が必要になる。肺結核、肺がん、COPDを合併することが多いため注意する。

■ その他のびまん性肺疾患

　グッドパスチャー（Goodpasture）症候群、チャーグ・ストラウス（Churg-Strauss）症候群、肺リンパ脈管筋腫症、ランゲルハンス（Langerhans）細胞組織球症、肺胞タンパク症など。

## その他の疾患

■ 気胸　低　中　中 〜 高

　胸膜が破れることにより胸膜腔の中に空気が貯留する状態。自然気胸は若年男性に多い（そのほか外傷性気胸、医原性気胸がある）。肺が広がりにくく、突然発症の呼吸困難や胸痛、咳を生じる。検査は胸部X線撮影やCTである。軽症であれば安静のみで自然に軽快することもある。胸膜腔の空気が高度に貯留した場合には心臓や肺を強く圧迫し重篤になる（緊張性気胸）。肺の虚脱の程度に応じて穿刺脱気や胸腔ドレナージ術を行う。難治性の場合は胸膜癒着術やブラ切除術（ブレブとも言われる肺の表面にできた風船のような部分を切り取って縫い合わせる）を行う。再発も多いため、禁煙の徹底や、発症後しばらくは激しい運動を控えることなども指導する。

■ 縦隔気腫　中　低　低

　縦隔内に空気が入りこむ病態。原因不明のもの（特発性）のほか、原因が特定できるものとして激しい咳嗽（せき）、胸部疾患、胸部外傷、医療処置などがある。症状は頸部から胸部の痛みや嚥下（飲み込み）時の咽頭痛、皮下気腫など。検査は頸部や胸部のX線撮影、CT、血液検査などである。特発性で症状が軽度の場合は安静、経過観察とする。気腫が悪化したり縦隔炎を起こす場合には重篤化する可能性もあり、慎重に経過観察する。

■ その他の病気

　肺高血圧症、肺塞栓症、急性呼吸促迫症候群、肺性心など。

解説　吉松由貴（飯塚病院呼吸器内科）

# 4 消化器科

## 解剖と生理（図）

消化器は消化管と肝臓、胆嚢、膵臓を含む。消化管は口に始まり肛門に終わる。全長8〜9m、表面積200m²。

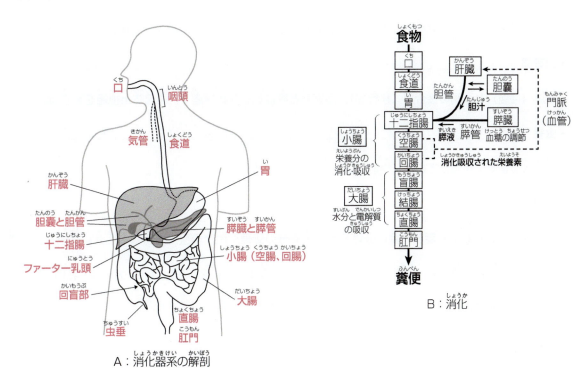

■図　消化器系

・食道

喉と胃をつなぐ長さ25cmの管。食物の温度調節と胃の内容物の逆流防止。

・胃

長さ45cm、容量1.5Lで、食物を一時貯留、温度調節、殺菌、粉砕（粥状）して消化吸収の準備を整える。

- **十二指腸**

胃に続く小腸の先頭部分で長さ30cm。途中にあるファーター乳頭（大十二指腸乳頭）から消化液（胆汁と膵液）を分泌して食物と混和する。

- **小腸**

長さ5～6mで、上から順に十二指腸、空腸、回腸に分けられ、すべての栄養素を消化、吸収する。

- **大腸**

長さ1.5～1.8mで、盲腸、結腸、直腸に分けられる。水とミネラルを吸収して便を固形化する。

- **回盲部**

小腸（回腸）と大腸の接合部（移行部）。回盲弁と呼ばれる弁状構造で、逆流防止機能を有する。

- **虫垂**

小指大で盲腸に付属している。機能はよく分かっていない。

- **肝臓**

重さ1.0～1.4kgで右葉と左葉に分けられ、栄養分の処理や胆汁の産生を行う。胆汁は胆管という管を通じて十二指腸に運ばれ、脂肪の消化に使われる。胆管は十二指腸への出口（ファーター乳頭）の手前で膵管と合流している。

- **胆嚢**

長さ7～10cm、容量50mL。胆管の途中にあって胆汁を一時貯留する袋状の臓器。胆嚢と胆管を合わせて胆道系と呼ぶ。

- **膵臓**

長さ15～18cm、重さ60～80g。頭部は十二指腸に接し、尾部は脾臓に達し、周囲を胃、大腸、血管などで囲まれている。消化液（膵液）を産生し、膵管を通して十二指腸に分泌するほかに、インスリンやグルカゴンなどのさまざまなホルモンを血液中に放出する。

- **腹腔と腹膜**

腹部（横隔膜の下）で胃腸が詰め込まれているスペースを腹腔と呼ぶ。周囲を肝臓、膵臓、脾臓、腎臓、子宮、卵巣、膀胱、血管などで囲まれている。胃腸や肝臓の表面を覆っている膜を腹膜と呼ぶ。

## 医師の専門領域

消化管（食道、胃、腸）の専門家と、肝・胆・膵の専門家とに二大別される。さらに肝臓専門医、上部消化管専門医（食道〜十二指腸）、下部消化管専門医、膵胆道系専門医などに分かれ、特殊な治療手技の専門家、難病の専門家なども存在する。

## 主な症状

- **嚥下痛**

飲みこみ（嚥下）時に感じる喉や胸のあたりの痛み。

- **嚥下困難**

食物・飲物が飲み込みにくく（嚥下障害）、食事の時にむせること。

- **呑酸**

口に苦すっぱい胃液がこみ上げること。胃液の逆流。

- **食欲（食思）不振、悪心、嘔吐**

食が進まない（食欲不振）→むかつく（悪心）→吐く（嘔吐）。

- **しゃっくり（吃逆）**

横隔膜のけいれん＋声帯の収縮。

- **腹部膨満感（腹満感）**

（少食でも）おなかが張る、空腹感がない。

- **腹部膨隆**

腹部が部分的あるいは全体的に膨れあがっていること。

- **黄疸**

肝臓や胆道系の病気で血液中のビリルビン（黄褐色）が増えて皮膚や白目が黄色くなること。

- **消化管出血**

吐血とは上部消化管から出た血を吐くこと。下血は肛門から血（＋便）が出ること。血便は便に血が混じったもの。タール便とは出血がのりの佃煮状に黒く変色し悪臭がする下痢便。

- **腹痛**

痛みの部位により心窩部痛（みぞおち）、季肋部痛（左右の肋骨の下や脇腹）、臍部痛（へその辺り）、上腹部痛（腹部の上半分）、下腹部痛（腹部の下半分）、側腹部痛（腹部の左右側面）に分けられる。

胃腸などの消化管や、胆管、尿管などの管状臓器のけいれんによる腹部の激痛を特に疝痛と呼ぶ。激しい腹痛が急激に発症し、早急の診断と治療（多くは手術）を要する疾患は急性腹症と総称される。

## ‖腹部の診察‖

- **準備**

①ベッドにあおむきに寝る。

②着衣を緩めて腹部を露出する。

③下腹部をタオルで覆う。

※男性医師による女性患者の診察は、女性看護師が介助するのが望ましい。

- **視診**

腹部の形（膨隆の有無）、表面（皮膚）の異常などを眼で見て観察。

- **聴診**

腸管が動く（蠕動）音（グル音）や血管の雑音などを聴診器で聴取。

・打診

指で叩いて内臓（肝臓、脾臓、腎臓）の大きさや状態、ガスや腹水の有無などを調べる。

・触診

手や指で押して内臓（肝臓、脾臓、腎臓）の大きさや状態、痛みの有無を調べる。

・直腸診

手袋を装着しゼリーを塗った指を肛門から挿入して直腸や前立腺を調べる。

※事前説明と羞恥心への配慮が必要。

## 主な検査

・血液検査

肝機能、膵機能、肝炎ウイルスマーカー、炎症反応、貧血、栄養状態、免疫異常、腫瘍マーカー

・糞便検査

細菌、寄生虫、潜血反応

・消化管の検査

X線検査（造影検査）、内視鏡検査（食道・胃・十二指腸・小腸・大腸内視鏡、カプセル内視鏡）、胃液検査（胃酸分泌能力）、消化吸収試験、タンパク漏出試験、pHモニタリング検査、食道内圧検査、肛門機能検査、ピロリ菌感染の検査

・肝／胆／膵／腹腔の検査

X線検査（胆道造影、内視鏡的逆行性胆管膵管造影、血管造影）、画像診断（超音波、CT、MRI/MRCP）、肝・胆道系RI検査、内視鏡検査（胆道鏡、膵管鏡、腹腔鏡）、肝組織生検、十二指腸液検査、膵外分泌機能検査、腹水検査（一般検査と細胞診）

# 主な病気

🩺：診療　💊：治療　🚑：緊急

## ▌食道の主な病気 ▌

### ■食道がん 🩺低 💊高 🚑高

食道の悪性腫瘍（がん）。症状は嚥下痛、嚥下困難。進行すると胸痛、背部痛、体重減少、咳、嗄声（声のかれ）、首のしこり（リンパ節転移）など。

検査は画像診断と病理診断が中心。治療は、内視鏡手術、外科手術、放射線、抗がん剤とそれらの組み合わせが基本。他に免疫療法、陽子線治療、重粒子線治療など。

### ■胃食道逆流症（GERD：gastro-esophageal reflux disease） 🩺低 💊低 🚑低

胃酸の逆流で発病する食道炎。逆流性食道炎とも言う。症状は、胸焼け、呑酸、嚥下障害、胸痛、咳など。検査は内視鏡検査、食道内pHモニタリングなど。

治療：薬物治療が効果的だが難治性では手術。

### ■食道裂孔ヘルニア 🩺低 💊中 🚑低

横隔膜の隙間（食道裂孔）を通っている食道と胃のつなぎ目が上方に飛び出して締まりが悪くなり、胃液が食道に逆流しやすくなっている状態。胃食道逆流症の一因となる。重症の場合は手術。

### ■食道静脈瘤 🩺低 💊中 🚑低〜🚑高

食道の静脈が太くなって出血しやすくなった状態。破裂して出血すると吐血やタール便の原因となる。胃の静脈瘤が合併することもある。おもに肝臓の病気（肝硬変）で発生する。

治療：内視鏡治療、カテーテル治療、手術など。

### ■アカラシア 🩺低 💊中 🚑低

胃と食道の接合部の機能異常により、飲食物が食道から胃に入りにくくなっている状態。食べ物のつかえ感や口への逆流が起こる。胃の手前で食道が拡張している。

治療：薬物治療、内視鏡治療、手術など。

### ■バレット食道 低 低 低

逆流性食道炎で胃と食道の組織学的境界が上に広がること。重症例ではがんが発生しやすい。逆流性食道炎の治療と経過観察（がんの早期発見）を行う。

### ■その他の食道の病気

食道肉腫、食道良性腫瘍（乳頭腫など）、食道憩室、食道潰瘍、食道カンジダ症（モリニア症）、食道異物、食道穿孔（穴があくこと）・破裂など。

## 胃・十二指腸の主な病気

### ■胃がん 中 高 高

胃の悪性腫瘍（がん）。ピロリ菌感染が主因。早期では無症状、進行すると胃部不快、胃痛、食欲不振、体重減少、吐・下血、貧血などが出現。

検査：画像診断と病理診断が中心。

治療：内視鏡手術、外科手術、抗がん剤など。

### ■胃・十二指腸潰瘍 低 中 低～高

胃や十二指腸にできた深い傷（浅い傷はびらんと呼ぶ）。症状は痛み、吐き気、吐・下血、貧血。重症では穴が開いて穿孔性腹膜炎を起こす。

治療：薬物治療、出血時は止血処置、穿孔すると手術。

### ■胃炎 低 低 低～中

胃の粘膜の炎症。急性胃炎と慢性胃炎が区別される。急性胃炎は、感染症（ウイルスや細菌など）、ストレス、化学物質（アルコール、薬剤）、中毒などが原因で急激に胃痛や吐き気、嘔吐を発症する。慢性胃炎はピロリ菌感染が主な原因となり、症状が少ないものの胃の機能が徐々に低下するとともに胃がんが発生しやすくなる。

治療：薬物治療、食養生、ピロリ菌の除菌。

### ■マロリー・ワイス（Mallory-Weiss）症候群 　低　中　中

激しい嘔吐で食道と胃の接合部が裂けて出血し吐血すること。

治療：薬物治療、止血処置、重症では手術。

### ■胃ポリープ 　低　低　低

胃の中の"隆起物"の総称。組織学的にはさまざまなものが含まれるが、通常は良性で治療不要。

### ■機能性ディスペプシア（FD：functional dyspepsia） 　中　中　低

検査で異常がみつからないのに、胃炎や胃潰瘍のような症状（胃もたれや胃痛）が出ること。ストレスや生活習慣の乱れで胃の機能に異常が生じたもの。

治療：生活習慣の改善や薬物治療。

### ■その他の胃・十二指腸の病気

胃肉腫、粘膜下腫瘍、胃腺腫、吻合部潰瘍、胃軸捻転症、胃切除後症候群、急性胃拡張、胃・十二指腸憩室、十二指腸ポリープ、十二指腸腺腫、十二指腸嚢腫、タンパク漏出性胃腸症、好酸球性消化管疾患など。

## ‖小腸・大腸・肛門の主な病気‖

### ■イレウス 　中　中　中〜高

腸閉塞とも呼ぶ。腸が物理的に細くなるか（機械的イレウス）、腸の動きが停止して（機能的イレウス）、食べ物やガスが腸の中で停滞している状態。症状は（突然の）腹痛、吐き気、嘔吐、腹部膨隆、排便・排ガスの停止、脱水、重症化すると発熱やショック状態。

検査：画像診断

治療：保存的治療（絶飲・絶食、輸液、ガスや腸液を抜く管〔イレウス管〕の挿入）か、状況により開腹手術。

## ■ 大腸がん 中 高 高

大腸の悪性腫瘍（がん）。早期では無症状、進行すると血便、下血、下痢と便秘の繰り返し、便が細い、便が残る感じ（残便感）、腹部膨満感、腹痛、貧血、体重減少など。

検査：画像診断と病理診断が中心。

治療：内視鏡手術、外科手術、抗がん剤、放射線治療など。

## ■ 大腸ポリープ 低 低 ～ 中 低

大腸の"隆起物"の総称。約8割が腫瘍（腺腫およびがん）、次に多いのが過形成性ポリープ。ほとんど無症状。治療は内視鏡的切除。消化管に非常に多くのポリープ（数10～100個以上）がある場合は消化管ポリポーシスと呼ぶ。消化管ポリポーシスの多くは遺伝子異常（先天性）だが、潰瘍性大腸炎などの慢性炎症でも発症する。家族性大腸腺腫症は発がん率が高いために大腸の全摘出手術が必要。

## ■ 感染性腸炎 中 中 中 ～ 高

微生物（細菌、ウイルス、原虫、寄生虫）やその毒素で発病する腸の炎症。症状は下痢、腹痛、吐き気・嘔吐、発熱、血便。重症度は、細菌＞ウイルス。

検査：腸炎の評価（内視鏡検査など）と病原体の検索（培養検査、ウイルス遺伝子検査、毒素検査、血清抗体価など）。

治療：対症療法（脱水、腹痛、発熱対策）と原因療法（微生物を殺す薬）、整腸剤。

## ■ 虫垂炎と大腸憩室炎 中 中 高

虫垂炎は虫垂に細菌が感染して化膿したもの。症状は腹痛、吐き気、発熱。憩室とは消化管の壁の一部が袋状に外に膨らんだもの。大腸憩室炎は大腸の憩室内に便が詰まり、そこに細菌が感染して化膿したもの。腹痛の部位は異なるが、症状、検査、治療は虫垂炎に類似。

治療：薬物治療、重症の場合は手術。

## ■ 炎症性腸疾患 高 高 中

小腸～大腸の慢性炎症で、通常はクローン病と潰瘍性大腸炎の2疾患を示す。どちらも原因不明で

治療が長期に及び、厚生労働省の指定難病で医療費が助成される。クローン病は全消化管（主に小腸と大腸）が侵され、肛門に痔瘻や膿瘍を作る。腹痛、下痢、血便、栄養失調（体重減少）を起こし、重症では腸の狭窄や穿孔を起こす。潰瘍性大腸炎は主に大腸に潰瘍やびらん（ただれ）ができて、下痢、下血、血便、粘液便などの排便異常を起こす。重症でない限り腹痛や発熱は必発ではなく、貧血以外の栄養失調（体重減少）も少ない。

治療：薬物療法か外科治療（病変部の切除）。必要により栄養療法。

### ■過敏性腸症候群　中　中　低

腸に検査で明らかな病気がないのに、下痢、便秘、腹痛、腹部膨満感などが起こる。腸の運動異常と知覚過敏が原因となり、ストレスなどの心理的要因が関係。

治療：生活・食事指導、薬物療法、精神医学的治療。

### ■虚血性大腸炎　低　低　中

大腸の血流が低下し（虚血）、酸素欠乏で大腸が壊死して腹痛や出血（下血）を起こすこと。多くは軽症で、自然にあるいは薬物治療や絶食・点滴で治癒する。

### ■吸収不良症候群　高　中　中

主に小腸での消化吸収機能が低下して栄養失調になること。症状は体重減少、下痢、腹部膨満、浮腫、貧血、ビタミン欠乏など。アレルギーや感染による小腸の機能低下（原発性：セリアック病や熱帯性スプルーなど）と、胃腸の病気で二次的に消化吸収障害が起こる場合（続発性：胃・腸の切除、消化液分泌障害など）がある。

検査：原因検索と共に消化吸収試験や栄養状態を評価。

治療：原因療法と対症療法。

### ■痔　低　中　低

痔核（いぼ痔）はうっ血した静脈の"こぶ"。内痔核は肛門の内側、外痔核は外側。裂肛（切れ痔）は、便秘や頻回下痢でできた肛門の傷。痔瘻（あな痔）は肛門周囲の化膿（肛門周囲膿瘍）が外部と交通する

トンネル（瘻管）を形成したもの。

治療：薬物治療、外科手術。

### ■ その他の小腸・大腸・肛門の病気

薬剤起因性腸炎、巨大結腸症、消化管カルチノイド、盲係蹄症候群、遺伝性大腸がん、上腸間膜動脈症候群、上腸間膜動脈閉塞症、メッケル憩室炎、非特異性腸潰瘍、肛門がん、直腸脱など。

## ‖ 肝臓の主な病気 ‖

### ■ 肝臓がん 　中　　高　　高

肝臓の悪性腫瘍（がん）。肝臓に発生した原発性肝がんと、別の臓器のがんが肝臓に転移した転移性肝がんが区別される。肝臓がんの原因の9割は慢性ウイルス感染（C型およびB型肝炎ウイルス）。

検査：画像診断が中心。

治療：外科手術、塞栓療法、ラジオ波焼灼療法、抗がん剤など。

### ■ ウイルス性肝炎 　低　　低 ～ 中　　低

ウイルス感染による肝臓の炎症。まず急性肝炎（劇症肝炎）となり、一部の人は慢性肝炎に移行し、さらにその一部が肝硬変や肝臓がんを発症する。「肝炎ウイルス」はA～Eの5型があり、A型とE型は飲食物で感染する急性肝炎、B型、C型、D型は血液や体液で感染して慢性化しやすい。日本ではA型、D型、E型はまれだが、B型、C型はどちらも100万人以上の感染者がいる。

治療：薬物治療（インターフェロンや抗ウイルス薬）。

### ■ 劇症肝炎（急性肝不全） 　中　　高　　高

ウイルス感染や薬剤で急激に肝臓が破壊され、重症の肝機能不全から死の危機に瀕している状態。

治療：原因療法、肝機能不全を補う治療（全身管理）、肝移植など。

### ■ 肝硬変 　低　　高　　低

慢性肝炎で徐々に回復不能な肝臓の破壊と機能低下が進み、肝臓が硬く小さくなってしまった状態。

軽症では倦怠感や易疲労感（疲れやすい）、食欲不振、体重減少など。進行すると、浮腫や腹水・胸水、黄疸、意識障害（肝性脳症）、胃・食道静脈瘤の破裂による吐血など。

治療：薬物治療、生活指導と栄養療法、合併症の予防。

### ■脂肪肝、アルコール性肝障害、薬剤性肝障害　中　中　低

脂肪肝は、過飲過食で肝臓に脂肪が過剰蓄積している状態。一般的には良性だが、特殊な場合（非アルコール性脂肪肝炎、NASH）は肝硬変や肝臓がんにまで悪化、進行する。アルコール性肝障害は長期大量の飲酒で脂肪肝→慢性肝炎→肝硬変・肝がんへと進行する病態。薬剤性肝障害は薬や健康食品、自然食品などによる中毒やアレルギーで生じる肝障害。多くは服用開始から1カ月以内に発症する。

治療：原因療法（ダイエット、禁酒、原因薬物の中止）が重要。

### ■その他の肝臓の病気

肝良性腫瘍（血管腫など）、肝嚢胞、自己免疫性肝炎、原発性胆汁性肝硬変、肝内胆汁うっ滞、体質性黄疸、バッド・キアリ症候群、特発性門脈圧亢進症、肝膿瘍、肝寄生虫症、ワイル病など。

## ‖胆道系（胆管および胆嚢）の主な病気‖

### ■胆嚢がんと胆管がん　高　高　高

胆嚢または胆管に発生した悪性腫瘍（がん）。症状は（右）上腹部痛、吐き気、黄疸、体重減少など。

治療：手術、抗がん剤

### ■胆石　低　中　低　～　中

胆汁の成分が結晶化してできた石。胆嚢内にあると胆嚢結石、胆管内にあると胆管結石。胆嚢結石は通常無症状だが、胆管結石は胆汁の流れを妨げるので強い腹痛（疝痛）や吐き気、黄疸、肝機能異常を生じやすい。細菌感染を併発すると胆嚢炎や胆管炎となって発熱し重症化する。

治療：腹腔鏡手術、体外衝撃波結石破砕療法、内視鏡治療など。

### ■ 胆嚢ポリープと胆嚢腺筋腫症  [低] [中] [低]

胆嚢ポリープは胆嚢の内面にできた"隆起物"の総称。胆嚢腺筋腫症は胆嚢の壁が過形成的に厚くなっているもの。どちらも良性疾患（腫瘍ではない）で無症状、超音波検査で偶然に発見されることが多いが、早期がんとの鑑別が重要。

### ■ 膵・胆管合流異常  [中] [中] [中]

胆管と膵管の合流に先天的な異常があり、胆管炎、胆石形成、閉塞性黄疸、急性膵炎、そして胆道がんなどのさまざまな病気を引き起こすもの。胆管の拡張を伴う場合は先天性胆道拡張症と呼ばれ、手術が必要。

### ■ その他の胆道系の病気

原発性硬化性胆管炎、十二指腸乳頭部がんなど。

## 膵臓の主な病気

### ■ 膵臓がん  [高] [高] [高]

膵臓の悪性腫瘍（がん）。無症状の段階で転移しやすく、治療抵抗性で悪性度が高い。初期は胃や背中の重苦しさ、食欲不振など。進行すると黄疸（がんが胆管を閉塞）、背部痛、腹痛、体重減少、糖尿病の悪化など。

治療：標準的な治療法は手術、抗がん剤、放射線治療、およびこれらを組み合わせた集学的治療。

### ■ 急性膵炎と慢性膵炎  [中] [低]〜[高] [低]〜[高]

急性膵炎は、胆石と過剰飲酒を2大原因とする膵臓の急激な炎症。強力な消化酵素である膵液で膵臓自体やその周囲が消化されると重症化して致死率が高く、救命のため全身管理が必要。慢性膵炎は、主に常習飲酒家の膵臓に慢性的な炎症が起こり、膵臓が徐々に破壊されて機能低下が進行するもので、症状は上腹部痛、吐き気、下痢、体重減少、糖尿病など。典型例では膵石（膵管内にできた石）を伴う。

治療：生活指導（禁酒）と対症療法（消化薬や鎮痛薬）。

### ■自己免疫性膵炎　中　中　中

免疫異常（自己免疫）で起こる慢性膵炎。

治療：ステロイド薬

### ■膵嚢胞と嚢胞性膵腫瘍　中〜高　中　中

膵嚢胞は膵臓内にできた空洞で内部には液体（粘液、膵液、血液、その他）が貯留している。急性膵炎で膵臓の一部が溶けてできた空洞（壊死物質を含む）や、嚢胞を形成する腫瘍（嚢胞性膵腫瘍）などがある。腫瘍は良性も悪性もあり、悪性では手術が必要であるが、悪性か否かの診断が難しいことも多い。

### ■その他の膵臓の病気

膵内分泌腫瘍、異所性膵、二分膵など。

## ‖腹腔・腹壁の主な病気‖

### ■鼠径ヘルニア　低　低　低〜高

いわゆる脱腸。鼠径部（足の付け根で腹壁が薄い部分）に腸の膨らみが触れる。

治療：腹腔鏡手術

### ■腹膜炎　中　中〜高　高

細菌感染やがんの腹膜転移（がん性腹膜炎）が原因で腹膜に炎症が起きること。腹水を生じる。症状は腹痛や腹部膨満感、吐き気、嘔吐、発熱。重症で頻脈や血圧低下。消化管の穿孔で生じる急性細菌性腹膜炎は重症、がん性腹膜炎は難治性。

### ■その他の腹腔・腹壁の病気

横隔膜下膿瘍、腹膜偽粘液腫、腸間膜・後腹膜腫瘍など。

---

解説　清原達也（一般社団法人臨床医工情報学コンソーシアム関西教育顧問〔医師〕・大阪大学招へい教授）

# 5 循環器内科

## 解剖と生理

血液を介して栄養や酸素を体中に分配するのが循環器系の役割である。

循環器系は心臓・血管（動脈・毛細血管・静脈）から構成される**（図1）**。広義にはリンパ系も含まれるが、ここでは主に体循環（左心室－大動脈－全身毛細血管－大静脈－右心房）と肺循環（右心室－肺動脈－肺毛細血管－肺静脈－左心房）を扱う。

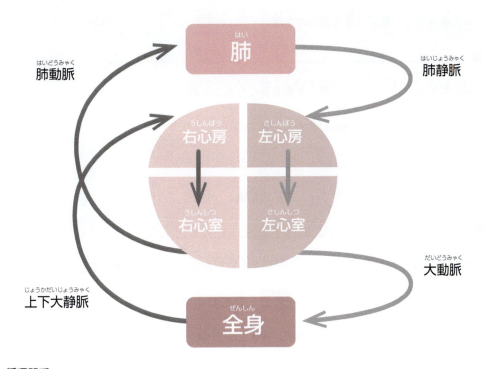

■図1　循環器系

- **心臓**

血液を駆出するためのポンプとしての役割を果たす臓器。およそ握りこぶしの大きさで重さ300g程度。

- 動脈

　心臓から送り出される血液が通る血管。特に体循環においては100〜200mmHg程度の拍出圧に耐えるため内膜（内皮細胞、基底膜、内弾性板）、中膜（平滑筋、外弾性版）、外膜という丈夫な三層構造をもち、中に血液がなくてもその形が保たれる。

- 静脈

　心臓に帰る血液が通る血管。動脈と同じく内膜・中膜・外膜の三層構造であるが、内膜と中膜は著しく薄く、血液がなくなると虚脱する。四肢など一部の静脈には逆流防止のための弁がある。

- 動脈血

　肺でガス交換を受け、酸素を多く含んだ血液。

- 静脈血

　末梢組織に酸素を供給した後の二酸化炭素を多く含んだ血液。
※ 肺動脈には静脈血が、肺静脈には動脈血が流れる。

- 心筋

　血液を送り出すポンプとしての働きを担う筋肉組織。

- 冠動脈

　心筋に酸素・栄養分を供給するための血管系。大動脈基部（根本）のヴァルサルヴァ洞から起こり、心臓表面に分布する。多くの場合、右冠動脈（右室および左室下壁を栄養）、左冠動脈前下行枝（左室前壁中隔）、左冠動脈回旋枝（左室側壁・後壁）の3本から成る。

- 刺激伝導系（図2）

　心臓内の各部屋（左右心房・心室）および各心筋線維を同期して収縮させるために必要な電気信号を発生・伝達させるシステムのこと。心臓の興奮は右心房上部にある洞結節で生成され、心房から房室結節に達した後、ヒス束→左右脚→プルキンエ線維を経て心室筋に伝わる。

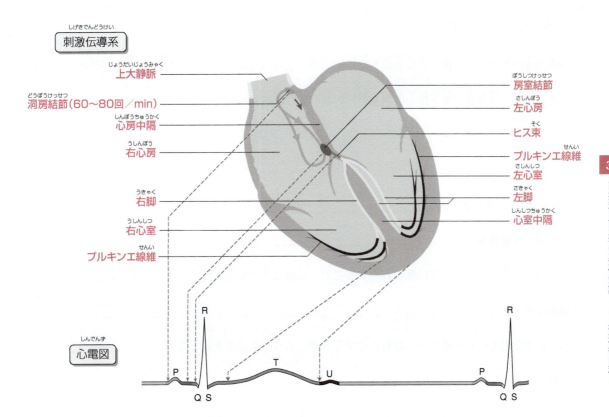

■図2　刺激伝導系（山内豊明ほか．"5　刺激伝導系"．解剖生理学：人体の構造と機能．林正健二編，大阪，メディカ出版，2009，108．（ナーシング・グラフィカ①）より一部改変）

### ・心臓弁

　左右心室の流入路、および流出路にある逆流防止のためのひだ状の組織。心房と心室の間にある房室弁のうち、右心房と右心室の間の弁を三尖弁、左心房と左心室の間の弁を僧房弁と呼ぶ。一方、心室からの出口にある弁は半月弁と呼ばれ、右室流出口には肺動脈弁が、左室流出口には大動脈弁がそれぞれ付属する。

### ・心膜

　心臓の周辺は結合組織でできた膜で覆われており、これを心膜と呼ぶ。中から漿膜性心膜→線維性心膜（臓側心膜＝心外膜）→線維性心膜（壁側心膜＝心嚢）の3層構造になっており、臓側心膜と壁側心膜の間にある心膜腔には少量の心嚢液が貯留している。

## 医師の専門領域

循環器専門医として心臓血管系全般を担当するが、より高度に細分化された各領域（心不全・不整脈・虚血性心疾患・弁膜症・先天性心疾患など）の専門家が存在する。

## 主な症状・所見

### 1 心不全に関連したもの

- **労作時呼吸困難感**

運動時など体を動かした際に息切れがすること。全身に十分な酸素が行きわたっていないことによる。

- **起座呼吸**

息切れがひどくなるために横になることができず、より楽な座位をとること。

- **浮腫**

体のむくみ。重力で血液がたまりやすいため、下腿前面でよく認められる。

- **末梢冷感**

血液が十分回っていないため、手足の先が冷たく感じる。

### 2 虚血性心疾患に関連したもの

- **狭心痛**

「締め付けられるような（絞扼感）」「押さえつけられるような（圧迫感）」「焼けるような（灼熱感）」などと表現される。みぞおちの辺りを中心に、胸部正中部で自覚することが多い。人によっては左肩や顎のほうの痛みとして自覚することもある（放散痛）。冠動脈が狭くなっているため、心筋へ酸素が十分に供給されないことによって生じる。運動など、酸素をより必要とする状況で起こり、安静にすると軽減する。冠動脈が完全に詰まってしまうと、同様の、ただし、より強い痛みが運動時・安静時を問わず持続する。

## 3 不整脈に関連したもの

- **動悸**

心悸亢進（脈拍はあまり変わらず、一つひとつの脈を大きく感じる）、頻脈感（脈が速い）、脈不整（脈が一定ではない）など、いろいろな症状を総称して動悸と呼ぶ。

- **結滞**

脈が飛ぶ感じ。

- **失神／前失神**

気を失うこと。脳血流の低下による。前段階として「頭がぼーっとする（頭部浮遊感）」や「目の前が暗くなる（眼前暗黒感）」を訴えることもある。

## ‖ 心血管系の診察 ‖

- **準備**

基本的には座位で行う。

※男性医師による女性患者の診察は、女性看護師が介助するのが望ましい。

- **視診**

胸郭の形や皮膚性状は正常か、頚静脈の怒張や下腿浮腫はないかなどを眼で見て観察する。

- **聴診**

過剰心音や心雑音の有無、呼吸音の異常の有無を聴診器で聴取し評価する。

- **打診**

心臓や肝臓の拡大がないか、指で叩いて調べる。

- **触診**

下腿前面を指で押し、圧痕が残るような浮腫がないか確認する。

## 主な検査

- **血液検査**

  心筋逸脱酵素（CK・CKMB・トロポニンなど）、心不全マーカー（BNP・NT-proBNP）、肝機能、腎機能など。

- **心電図**

  安静12誘導心電図、運動または薬剤負荷心電図、ホルター心電図。

- **胸部単純X線**

- **心臓超音波検査**

- **心臓CT**

- **心臓カテーテル検査**

  血管造影、電気生理学的検査、血行動態評価、心筋生検。

- **心筋シンチグラフィー**

## 循環器の主な病気

：診療　：治療　：緊急

### 虚血性心疾患

■ **急性心筋梗塞** 低 ～ 高　低 ～ 高　高

心臓に酸素や栄養分を送るための血管（冠動脈）が閉塞し、その先が壊死に陥ったもの。手で言うと凍傷。前胸部の強い圧迫感や痛みが持続し、肩や顎まで響くこともある。いったん壊死した心筋は再生しないため、傷害を最小限にするためにできるだけ早期の血管再疎通が必要。急性期には心臓破裂や不整脈、慢性期には心不全などの合併症を伴うことがある。

■ **狭心症** 低 ～ 高　低 ～ 高　高

冠動脈が狭くなり、心筋に十分な酸素や栄養を補給できなくなった状態。手で言うと霜焼け。運動など

でより多くの酸素が必要になったときに症状が出現する労作性狭心症と、安静時にも症状が起こる安静時狭心症がある。いずれも非発作時に診断するのは困難。胸痛時にニトログリセリンが著効するかどうかで診断することもある。狭窄部を画像で診断し、カテーテルまたはバイパス手術によって血流を確保する治療が一般的。

## 不整脈

### ■心室頻拍・心室細動　中　中　高

心臓を規則正しく動かすための電気回路（刺激伝導系）の心室における異常により、通常60〜100/分の心拍が非生理的に180〜300/分以上に上昇する頻脈性不整脈。電気的には頻脈であっても心筋の収縮はほとんど起こっておらず、血液はほぼ拍出されないため脳血流の低下を引き起こし、失神・脳死に至る。心臓突然死の原因として最多であり、心臓マッサージとともに体外式自動除細動器（AED）による一刻も早い除細動が必要。蘇生した場合には原因の検索とともに二次予防として植込型除細動器（ICD）が必要になることが多い。

### ■心房細動　低　低　中

全身および肺からの血液が返る心房の電気興奮がばらばらになり、脈拍が不規則になる不整脈。不整脈のなかで最も頻度が高く、高齢化とともに増加する傾向がある。脈不整に伴う動悸や胸部不快感、心機能の低下が主な症状であり、必要に応じて抗不整脈薬の内服やカテーテル治療を行う。また、心房細動をもつ患者では脳梗塞発症リスクが5倍程度上昇することが分かっており、血液を固まりにくくする抗凝固薬による脳卒中予防が必要となる。

### ■発作性上室性頻拍　低　低　〜　中　中

刺激伝導系の異常により脈拍が突然上昇するが、心室頻拍と異なり血行動態は保たれることが多い。突然の動悸が主症状である。頻拍の停止には抗不整脈の注射が用いられることが多く、予防目的に内服薬も使用される。また、原因となっている部位をカテーテルで焼灼し根治を図るカテーテル心筋焼灼術が

近年非常に多く行われている。

■ 洞不全症候群・房室ブロック 低 低 ～ 中 中 ～ 高

徐脈性不整脈の一種で、必要な電気信号が生成されなくなったり、途中で伝わらなくなったりするもの。極端に脈が遅くなったり心臓が数秒間停止したりする。無症状から眼前暗黒感・失神まで症状は多岐にわたり、症候性の場合には洞結節の代わりに電気信号を作り出すペースメーカーを植え込む。

## 心筋の疾患

■ 心筋症 低 ～ 高 低 ～ 高 低 ～ 高

ポンプとしての筋肉が何らかの原因でその働きを失い、血液を十分に送り出せなくなった状態。心筋梗塞や狭心症を基盤とした虚血性心筋症とそれ以外の非虚血性心筋症に大別される。後者には特殊な代謝異常や蓄積疾患、薬剤性の心筋症など特殊な病態も含まれるが、大半はあきらかな原因が特定されない特発性の肥大型・拡張型心筋症として分類されることが多い。原疾患に対する治療、重症度に応じた心不全管理を行うが、治療に反応しない再重症症例には心臓移植も検討される。

■ 心筋炎 低 ～ 高 低 ～ 高 低 ～ 高

心筋で起こる炎症性疾患。ウイルス感染によるもののほか、原因が特定できない特発性も多い。ほぼ無症候性のものから急速に重篤化し死亡に至る劇症型まで病型は多岐にわたる。一般的には感冒様症状が先行し、その後起座呼吸や浮腫・胸痛などの心症状を認める。心電図異常や心筋逸脱酵素の上昇などを高率に伴う。炎症の診断にはガリウム（Ga）を用いたシンチグラムが有用であるほか、必要に応じて心筋生検を行う。後遺症を伴わず軽快する症例がある一方、劇症型心筋炎の場合には体外循環や補助人工心臓も含めた厳重な循環管理を必要とし、炎症の改善後に慢性心不全が残存することもある。

## 弁膜症

### ■大動脈弁狭窄症  低 低〜高 中

　左心室から大動脈に送り出された血液が逆流するのを防ぐ大動脈弁が硬化し、十分に開口しなくなる病気。狭窄のために十分な血液が送り出されず、労作時の呼吸困難や失神を引き起こす。以前は外科的手術の適応であったが、足から挿入したカテーテルを通じて大動脈弁ステントを留置する経皮的大動脈弁ステントグラフト留置術（TAVI）が施行されるようになり、高齢者やハイリスク症例を中心に適応が拡大している。

### ■僧房弁閉鎖不全症  低〜高 低〜高 中

　左心房と左心室の間にある僧房弁の接合が不十分なために収縮期に左心室から左心房への逆流を生じる。リウマチ熱に合併した弁器官の変性や弁を支える腱索の断裂、心拡大による機能的な接合不全などが原因となる。急性に進行し、十分な代償が得られない場合には心拍出量の低下・ショックを引き起こすが、慢性に進行した場合には左心室が拡大することで無症状のまま長期間経過することもある。薬物による心不全症状のコントロールが困難であれば外科的手術の対象となる。

## その他の心血管疾患

### ■肺血栓塞栓症  低 中〜高 高

　全身からの血液を肺に送る肺動脈が塞栓によって閉塞し、その先に血液を送れなくなった状態。塞栓の原因は静脈系の血栓、特に下肢や骨盤での血栓が多いが交通事故時の空気塞栓、悪性腫瘍の塊なども原因となりうる。したがって、長期の臥床や座位（エコノミークラス症候群）、腹部や骨盤の手術後、妊娠、下肢の骨折や外傷後の患者などがハイリスクとなる。突然の胸痛・呼吸困難感で発症し、肺動脈幹など近位部の閉塞ではショック・突然死を引き起こすこともある。抗凝固療法・血栓溶解療法による再疎通が治療の第一選択になるが、無効例や重症例においては外科的血栓塞栓摘除術が試みられる。

3章　診療科別医療の基礎知識　5. 循環器内科

## ■感染性心内膜炎 低 中〜高 高

心内膜に病原菌が波及した状態。特に弁組織において感染巣（疣贅〔いぼ〕）を形成することが多く、敗血症や塞栓症、弁機能不全に伴う心不全などを呈する。弁膜の異常や弁膜症術後など基礎疾患を有する患者が抜歯などの処置を受けた後に発症することが多い。原因菌としては緑色レンサ球菌・ブドウ球菌・腸球菌が多く見られる。血液培養による起炎菌の検出、心エコーによる疣贅の確認や全身の血管塞栓症状などによって診断され、抗生物質の長期大量投与を含む厳重な感染管理が必要となる。

**解説** 水野裕八（大阪大学医学部附属病院 循環器内科講師）

# 歯科

## 解剖と生理（図1、2）

口の中の空所で、鼻腔や咽頭に連なる部分。舌や歯があり、消化管の入り口として食物の摂取・そしゃく・消化を行うほか、発声器・補助気道、コミュニケーションを行う器官としても重要。

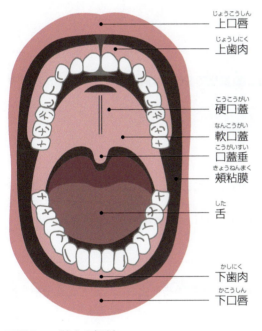

■図1　口腔内の解剖

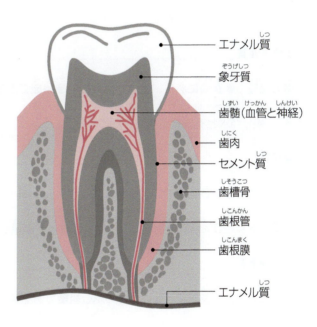

■図2　歯の解剖

・**口唇**

口腔への入口を成しており、この入口すなわち口裂を囲んで上下に口唇（上唇と下唇）があり、左右に頰がある。

・**口蓋**

口腔と鼻腔を分離している口腔上壁のことで、前方の硬い部分を硬口蓋、その後方の柔らかい部分を軟口蓋と言う。その範囲は、口腔にあって上歯槽部から後方の口蓋垂を含む口蓋咽頭弓に至るまでの部分

である。

- **口蓋垂**

軟口蓋の後部にある口蓋帆から垂れた部位を言う。

- **舌**

筋肉でできた突起物で、筋肉をさまざまに動かすことで、形や位置を自在に変えることができる。食物を飲み込んだり（消化器）、言葉をしゃべる際などに使われる（運動器）が、味覚を感じる受容器である味蕾があり、感覚器でもある。

- **エナメル質**

歯の歯冠の最表層にある、生体で最も硬い硬組織である。重量比で96％は無機質（ヒドロキシアパタイト）、残りが水と有機質で構成されている。

- **象牙質**

歯の主体を成す硬組織で、エナメル質やセメント質と歯髄腔の間にある。70％が無機質（ヒドロキシアパタイト）、20％が有機物（コラーゲン線維と非膠原性タンパク質）、10％が水分で構成されている。

- **セメント質**

歯根部象牙質外表を覆う非血管性の結合組織である硬組織で、歯根膜線維を歯根に付着させる役割を持つ。

- **歯髄**

象牙質に囲まれた歯髄腔を満たしている軟組織を言う。俗に「神経」と言われる部分。歯髄細胞、象牙芽細胞、円形細胞、膠原線維、神経、血管、リンパ管などから成っている。神経の枝は、象牙芽細胞層を経て象牙質に入り、その表層に達している。う蝕（虫歯）が進行して歯髄が侵されると、種々の歯髄炎を起こし、疼痛を感じる。

- **歯根膜**

歯根と歯槽骨をつないでいる繊維性結合組織を言う。歯根膜にある神経によって、かむ感覚、歯に触れ

た感覚が認知される。歯周靭帯とも呼ばれる。

・**歯槽骨**

歯を取り囲み、歯槽を形成する骨で、歯を支持している。歯周病が進行し歯槽骨が吸収されると、歯が動揺し、最終的には抜歯となる。歯が抜けると吸収され、平坦な形となる。

・**歯肉**

一般に「歯茎」と呼ばれる口腔粘膜の一部分を言う。歯槽突起の骨膜に強固に付着しており、歯槽骨を保護する。口腔清掃が悪く、歯の表面に歯垢（プラーク）がたまると、歯肉が発赤腫脹し（赤く腫れる）、歯肉炎となる。

## 歯科医師の専門領域

日本歯科医学会に属する21の専門分科会のうち17学会が、22の認定分科会のうち21学会が、それぞれの学会基準で専門医・認定医制度を設け各領域の専門家を養成している（2016年8月現在）。広告が可能な歯科医師の専門医には、口腔外科専門医、歯周病専門医、小児歯科専門医、歯科麻酔専門医、歯科放射線専門医である。2014年の厚生労働省調査では、医科では医療施設従事者のうち60％以上が病院や医育機関に従事している。歯科医師の場合80％以上がいわゆる一般歯科医として診療を担っているため、広告可能な専門医資格取得者の割合は、医師が約60％弱であるのに対し、歯科医師は10％にも満たず非常に少ない（広告できないものを含めば25％程度）。

## 主な症状

・**歯がしみる、歯痛**

知覚過敏、う蝕（虫歯）、咬合性外傷（歯の食いしばりやかみ合わせで起こる歯の揺れなど）

・**歯肉の出血、腫脹**

歯周病、根尖性歯周炎、智歯周囲炎（親知らずの回りの歯茎の腫れ）

・歯の動揺

　歯周病、修復装置の脱離

・歯並びが悪い

　叢生（歯が重なって生えている状態）、上顎前突（出っ歯）、下顎前突（受け口）

・開口障害

　顎関節症、智歯周囲炎

・粘膜部の疾患

　口内炎、腫瘍

## ‖ 口腔内の診察 ‖

・問診

　主訴の部位が、いつから、どれくらいの期間、どんなふうに気になるかを聞く。

・視診

　う窩（虫歯によってできた穴）の有無、深さ、充填物（詰め物）の有無、歯面や歯肉、口腔軟膜の色や凹凸などを目で見て調べる。

・温度診

　歯髄疾患がある歯は、冷温に対して敏感になるため、エアー、または冷・温水を用いて、歯髄疾患の有無や程度を診断する。

・電気診

　電気歯髄診断器を用い、歯面に弱い電流を流して歯髄に電気的刺激を与え、誘発させた痛みによって歯髄の生死、病態を診査する方法。

・打診

　歯を叩いた際の打診痛や打診音を確認する。

・触診

口腔粘膜や筋肉の腫脹の状態、痛みの有無などを診査する。

・動揺度

歯を指やピンセットで触り、歯の動揺の程度を診査する。

## 主な検査

・歯周組織検査

プロービング値、プロービング時の出血（BOP）、排膿の有無、さらに動揺度や根分岐部病変の確認、咬合関係のチェックなどを行う。

・デンタルX線撮影（デンタルレントゲン）

複数の部位に分けてX線写真を撮影する方法で、非常に鮮明な画像が得られるため、虫歯や根尖病変など診断に鮮明な画像を必要とする場合に有用である。

・パノラマX線装置（パノラマレントゲン）

口の中全体を1枚のX線写真として撮影する方法で、大まかな歯の状態や骨の中の異常、下歯槽神経の位置などを知ることができるため、多数の歯にう蝕（虫歯）がある場合や、智歯の抜歯、歯周病の診断、インプラントの診断などの際に有用である。

・模型診査

歯冠形態、歯列弓の形態、排列状態、咬耗咬合正面の形成状態、歯数欠損の状態、欠損部位顎堤の状態、軟組織の状態などを石膏模型により診査する。

・微生物学的検査

細菌培養同定検査により、口腔内の歯周病菌やカンジダ菌などの同定を行う。

・CT、MRI

顎関節症の診査、診断、難治性根尖病巣の状態の確認、智歯抜歯時における神経の走行の確認のため、

CT（歯科では主に歯科用 CT が用いられる）や MRI により画像診断を行う。

・**血液検査**

抜歯や膿瘍切開、インプラント治療などの小手術に際して、血液の凝固状態、感染症の有無、糖尿病の有無や程度などの確認のため、必要に応じ検査を行う。

## 口腔の主な疾患

🩺：診療　💊：治療　🚑：緊急

### 歯の主な疾患

#### ■ 知覚過敏　🩺低　💊低　🚑低

露出した象牙質に加わった物理的（擦過、乾燥、温度変化）あるいは化学的外来刺激によって、一過性の（10秒間以内）不快な痛み（鋭痛）が誘発され、刺激が除かれるとただちに消失する状態を言う。

治療：患部への薬の塗布など。

#### ■ う蝕（カリエス）　🩺低　💊低　🚑低

口腔内の細菌（Streptococcus mutans）が糖質から作った酸によって、歯質が脱灰（歯の表面からミネラル分が溶けだす状態）されて起こる、歯の実質欠損のことである。

C0：経過観察、C1：う蝕（虫歯）がエナメル質に限局、C2：う蝕が象牙質に進行、C3：う蝕が歯髄に進行、C4：う蝕が歯根にまで進行　に大別される。

治療：インレー修復（金属の詰め物）、レジン充填（樹脂の充填）など。

#### ■ 咬合性外傷　🩺低　💊中　🚑低

生理範囲を超えた強い咬合力（かみ合わせの力）によって、あるいは歯周組織の機能や構造が損なわれた場合に、生理的範囲内の咬合力により、歯周組織、とくに歯根膜や歯槽骨が破壊されること。

治療：咬合調整、補綴装置（被せ物）の再製など。

## ■ 歯髄炎 [低] [中] [低]

う蝕による細菌感染などにより、歯の内部にある歯髄が炎症を起こしている状態のことである。炎症の程度により、急性単純性歯髄炎や急性化膿性歯髄炎、慢性潰瘍性歯髄炎、慢性増殖性歯髄炎などに分類される。治療方法としては、多くの場合、歯の神経の除去（抜髄）を行う。

治療：抜髄（歯の神経を取る）

## ■ 根尖性歯周炎 [低] [中] [低]

カリエスなどによる歯髄の死や歯髄除去により、歯の内部には多数の細菌が侵入し、やがて根尖孔（歯の根の尖端の血管などが入ってくる小孔）から、根尖歯周組織（歯の根の周囲の組織）に細菌の影響が及び、病気が拡大し根尖性歯周炎となる。激しい痛みが起き、歯肉や顎の周囲が腫れたり、また炎症により骨の内部に膿がたまり骨が破壊される。

治療：根管治療（歯の根の中の感染部の除去）、歯根端切除術など。

## ■ 歯の破折 [低] [中] [低]

外力などによって歯の硬組織（エナメル質、象牙質など）が折れたり割れたりすることを言う。歯の破折には、病的破折と外傷性破折とがある。また、その位置によって歯冠破折、歯根破折、およびその複合型に分けられる。

治療：抜歯、補綴装置の再製など。

## ■ 歯の喪失 [低] [中] [低] （場合により [中] ）

う蝕、歯周病、破折、矯正、外傷などが原因で、抜歯に至った状態をいう。ブリッジ、義歯、インプラントなどの補綴歯科治療により、同部の欠損を回復する。

治療：ブリッジ、義歯、インプラント

## 歯周の主な疾患

### ■歯肉炎 低 低 低

歯肉にのみ炎症性病変が生じたもので、セメント質、歯根膜および歯槽骨は破壊されていない。歯肉溝（歯と歯肉の境目）の清掃が行き届かないでいると、そこに多くの細菌が停滞し、歯肉の辺縁が「炎症」を起こし、発赤、腫脹を生じるようになる。歯肉炎を放置すると炎症がセメント質、歯根膜および歯槽骨に波及し、歯周炎に進行すると考えられている。

治療：ブラッシング指導、スケーリング（歯石除去）など。

### ■歯周炎 低 中 低

歯肉炎が、セメント質、歯根膜および歯槽骨などの深部歯周組織に波及したものである。通常、主原因であるプラークや歯石の長期間にわたる持続的な刺激により、歯肉炎が歯周炎に進行する。進行するにしたがい、歯の動揺が顕著となり、最終的には抜歯に至る。口臭の原因ともなる。

治療：ブラッシング指導、SRP（スケーリング・根面清掃）、薬剤による再生療法など。

### ■智歯周囲炎 低 中 低

智歯（親知らず）の萌出（歯が生えること）に際して見られる歯冠周囲の炎症を言う。智歯の萌出時期である20歳前後の若年者に発生する頻度が高い。智歯は最も後方に萌出するため、萌出異常をきたし、完全萌出せず歯肉が歯冠を部分的におおったままになりやすい。不潔になり歯肉の炎症を起こしやすいため、炎症が周囲の軟組織や顎骨に波及すると、同部の腫脹や、開口障害を起こすことがある。

治療：抜歯、歯肉切除、投薬など。

### ■歯列不正 低 中 低

広義には上下の歯の位置がずれている状態を指し、これに伴ってかみ合わせ不良を起こす場合や、顎の成長発育へ影響するような咬合異常の総称である。歯列不正は、大きく骨格性の不正咬合と歯列に起因した不正咬合に分けられる。

治療：歯列矯正、外科矯正など。

## その他の疾患

### ■顎関節症 　中　中　低

顎関節部の疼痛や雑音、開口障害などの運動障害の症状があり、鑑別診断で他の疾患がない病態を顎関節症という。関節円板の位置異常や筋肉疲労などにより、開口時の疼痛や運動障害を生じる。

治療：スプリント（マウスピース）治療、投薬など。

## 粘膜疾患

### ■白板症 　中　中　低

口腔粘膜、とくに頬粘膜や舌、時には歯肉に見られる白い角化性の病変で、こすっても剥離しないものをいう。比較的頻度も高く、とくに舌に発生したものは悪性化する可能性が高いため、前がん病変の代表的なものとされている。びらんを伴うこともあり、物が当たると痛かったり（接触痛）、食べ物によりしみたりする。

治療：軽度の場合ビタミンA投薬、びらんや潰瘍などを認める場合は切除手術。

### ■口腔カンジダ症 　中　中　低

主に Candida albicans という真菌によって起こる口腔感染症。急性型と慢性型があり、口腔粘膜の痛みや味覚障害が生じることもある。

治療：口腔内の清掃、抗真菌薬を含むうがい薬や塗り薬など。

### ■再発性アフタ 　中　中　低

皮膚や粘膜にできる角化性で炎症を伴う難治性の病変。口腔では頬粘膜に多く認められるが、舌や口唇にも生じる。白い粘膜の角化がレース状に見られ、周囲に発赤を伴うのが特徴である。しばしば、びらんや潰瘍を形成し、接触痛を認めたり、食物がしみたりする。

治療：ステロイド薬入り軟膏の塗布など。

■**口腔乾燥症** 中 中 低

全身的な疾患や何か重大な障害（たとえば腫瘍による嚥下困難）や、高熱による多量の発汗や糖尿病による多尿など、原因となる疾患による脱水の結果として口渇が生じる。

■**帯状疱疹** 中 中 低

小児期にかかった水痘のヘルペスウイルス（水痘帯状疱疹ウイルス）が、神経節に残存し、体調不良時にそれが活性化されて発症する。神経の支配する領域に一致して発疹が多発し、三叉神経領域の顔面皮膚に多く認める。広い範囲に帯状に発赤と小水疱が出現する。かならず体の右または左側だけブロック状に発生するが、全身に広がることはない。

治療：投薬（抗ウイルス薬、消炎鎮痛薬、抗菌剤）、うがいなど。

| 解説 | 若林一道（大阪大学歯学部附属病院 口腔補綴科助教） |

## 7 小児科

## ▌医師の専門領域▐

**① 小児科の対象**

小児科の対象は、生まれてから大人になるまで（思春期まで）である。

特徴として、次のようなことが挙げられる。

①小児科の特徴は成長と発達がある。

②子どもは大人のミニチュアではない。

③未熟児、新生児、乳児、幼児、学童期、青年・思春期それぞれに特有の病気がある。

**② 他科との連携**

小児科は子どもの内科系診療科であり、外科疾患については各専門科と連携する。

## ▌症状の特徴▐

発達段階によるが、症状の訴えがないか、分かりにくいことがある。

全身状態や、呼吸状態・循環（血圧・脈拍・末梢循環）・神経（意識状態など）で判断する。

## ▌診察手順▐

診察室に入ってくる様子、家族・本人からの問診・視診・聴診・触診で評価をする。

子どもがとくに嫌がる診察（咽頭の診察、耳の診察、腹部の触診など）は最後に行う。

## ▌小児の成長・発達▐

周産期：在胎22週から生後1週間まで。

新生児期：出生から4週まで。

乳児期：出生から1歳まで。

幼児期：1歳から小学校入学まで。

学童期：小学校時代。

思春期：個人による。

## 予防接種

生ワクチン：病原性を弱めたもの。

不活化ワクチン：化学処理して病原性をなくしかつ免疫をつけることができるもの。

定期接種ワクチン（公費で接種可能）：麻疹・風疹ワクチン、Hib（ヘモフィルスインフルエンザ菌b型）ワクチン、肺炎球菌ワクチン、水痘（みずぼうそう）ワクチン、日本脳炎ワクチン、BCGワクチン、4種混合（ジフテリア・百日咳・破傷風・ポリオ）ワクチン、B型肝炎ワクチン、子宮頸がん予防ワクチン。

任意接種のワクチン：おたふくかぜ（流行性耳下腺炎）ワクチン、インフルエンザワクチン、ロタウイルスワクチン、A型肝炎ワクチン、狂犬病ワクチン、黄熱ワクチン、髄膜炎菌ワクチンなど。

### \押さえておきたい／ 重要専門用語

● 学校伝染病第2種の出席停止期間
- インフルエンザ：発症後5日かつ、解熱後2日（未就学児は3日間）経過するまで
- 百日咳：適正な抗生物質を5日間内服終了、または特有の咳嗽（咳）が消失するまで
- 麻疹：解熱後3日間経過するまで
- 流行性耳下腺炎：耳下腺の腫脹出現後5日間経過し、全身状態良好になるまで
- 風疹：発疹が消失するまで
- 水痘：すべての発疹が痂皮化する（かさぶたになる）まで
- 咽頭結膜熱：主要症状が消退したあと2日経過するまで

# 小児科の主な病気

 :診療  :治療  :緊急

## 小児の新生物  中  高  中

### ■白血病
血液のがん。小児がんの約40％を占め、最も多いのは急性リンパ性白血病である。

### ■悪性リンパ腫
リンパ節・脾臓・骨髄などリンパ組織から発生する。

### ■神経芽細胞腫
副腎や交感神経節など、交感神経系のもとになる細胞から発生する。

### ■網膜芽細胞腫
網膜のもとになる細胞から発生する。

### ■脳腫瘍
小児がんの約20％を占める。神経膠腫、胚細胞腫、髄芽腫などがある。

### ■腎腫瘍
腎臓のもとになる細胞から発生する。腎芽腫（ウィルムス〔Wilms〕腫瘍）が大部分を占める。

### ■骨腫瘍
骨組織に発生する腫瘍。

### ■肝芽腫
肝臓のもとになる細胞から発生する腫瘍。

### ■軟部腫瘍
脂肪組織などから発生する腫瘍。

## 先天異常 [低~高] [中~高] [中]

### ■ 常染色体異常

　ダウン（Down）症候群、ネコ鳴き（5番短腕部分欠損）症候群、18トリソミー症候群、13トリソミー症候群など。

### ■ 性染色体異常

　X連鎖性（ブルトン型）無γグロブリン血症、デュシェンヌ（Duchenne）型筋ジストロフィー、血友病、腎性尿崩症、ファブリ（Fabry）病、G6PD（グルコース-6-リン酸脱水素酵素欠乏症）欠損、ハンター（Hunter）症候群、色覚異常など。

### ■ 遺伝子異常

　クルーゾン症候群、結節性硬化症、神経線維腫症I型（neurofibromatosis type1、レックリングハウゼン〔Recklinghausen〕病）、マルファン（Marfan）症候群など。

### ■ 先天異常をきたす感染症（トーチ〔TORCH〕症候群）

　いくつかある母子感染のうち、母親から垂直感染した状態で、生まれてくる赤ちゃんに重篤な障害が残る可能性のあるものを頭文字をとってTORCH症候群と呼び、次のものがある。

　トキソプラズマ症（toxoplasmamosis）、風疹（rubella）、サイトメガロウイルス感染症（cytomegalovirus infection）、ヘルペス（herpes）、梅毒、B型肝炎。

## 先天代謝異常

### ■ アミノ酸代謝異常

　フェニルケトン尿症、メープルシロップ尿症、ホモシスチン尿症など。

### ■ 糖代謝異常

　ガラクトース血症、糖原病

## ■脂質代謝異常

ゴーシェ（Gaucher）病、ニーマン・ピック（Niemann-Pick）病、ティ・サックス（Tay-Sachs）病、副腎白質ジストロフィーなど。

## ■ムコ多糖症代謝異常

ハーラー（Hurler）症候群、ハンター（Hunter）症候群など。

## ■ポルフィリン代謝異常

ポルフィリン症

## ■尿酸代謝異常

レッシュ・ナイハン（Lesch-Nyhan）症候群など。

## ■銅代謝異常

ウィルソン（Wilson）病、メンケス（Menkes）病など。

## ■亜鉛代謝異常

## ■ビリルビン代謝異常

ジルベール（Gilbert）症候群、クリグラー・ナジャー（Crigler-Najjar）症候群など。

# 内分泌疾患　低～中　中　低～高

## ■糖尿病（1型糖尿病、2型糖尿病）

### ・1型糖尿病

　すい臓の自己抗体産生によりβ細胞が破壊され、インスリンの絶対的な欠乏が原因で起こる「インスリン依存性糖尿病」である。

　小児（幼児から学童期）に急激に発症する（自己免疫病）。患児の体格はやせており、ウイルス感染の発症が先行する場合がある。治療は、インスリン補充療法を行う。食事療法や運動療法では治らない。

・2型糖尿病

インスリンの相対的不足またはインスリンに対する防御（抵抗性）により発症する。

1型と異なり、患児には生活習慣病や、肥満体格が見られる。食事・運動・血糖降下薬で治療する。

## ■肥満（単純性肥満、症候性肥満）

・症候性肥満

基礎疾患のある肥満。プラダー・ウィリ（Prader-Willi）症候群、クッシング（Cushing）症候群、頭蓋咽頭腫、甲状腺機能低下など。

・単純性肥満

基礎疾患のない肥満（肥満の90％以上を占める）。

## ■低身長症（－2.0SD未満の身長）

原因不明（特発性）のものもあるが、内分泌疾患（成長ホルモン分泌不全性低身長症、甲状腺機能低下症、クッシング症候群、性早熟症、思春期遅発症など）、先天代謝異常症、骨系統疾患、染色体異常、環境障害（愛情遮断症候群、被虐待児など）が原因の低身長病もある。

# ‖免疫不全（原発性免疫不全症候群）‖

中～高　中～高　低～中

貪食細胞や、液性免疫細胞（Bcell）、細胞性免疫（Tcell）などで免疫を担っている。

貪食細胞・Bcellは、一般化膿菌（ブドウ球菌、レンサ球菌など）への防御を担う。

Tcellは、細胞内寄生菌（結核菌、サルモネラ菌、リステリア菌など）や、日和見感染（真菌、ウイルス感染など）への防御を担っている。

## ■貪食細胞の異常で起こる疾患　※注意）BCGは禁忌！！

慢性肉芽腫症、チェディアック・東（Chediak-Higashi）症候群など。

治療：骨髄移植など。

### ■Bcellの異常で起こる疾患

X連鎖性（ブルトン型）無γグロブリン血症。

治療：免疫グロブリン補充。

### ■Tcellの異常で起こる疾患

22q11.2欠失症候群（ディジョージ〔DiGeorge〕症候群）など。

治療：胸腺移植など。

### ■B・Tcell両方の異常により起こる疾患

重症複合免疫不全症（SCID）、ウィスコット・オルドリッチ（Wiskott-Aldrich）症候群、毛細血管拡張性小脳失調症。

## アレルギー疾患、膠原病など 中 中 低～高

### ■気管支喘息

Ⅰ型アレルギー（即時型）。呼気終末の喘鳴、繰り返す喘鳴で診断。

治療：急性期……気管支拡張薬、ステロイド投与、酸素投与など。

　　　間欠期……発作を繰り返すときには、予防薬（抗ロイコトリエン薬、吸入ステロイド薬など）

### ■食物アレルギー

Ⅰ型アレルギー（即時型）。原因食物の必要最低限の除去を行う。

### ■アレルギー性紫斑病（Schonlein-Henoch紫斑病）

先行上気道感染後に発症する。3～10歳の子どもに多い。関節痛・紫斑（下腿）・消化管症状（腹痛・血便、腸重積症）を伴う。

発症から2～3週間後に、腎炎症状を起こすことがある。

治療：急性期の安静、鎮痛薬、消化管症状を伴うときはステロイド投与など。

## ■ 全身性エリテマトーデス（SLE）

内科でも扱う。（p. 279 参照）

## ■ 川崎病（MCLS）

### ・おもな症状

5日以上続く発熱、両側眼球結膜充血、口唇の発赤・亀裂・イチゴ舌、四肢末端の硬性浮腫・膜様落屑（手足の浮腫が引いてくると手足の皮膚が入れ替わるため、皮膚がはがれ落ちる）、不定形発疹、急性期の非化膿性頚部リンパ節腫脹。

### ・他の参考所見

心電図、心音の聴診上の変化、心エコー、BCG 接種痕変化など。

治療：アスピリン、γグロブリン大量療法

## ■ リウマチ熱

A群β溶血菌感染後に自己免疫異常で起こる病気。

### ・おもな症状

大症状：心筋炎・心内膜炎、多関節炎、皮下結節、舞踏病、輪状紅斑

小症状：血液検査でCRP（C反応性タンパク）↑、血沈亢進など。

治療：抗生物質投与、アスピリン投与など。

## ■ 若年性特発性関節炎（JIA）

6週間以上続く多関節炎。

全身型（スチル〔Still〕病）：全体の20％に見られる。弛張熱、発疹、肝脾腫、多関節炎、心（外）膜炎が見られる。

多関節型：全体の40％に見られる。5関節以上の関節炎、皮下結節、血液検査でRF〔リウマチ因子〕（＋）。

少関節型：全体の40％に見られる。4関節以下の関節炎、虹彩炎、血液検査で抗核抗体（＋）。

治療：NSAIDs（非ステロイド性抗炎症薬）、アスピリン、抗リウマチ薬など。

## 感染症

### ■ウイルス感染

#### ・麻疹

麻疹ウイルスの感染で発症する。二峰性（一度高まり、治まりかけてから再度高まりを見せる）の発熱、気道症状、癒合性のある（発疹それぞれがくっついた形の）発疹が、顔→体幹→四肢へと広がっている。

合併症：中耳炎、肺炎、免疫不全、亜急性硬化性全脳炎が起こる。予防接種で予防できる。

#### ・風疹

風疹ウイルスの感染で発症する。熱と発疹（癒合傾向なし）が同時に起こる。妊婦が感染すると胎児に先天性風疹症候群（白内障、難聴、心奇形など）を起こす。予防接種で予防できる。

#### ・水痘（みずぼうそう）

水痘帯状疱疹ウイルスの感染で発症する。免疫不全の児・白血病患者では重症化し、死に至る場合もある。予防接種で予防できる。

#### ・流行性耳下腺炎（おたふくかぜ）

ムンプスウイルスの感染で発症する。全体の20〜30％は不顕性感染（感染しても症状が出ない）。

合併症：髄膜炎、膵炎、精巣・卵巣炎、感音性難聴が起こる。予防接種で予防できる。

#### ・突発性発疹症

ヒトヘルペスウイルス6型（HHV-6）、ヒトヘルペスウイルス7型（HHV-7）で発症。乳児期に発症する。3日間の発熱後、発疹が出現する。

#### ・伝染性紅斑（リンゴ病）

ヒトパルボウイルスB19（PVB19）が原因で、学童期に発症する。妊婦が感染すると胎児水腫

（胎児の皮膚がむくみ、おなかや胸の中、心臓の周囲に液体がたまる状態）が起こる。

**・伝染性単核球症**

EBウイルスの感染で発症する。発熱・肝脾腫（肝臓、脾臓が腫れる）・咽頭扁桃炎・全身のリンパ節腫大（大きく腫れ上がる）が起こる。

**・手足口病**

コクサッキーウイルスA6、A16、エンテロウイルス71（EV71）で、その他、コクサッキーウイルスA10も原因となり、幼児・学童期に発症する。発熱、手足の水疱、口内炎が起こる。

**・ヘルパンギーナ**

コクサッキーウイルスA群などが原因で発症する、夏風邪の代表。発熱、咽頭発赤・出血斑・潰瘍、咽頭痛が起こる。

**・咽頭結膜熱（プール熱）**

おもにアデノウイルス3型であるが、4型、7型、また2型、11型など他の型による場合も見られる。鼻水、くしゃみ、鼻づまり、咽頭痛などの気道症状や、消化管症状、発熱・咽頭炎による咽頭発赤、結膜炎に伴う結膜充血、眼痛、羞明（まぶしいと感じる）、流涙、眼やにが見られる。

**・インフルエンザ**

インフルエンザウイルスA/B/C型によって発症。ウイルス変異によっては大流行する。ワクチンで予防する。

**・パラインフルエンザウイルス感染症**

クループ症候群（喉頭気管炎）を発症する。犬吠様咳嗽（クループ咳、犬のほえる声に似た乾いた咳）、嗄声（かすれ声）が見られる。

**・RSウイルス感染症**

乳児では細気管支炎を起こす。秋から春にかけて（とくに冬）よく起こる。

## ・ロタウイルス感染症

ロタウイルスによって引き起こされる急性の胃腸炎。乳児で重症化する。水のような下痢（白色水様下痢）や嘔吐が繰り返し起こる。

## ■細菌感染

### ・A群β溶血性レンサ球菌感染症（溶連菌感染症）

咽頭炎、皮膚感染、まれに急性糸球体腎炎が起こる。幼児・学童期に発症する。咽頭痛、イチゴ舌、発熱、発疹、頸部リンパ節腫脹が見られる。

### ・B群溶血性レンサ球菌感染症（GBS）

新生児期に発症する。分娩時に産道を通るときに感染する経産道感染、直接触れること、飛沫、空気、媒介物による水平感染がある。

早発型……生後5日以内に、敗血症として発症。

遅発型……生後1〜12週ごろ、髄膜炎・肺炎として発症。

### ・ブドウ球菌感染症

なかでも、黄色ブドウ球菌は最も病原性が強く、皮膚感染症を引き起こすほか、肺炎、心内膜炎、骨髄炎を引き起こすこともあるので注意。

ブドウ球菌性熱傷様皮膚症候群：6歳以下の乳幼児にかかりやすく、とくに3歳以下、新生児に見られる。皮膚びらん（ただれ）や水疱を発症する。

伝染性膿痂疹：乳幼児の皮膚感染で、夏季に多い。アトピー性皮膚炎や水痘に合併する。

ブドウ球菌性胃腸炎：食中毒のひとつ。潜伏期間2〜3時間で、発熱はない。

### ・破傷風

嫌気性有芽胞性桿菌の破傷風菌の毒素（神経毒・溶血毒）によって発症。動物による咬傷（かみ傷）や、土壌中のくぎなどによる傷に注意。破傷風ワクチンの接種による予防が可能。

治療：毒素に対しては抗毒素血清を投与、菌に対しては抗生物質を投与。

- ジフテリア

　ジフテリアはジフテリア菌の毒素により発生する疾病。症状としては、発熱、咽頭発赤・偽膜形成（気管支の粘膜表面が黄色の厚い偽膜で覆われる）、気道閉塞（軟口蓋麻痺）が見られる。予防接種（4種混合ワクチン）で予防できる。

　治療：抗毒素血清、抗生物質の投与。

- ボツリヌス中毒症

　ボツリヌス菌の毒素による症状。乳児期には蜂蜜は禁忌。

- 百日咳

　気道感染症。乳児・新生児では重症になる。予防接種で予防が可能。

- サルモネラ感染症

　細菌性胃腸炎（食中毒）で、発熱、腹痛、血便を伴う下痢が起こる。

- カンピロバクター感染症

　細菌性胃腸炎（食中毒）で、発熱、腹痛、血便を伴う下痢が起こる。

- 大腸菌感染症

　細菌の毒素（ベロ毒素など）によって食中毒などの症状が現れる。大腸菌は、新生児の化膿性髄膜炎の起因菌としても重要。

- 腸炎ビブリオ感染症

　魚介類が感染源になる腸炎ビブリオによる食中毒で、発熱、嘔吐、腹痛、下痢が起こる。

- 細菌性赤痢

　保菌者の糞便、それらに汚染された手指、食品、水、ハエ、器物を介して直接または間接的に感染する。膿粘血便（膿と粘液を伴う血の混じった便）、発熱、嘔吐、下痢の症状が出る。

- コレラ

　コレラ菌で汚染された水や食物を摂取することによって感染する。高度の水様性下痢となる。

### ・インフルエンザ菌感染症

乳幼児の多くは本菌を鼻咽頭に保菌している。小児（3カ月～3歳）の髄膜炎起因菌として注意が必要。中耳炎、急性喉頭蓋炎の起因菌になる。Hib ワクチン（インフルエンザ菌 B 型に対するワクチン）で髄膜炎は予防可能。

### ・緑膿菌感染症

日和見感染（健康な人には感染症を起こさない微生物が原因菌となり発症する感染症）の代表。新生児や免疫不全時に感染し、重症化（髄膜炎、敗血症）する。

## ■結核、真菌感染症・寄生虫、原虫

### ・結核

結核菌により発症する。小児の結核は初感染で発病し、重症化（粟粒結核、結核性髄膜炎）しやすいことが特徴。BCG ワクチンの予防接種で予防可能。ツベルクリン反応、IGRA（血液検査）、培養、胸部X線・CT 撮影などで診断する。

### ・カンジダ感染症

真菌感染症の一つ。鵞口瘡（口腔カンジダ症）、皮膚カンジダ感染症、内臓カンジダ症がある。

### ・ニューモシスチス肺炎

真菌感染症の一つ。日和見感染症で、発熱、咳、呼吸促迫（呼吸の回数・深さが増す）が起こる。

### ・（寄生虫、原虫）トキソプラズマ症

生肉・ネコが感染源。先天感染（妊娠中の感染）で胎児に影響を及ぼすことがある。

### ・吸虫症

寄生虫が腸や肺に入って症状を起こす。

日本充血吸虫症（宿主：ミヤイリガイ）、肺吸虫症（宿主：カワニナ）、肝吸虫症（宿主：マメタニシ→コイ・ワカサギ・フナ）

・条虫症

　無鉤条虫（宿主：ウシ）、有鉤条虫（宿主：ブタ）、広節裂頭条虫（宿主：サケ・マス）による、経口感染。

## ‖ 消化器疾患 ‖　低～高　低～高　低～高

### ■ 小児の下痢症

　治療：脱水・電解質補正、原疾患の治療。

・急性下痢

　脱水・電解質異常に注意、（ウイルス感染、細菌感染、食中毒、感染症など）。

・慢性下痢

　吸収不全により成長障害、体重増加不全に注意（アレルギー、ミルクアレルギー）、内分泌・代謝異常、酵素欠損、電解質異常、免疫不全、肝・膵疾患、慢性炎症性疾患（クローン病、潰瘍性大腸炎）など。

### ■ 嘔吐・通過障害をきたす病気

　治療：手術

・先天性食道閉鎖、食道狭窄症

　生後直後から嘔吐、泡沫状の唾液を嘔吐。

・先天性腸閉鎖／十二指腸閉鎖など

　生後数時間～数日で胆汁性嘔吐症状。

・鎖肛

　生後数時間から数日で発見。嘔吐、胎便排泄遅延、肛門の異常。

・肥厚性幽門狭窄症

　胃幽門部輪状筋の肥大・増殖により幽門狭窄をきたした疾患。

　生後1カ月ごろに発症する。男児が女児より発症数が多い。噴水状の無胆汁性嘔吐を伴う。

- **腸回転異常症**

中腸軸捻転症など。生後1カ月以内に発見される。胆汁性嘔吐を伴う。

- **ヒルシュスプルング（Hirschsprung）病（先天性巨大結腸症、神経節細胞欠損症〔アガングリオノーシス〕）**

生後数時間から数週で、嘔吐・便秘・腹部膨大が起こる。生検、腹部単純X線撮影などの検査を行う。腸壁のアウエルバッハ神経叢、マイスナー神経叢の先天的欠損により腸管の狭小化が起こり、その口側腸管が拡張する。

治療：ブジー（肛門からカテーテルを挿入し、ガスを抜く処置）や手術。

- **胆道閉鎖症**

胆管が全閉塞を起こす疾患。生後1カ月ごろまでに診断が必要。黄疸・肝腫大・灰白色便が起こる。

治療：生後2カ月以内に手術する。術後も6～7割の患者は肝硬変へ移行する。

- **腸重積症**

腸管の肛門側に口側の腸管が入りこんで嵌入し、腸管が絞扼（締めつけられる）される。反復性胆汁性嘔吐・イチゴゼリー様の粘血便症状あり。生後3カ月～2歳ごろに発症する。

治療：すぐに高圧浣腸、場合により手術で治療。

- **先天性胆道拡張症**

先天性の胆管形成異常により、胆管の限局性拡張を呈する。黄疸・灰白色便・腹部腫瘤。生後数カ月～幼児期で診断される。

## ■その他の消化管疾患

- **急性虫垂炎**

成人と比較して症状が不明瞭で診断が難しいうえに、進行・悪化が早い。

- **メッケル憩室**

ヒトの胎児のごく初期にある卵黄管という管が消えずに残って形成される。半数に異所性胃粘膜、

膵組織の迷入が見られる。下血（ブルーベリージャム様の血便）が起こる。幼児〜学童期に見られる。

### ・ポリポーシス

家族性ポリポーシス、ポイツ・ジェガーズ（Peutz-Jeghers）症候群など遺伝性のポリポーシス症がある。

### ・横隔膜ヘルニア

ボホダレック孔ヘルニア、食道裂孔ヘルニアなど。打診による鼓音と呼吸音の消失、呼吸困難で疑われる。

### ・鼠径ヘルニア（小児ではほとんどが外鼠径ヘルニア）

疼痛・鼠径部腫瘤が見られる。

治療：手術

## 呼吸器疾患　中　低〜高　低〜高

※風邪症状以外で注意を要する呼吸器感染症

### ■クループ症候群（急性喉頭炎、急性声門下喉頭炎）

ウイルス感染などにより声門下喉頭の狭窄のため、犬吠様咳嗽、嗄声、吸気性喘鳴、呼吸困難を生じる。生後6カ月〜6歳ごろに多い。

治療：アドレナリン吸入、ステロイド投与、呼吸管理（酸素投与、気道確保）など。

### ■急性喉頭蓋炎

重症細菌感染症の一つ。インフルエンザ桿菌が原因菌で、2〜7歳（時には成人も）に多い。高熱、呼吸困難、嚥下困難、激しい咽頭痛、嗄声などの症状が見られる。

治療：気管挿管のうえ、人工呼吸管理。抗生物質の投与と救命救急処置が必要。

### ■喉頭軟化症

先天的に喉頭軟骨が脆弱なため、生後2〜3週目ごろより吸気性喘鳴が出現する。

## ■急性細気管支炎

細気管支の炎症で起こる。原因としてはウイルス感染（RSウイルス、パラインフルエンザ、ヒトメタニューモウイルスなど）である。とくに、乳児に多く、陥没呼吸、呼吸困難、呼気時喘鳴、呼気延長が見られる。

## ■肺炎

細菌性・ウイルス性肺炎、非定型肺炎（マイコプラズマ、クラミジア、レジオネラなど）がある。

## ■外科肺疾患（肺分画症）

異常な肺組織が肺内か肺外に存在。肺炎を繰り返す。

# 循環器疾患 低～高 中～高 低～高

## ■先天性心疾患

出生児100人に1人の割合で起こる。

### ・チアノーゼ性心疾患

ファロー四徴症、三尖弁閉鎖症、エブスタイン奇形、左心低形成症候群、大血管転位症、総肺静脈還流異常症など。

### ・非チアノーゼ性心疾患

心室中隔欠損症、動脈管開存症、心房中隔欠損症、心内膜床欠損症、大動脈縮窄症、肺動脈弁狭窄症、大動脈弁狭窄症など。

# 血液・造血器疾患 低～高 中～高 低～高

## ■赤血球系疾患

### ・鉄欠乏性貧血

治療：鉄剤経口投与、鉄を多く含む食物摂取（肉、レバー、ホウレンソウなど）

鉄需要↑……生後6カ月～2歳（とくに早産児、低出生体重児）、思春期

鉄供給↓……出生時の鉄貯蔵不足（早産児、低出生体重児など）、食餌性、吸収異常

鉄喪失↑……消化管出血（潰瘍、メッケル憩室など）、月経過多、血小板・凝固異常

・**再生不良性貧血**

分類：赤芽球ろう、先天性再生不良性貧血、特発性再生不良性貧血、二次性。

治療：ステロイド、免疫抑制剤、重症例は骨髄移植を行う。

・**遺伝性球状赤血球症**

赤血球膜タンパクの異常のため赤血球が球状化。脾臓で破壊。

感染症罹患時に溶血発作（溶血、貧血、黄疸）症状出現。

治療：摘脾（脾臓の摘出）

・**自己免疫性溶血性貧血**

赤血球に対する自己抗体産生し、溶血する。貧血・黄疸・脾腫の症状が表れる。

治療：ステロイド投与、無効例は摘脾、免疫抑制剤の投与。

・**小児白血病**

急性リンパ性白血病（ALL）が最多。2～6歳に多い。3～4人/10万人の頻度で発症する。小児ALLの約80％はB前駆細胞型ALL。約10～15％はT細胞型ALL。

治療：複数の抗がん剤を組み合わせた化学療法、造血幹細胞移植など。

■**悪性リンパ腫**

非ホジキンリンパ腫とホジキンリンパ腫がある。1人/10万人の頻度で発症する。

■**血性疾患**

・**特発性血小板減少性紫斑病**

血小板に対する自己抗体産生により、血小板が破壊される。急性と慢性があり、小児では約80％が急性である。6カ月以内に治癒する。

治療：ステロイド投与、免疫グロブリン療法、緊急時は血小板輸血を行う。慢性で難治のときは、摘脾（脾臓の摘出）も検討。

・血友病

X染色体上の血液凝固因子のうち、第Ⅷ・Ⅸ因子の低下、または欠損が原因。X染色体の劣性遺伝のため、X染色体が1本しかない男子に発症する。

治療：血液凝固第Ⅷ・Ⅸ因子製剤、関節拘縮予防のため、関節のリハビリテーションを行う。

・血小板機能異常

フォンウィルブランド（von Willebrand）病、ベルナール・スーリエ（Bernard-Soulier）症候群、グランツマン（Glanzmann）血小板無力症がある。血小板が損傷した内皮細胞に粘着して凝集できなくなり、止血困難となる。

治療：必要なときに血小板輸血、血液凝固第Ⅷ因子製剤の補充など。

・ビタミンK欠乏症

母乳中にはビタミンKが不足するため母乳栄養時に多く、頭蓋内出血を起こしやすい。ビタミンK依存性の肝臓で合成される凝固因子の活性低下が原因。

治療：ビタミンK投与。

・播種性血管内凝固

悪性腫瘍や感染症、熱傷、巨大血管腫などによって血管内凝固異常が起こり、出血傾向、血管内血栓が多発して多臓器不全を引き起こす。

治療：原疾患の治療、ヘパリン、血小板・新鮮凍結血漿輸血、タンパク分解酵素阻害剤の投与。

## 腎・泌尿器疾患　低～高　中～高　低～高

腎臓内科（成人の腎臓疾患）と、ほぼ内容は一緒。

異なる点は、先天性の尿路奇形（先天性水腎症、遊走腎、片側腎、腎低形成、尿管瘤、重複腎盂尿管、

多嚢胞腎、尿管異所開口など）があること、小児のネフローゼ症候群は微小変化群が8割を占めておりステロイドに対する反応は良好であること、紫斑病性腎炎が小児にはあることが特徴。

### ■ 小児の尿路感染症

0歳代は男児、1歳以降は女児が多い。繰り返す場合に、先天性の尿路奇形や膀胱尿管逆流症が背景にあることを念頭に検査（エコー、排尿時膀胱尿道造影検査など）を行う。

### ■ 小児のネフローゼ症候群

幼児期に多い。乳児期は先天性腎疾患（アルポート症候群など）と関連。まぶただけでなく、重症になると全身がむくむこともある。血液検査・尿検査でタンパク尿、低タンパク血症、高脂血症が見られる。

### ■ 一次性ネフローゼ症候群

ネフローゼ症候群のうち、90％が該当。微小変化群、膜性腎症、膜性増殖性腎炎、巣状糸球体硬化症がある。

### ■ 二次性ネフローゼ症候群

10％が該当する。紫斑病性腎炎、IgA腎症、ループス腎炎、溶血性尿毒症症候群、アルポート症候群などがある。

## ‖ 神経・精神疾患 ‖　低〜高　中〜高　低〜高

### ■ けいれん

#### ・発熱時のけいれん

髄膜炎、脳炎、急性脳症、熱性けいれん（38℃以上の発熱に伴うけいれん発作のうち、中枢神経感染症や代謝性疾患などの原因疾患のないもの。生後6カ月から6歳ごろに多い。多くは5分以内で消失。

#### ・無熱性けいれん

発熱を認めないけいれん発作。原因としては、てんかん、中枢神経疾患（脳炎、水頭症、脳膿瘍、

脳腫瘍、脳血栓、脳動静脈奇形、くも膜下出血、脳奇形、結節性硬化症など）、電解質異常、肝障害、急性腎炎・腎不全、代謝性疾患（低血糖症、ティ・サックス〔Tay-Sachs〕病など）などがある。

## ■てんかん

脳の神経細胞の異常放電によって起こる反復性・発作性の運動・意識・知覚の異常および行動異常のことを言う。遺伝性素因、脳奇形、周産期の脳障害、出生後の脳外傷、神経系の感染症などさまざまな原因があるが、約60％は原因不明。分類としては、大きく2つ（部分発作と全般発作）に大別される。それぞれの発作の特徴があり、また脳波所見で確認して投薬コントロール（抗てんかん薬）していく。

### ・変性神経疾患

ミトコンドリア病（ミトコンドリアミオパチーとも呼ばれ、ミトコンドリア機能異常を伴う神経疾患）、ウィルソン（Wilson）病、ウェルドニッヒ・ホフマン（Werdnig-Hoffmann）病など。

### ・母斑症

結節性硬化症、スタージ・ウェーバー（Sturge-Weber）症候群、神経線維腫症、色素失調症など。

### ・精神医学/心身症

発達障害（ADHD〔注意欠陥・多動性障害〕、PDD〔広汎性発達障害〕、LD〔学習障害〕、知的障害など）、夜尿症、チック、神経性食思不振症、過換気症候群、起立性調節障害、睡眠時随伴症、不登校など。

## ‖筋疾患‖ 中～高 中～高 低～高

### ■進行性筋ジストロフィー

遺伝性のある筋の進行性変性疾患で、デュシェンヌ（Duchenne）型筋ジストロフィー、先天性筋ジストロフィー、ベッカー（Becker）型ジストロフィー、肢帯型ジストロフィー、顔面肩甲上腕型筋ジストロフィーがある。

### ・デュシェンヌ型筋ジストロフィー

2～5歳ごろから発症し、10年以内に歩行不能となる。

- **先天性筋ジストロフィー**

出生時から筋肉がやわらかくなってぐにゃぐにゃしており（フロッピーインファント）、顔面筋が麻痺し、つねに開口状態である。

■ **先天性筋線維不均等症**

先天的な筋線維の異常により、筋力低下をきたす疾患で、セントラルコア病、ネマリンミオパチー、ミオチュブラーミオパチーなどに分類される。

■ **筋強直性ジストロフィー（筋緊張性ジストロフィー）**

常染色体優性遺伝による遺伝性の筋疾患で、筋強直（ミオトニア）、手を強く握ったあと手がこわばって開けないミオトニアグリップなどの症状が見られる。

■ **ミトコンドリア脳筋症**

ミトコンドリア機能障害による疾患群で、ミトコンドリア脳筋症（MELAS脳症、Leigh脳症）、慢性進行性外眼筋麻痺、ミオクローヌスを伴うミトコンドリア病（MERRF）に分類される。

■ **脊髄進行性筋萎縮症**

脊髄前角細胞の進行性変性を起こす。ウェルドニッヒ・ホフマン（Werdnig-Hoffmann）病、クーゲルベルグ・ウェランダー（Kugelberg-Welander）病がある。ウェルドニッヒ・ホフマン病の場合、出生時から筋肉がやわらかくなってぐにゃぐにゃしており（フロッピーインファント）、呼吸困難がある。

■ **重症筋無力症**

抗アセチルコリン受容体抗体による筋力低下が見られ、女児に多く発症する。眼瞼下垂（まぶたが垂れる）が見られる。

## 骨・関節疾患　口中 ～ 口高　中 ～ 高　低 ～ 中

### ■軟骨無形成症

軟骨の骨化障害（太く短い骨）で、頭囲拡大、脊柱彎曲、手足が太く短いなどの症状が見られる。最終身長は、130cm 程度。知能は正常である。

### ■骨形成不全症

骨芽細胞の異常（Ⅰ型コラーゲン成熟異常）で起こる疾患で、多発骨折、易骨折性、青色強膜（白目が青くなる）、難聴などの症状が見られる。

### ■大理石病

破骨細胞（骨が生まれ変わる仕組みを担う細胞）の異常による骨吸収の低下で起こる疾患で、易骨折性、汎血球減少（骨髄腔形成不全）が見られる。

### ■先天性内反足

足根骨の変形と配列の異常、軟部組織の拘縮で起こる疾患。
治療：拘縮、変形があれば矯正ギプス、装具などで治療する。

### ■先天性股関節脱臼

大腿骨頭が病的に脱臼している状態。女児に多い。股関節の開排が制限され、初めての歩行が遅れる。脚長に差が見られる。
治療：装具で固定、牽引などを行う。

### ■骨端症

原因不明の骨端の壊死。若年に発症し、自然治癒するものが多い。脛骨ではオスグッド・シュラッター（Osgood-Schlatter）、大腿骨頭ではペルテス（Perthes）病。

### ■先天性頚椎癒合症（クリッペル・ファイル〔Klippel-Feil〕症候群）

頚椎の分節障害をきたす先天性骨格異常。短頚、頚椎部の可動域制限が見られる。先天性肩甲骨高位

症、側わん症、二分脊椎、頭蓋底陥入症、小頭症などを合併する。

治療：機能改善目的に手術。合併症の種類・重症度により予後は異なる。

■**二分脊椎（脊髄髄膜瘤）**

脊柱管を形成する椎弓が先天的に形成不全となり、脊柱管が閉鎖せず2つに分かれる先天性奇形。

排尿障害、脊椎変形、腰仙部正中に皮膚に覆われていない腫瘤が見られる。

治療：手術

**解 説**　立石美穂（りんくう総合医療センター小児科）

# 8 整形外科

## 整形外科が扱う領域

- 頭部と顔面以外の骨（脊椎を含む）、関節、軟骨、靱帯、筋、腱、神経。
- 上記部位における疾病、外傷、各種異常。
- 中枢神経（脳・脊髄）は通常扱わない。
- 胸郭部は胸部外科が扱うこともある。
- 脊椎は脳神経外科が扱うこともある。
- 手足の先天奇形や外傷、外傷後の変形は形成外科が扱うこともある。

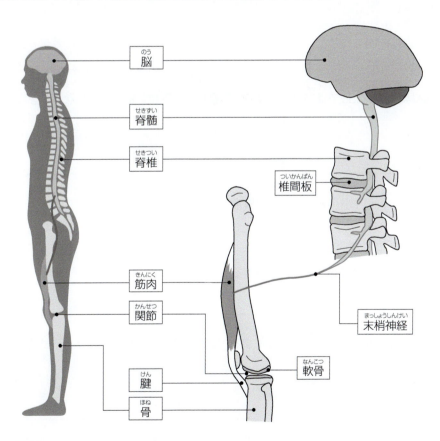

■図 整形外科領域

## 医師の専門領域

広く整形外科疾患を診る一般整形外科医、各部位の専門医である関節外科医（股関節、膝関節、肩関節など）、脊椎脊髄外科医、手の外科医、足の外科医、さらに各種疾病・外傷の専門医である骨軟部腫瘍医、関節リウマチ外科医、スポーツ整形外科医、外傷整形外科医（骨折など）、骨代謝・骨粗鬆症医、小児整形外科医、マイクロサージャリー医、運動器リハビリテーション医、産業医などに分けられる。

## 整形外科領域の主な症状

疼痛（関節痛や腰痛など）、手足のしびれ、関節可動域制限（動きの制限）、腫脹、しこり、変形などがある。

## 診察

### ■準備

診察部位により異なる。上肢では座位、下肢では診察台で仰臥位（あおむけ）など。診察部位を露出するのが基本である。

### ■視診

腫脹・発赤の有無、関節や骨の変形、脊椎の異常（側湾）など観察。

### ■触診

痛みの部位（圧痛）やしこりの有無などを調べる。

### ■可動域検査

関節の動きを調べる。関節ごとに角度で表記する（例：伸展0°、屈曲135°）。可動域には個人差があり、左右の比較を行う。

### ■徒手検査

関節の不安定性を調べたり、痛みやしびれを誘発すること（誘発テスト）で原因部位を特定する。

### ■徒手筋力検査

徒手的に全身の筋力を判定する検査法。0から5までの6段階で評価する。

### ■知覚検査

感覚神経（触覚、痛覚、温度覚、振動覚、位置覚）の異常の有無を調べる。

### ■深部腱反射

腱を筋が緩んだ状態でハンマーで叩くと、一瞬遅れて筋が収縮する反応。神経学的検査として用いる。

## 主な検査

### ■血液検査

炎症反応、骨代謝マーカー、免疫異常、腫瘍マーカーなど。

### ■画像検査

X線検査、超音波、CT、MRI、骨シンチグラフィーなど。

### ■造影検査

関節造影、脊髄造影（ミエログラフィー）など。

### ■神経伝導速度

末梢神経を刺激して筋反応を調べる。末梢神経の機能をみる検査。

# 整形外科領域の主な病気

🩺：診療　💊：治療　🎮：緊急

## 関節疾患

### ■変形性関節症　🩺低　💊中　🎮低

加齢や外傷などにより軟骨の変性・磨耗を生じ、最終的に関節の変形に至る疾患。痛みや可動域制限を認める。荷重関節である股関節、膝関節に多い。X線にて関節変形を確認する。軟骨磨耗を防止する

治療法は確立されていない。

治療：初期は、薬物治療、体重コントロール、運動療法などを行う。

### ■変形性股関節症 低 中 低

女性に多く、わが国では発育性股関節形成不全が原因の多くを占める。保存療法が無効な場合は、手術を検討する。

治療：変形が軽度で、若年者の場合は、自分の関節を温存する骨切り術、変形が高度な場合は、人工股関節置換術を行う。

### ■特発性大腿骨頭壊死症 中 中 中

血流障害が原因で大腿骨頭に壊死を生じ、疼痛（ずきずき痛む）や跛行（片方の足を引きずって歩く）が起こる。比較的急に発症する。アルコール多飲歴やステロイド使用歴に関連することがある。

治療：局所の安静や投薬で軽快しない場合は、手術（骨切り術、人工股関節置換術）を行う。

### ■変形性膝関節症 低 中 低

高齢、女性に多く、発症には肥満や素因（遺伝子など）も関与する。靭帯、半月板損傷などの外傷や感染などの後遺症として発症することもある。

治療：保存療法が無効な場合、骨切り術や人工膝関節置換術を行う。

## ‖脊椎疾患‖

### ■脊椎症 低 低 低

加齢による脊椎の変形や椎間板の変性が原因。無症状のことが多いが、変形が高度になると、痛み、可動域制限が生じ、まれに神経障害を生じる。

治療：薬物療法や理学療法が主である。

### ■頚椎症性脊髄症 低 中 中

加齢による頚椎症の進行が原因となり、脊髄が圧迫され、症状が出現。手指の巧緻性障害（ボタンか

け、書字の困難）や歩行障害が生じる。MRIで脊髄の圧迫所見が見られる。

治療：日常生活に支障がある場合、手術が選択される。

### ■腰椎椎間板ヘルニア 低 中 中

椎間板の一部が突出、神経根を圧迫し、腰痛、殿部痛、下肢しびれ、下肢放散痛、筋力低下などが生じる。理学所見に加え、MRIで診断。

治療：安静、薬物療法、神経ブロックなどを行う。保存療法無効例、下肢脱力、排尿障害があるときは手術を要する。

### ■脊柱側弯症 低 中 低

脊柱が横（側方）に曲がっている状態。多くの場合、脊柱のねじれも伴っている。原因が明らかなものもあるが、不明なものもある。立位検査や前屈検査で体型の左右非対称を認め、X線検査で変形の程度を計測する。

治療：変形が軽度であれば、経過観察または装具療法、高度になると手術を要する。

## 肩周囲疾患

### ■五十肩（肩関節周囲炎） 低 中 低

主に50代に見られ、肩関節周囲組織（関節、靱帯、腱など）に生じる炎症が原因と考えられている。肩関節痛と可動域制限を認める。X線、MRI、超音波などで他の肩疾患との鑑別を要する。

治療：急性期は、局所の安静、薬物療法、注射を行い、急性期を過ぎれば、温熱療法や運動療法を行う。

### ■肩腱板断裂 中 中 中

肩関節周囲を構成する腱板が、外傷や加齢による変性にて断裂し、疼痛（主に夜間痛）や運動障害を生じる。40歳以上の男性に多い。診察にて腱板を構成する筋群を徒手的に評価、X線やMRIにて診断を確定する。

治療：断裂部の治癒はないが、多くの場合、保存療法で軽快する。保存療法が無効な場合は、手術を行う。近年、関節鏡視下手術が主流となってきている。

## 炎症性疾患

### ■関節リウマチ 〔中〕 〔中〕〜〔高〕 〔中〕〜〔高〕

関節滑膜が異常増殖することで慢性の炎症を生じ、進行すると関節が破壊される疾患。自己免疫疾患と考えられている。30～40代の女性に多く発症し、初期は両手、両足の関節が対称性に腫脹し、とくに朝のこわばりが生じるのが特徴。膝関節や股関節などの大関節に生じることもある。関節症状以外に、貧血、微熱、全身倦怠感を生じることもある。

治療：早期診断にて、早期より薬物治療を行い、関節の破壊を予防する。変形が高度な場合は、手術療法も行う。

## 代謝性疾患

### ■骨粗しょう症 〔低〕 〔中〕 〔低〕

骨量が減り、骨折しやすくなった状態。高齢化に伴い患者数は増加傾向（1,000万人以上）。軽微な外傷（転倒など）で容易に骨折を生じ、とくに脊椎の圧迫骨折、大腿骨頸部骨折、橈骨遠位端骨折が多くみられる。診断では、骨密度を測定する。日々の予防（食事、生活習慣、転倒予防など）が大事である。

治療：薬物療法を行う。

### ■痛風 〔低〕 〔低〕 〔中〕

血中尿酸値の上昇により、関節内に尿酸結晶を生じ、関節炎を生じる疾患。血液検査により尿酸値を測定する。

治療：食事療法（プリン体の多い食品を控える）や薬物療法を行う。

## 腫瘍性疾患

### ■原発性骨腫瘍 🩺高 💉高 🚑高

まれな疾患であり、原因が分かっていないものが多い。一部で、遺伝子異常が分かっており、研究が進められている。主なものに10代に好発する骨肉腫がある。X線で骨に異常がある場合に疑われ、MRIや骨シンチグラフィーなどで精査する。確定診断のために、生検（組織の一部を採取）し、病理検査を要することがある。

治療：専門の施設で行う。腫瘍の種類に応じて、化学療法や手術療法、あるいはそれらを組み合わせた治療を行う。

### ■転移性骨腫瘍 🩺中 💉中～💉高 🚑中～🚑高

悪性骨腫瘍の大半を占める。代表的には、肺がんや乳がんの転移があり、脊椎に高頻度に見られる。治療歴の確認や画像検査（X線、骨シンチグラフィーなど）で診断する。

治療：もともとの疾患（乳がんや肺がん）に応じて、抗がん剤、放射線治療、ホルモン療法などを行う。

### ■軟部腫瘍 🩺低～🩺高 💉低～💉高 🚑低～🚑高

四肢や背部に生じた腫瘤。非腫瘍性の腫瘤としては、ガングリオン（手関節背部に見られる腫瘤、内部はゼリー状の液体が貯留）が高頻度に見られる。腫瘍性の腫瘤としては脂肪腫、血管腫、神経鞘腫などがあり、多くが良性の腫瘍である。悪性はまれである。

## 外傷性疾患

### ■骨折 🩺低～🩺中 💉中 🚑中～🚑高

外傷により骨の連続性が断たれた状態。ひびや骨の一部が欠損、へこんだ場合も骨折である。特殊な骨折として、皮膚の外に骨が飛び出した開放骨折、骨腫瘍などの脆弱な個所に生じる病的骨折、繰り返しのストレスによる疲労骨折などがある。診察にて症状を確認したのちに、X線にて診断する。X線で分

かりづらい場合は、CT検査を行う。

治療：骨折の部位、形態により治療法は異なる。保存療法は、ギプスやシーネにて骨折部を固定し、骨折治癒が得られるまで定期的にX線を確認する。手術療法は、骨折部を整復したのちに金属の固定材料（プレート、スクリュー、髄内釘）などを用いた固定を行う。

### ■ 脱臼　低　中　中　〜　高

外傷により関節を構成する骨同士がずれてしまった状態。脱臼に際し、関節を構成する靱帯、軟骨、骨も損傷を受けることがある。視診や触診で明らかな場合も多く、X線にて確定診断を行う。

治療：可及的に整復を行い、患部の安静のため固定を行う。骨折や靱帯損傷を合併している場合、手術を要することがある。

### ■ 捻挫　低　低　低　〜　中

骨折や脱臼のない関節外傷。靱帯や腱などの軟部組織の損傷を伴うことがある。問診、診察を十分に行い、X線にて骨折や脱臼がないことを確認する。必要に応じてMRIなどを追加する。

治療：多くの場合、患部の安静、固定などの保存療法を行うが、靱帯損傷などを合併している場合、手術を要することがある。

## ‖ スポーツ外傷 ‖

### ■ 膝靱帯損傷　中　中　中

スポーツ外傷や交通事故などで、膝に過度な外力が加わり生じる。内側側副靱帯や前十字靱帯の損傷の頻度が高い。徒手検査に加え、MRIなどにて診断する。

治療：損傷した靱帯により異なる。内側側副靱帯損傷の多くは保存療法を行うが、前十字靱帯損傷の多くは手術を行う。

### ■ 半月板損傷　中　中　中

半月板は、膝関節に存在する軟骨様組織。スポーツや加齢により生じ、疼痛や引っかかりの原因とな

る。突然、膝の曲げ伸ばしが困難となるロッキングという状態になることがある。X線では診断困難であり、MRI撮影を行う。

　　治療：損傷形態により異なる。加齢による変性断裂の場合、多くは保存療法を行うが、スポーツ外傷による半月板損傷は、手術を要する場合が多い。

## 末梢神経疾患

### ■胸郭出口症候群　中　中　低〜中

上肢の運動や知覚を支配する腕神経叢が、胸郭部の骨や筋で圧迫され、腕を上げる動作で、上肢のしびれや感覚障害、血流障害を生じる疾患。症状の誘発テストで診断する。

　　治療：予防と保存療法が主である。まれに手術を行うこともある。

### ■手根管症候群　低　中　低

正中神経が手首の手根管というトンネル内で圧迫され、手指のしびれを生じる。多くは原因不明である。しびれの誘発テストや神経伝導速度の測定により診断する。

　　治療：局所の安静や薬物療法、注射などを行う。改善しない場合は、手術を行う。

## 小児疾患

### ■発育性股関節形成不全　中　中〜高　中

遺伝的素因に加え、胎児期の股関節の姿位や出産後のおむつの当て方が関与するとされている。女児に多く、乳児健診で見つかることが多い。X線撮影で確定診断。

　　治療：乳児期に診断されれば、装具療法を行う。装具で整復が得られない場合は、入院にて牽引療法を行う。手術で整復を要することもある。

### ■ペルテス病　中　中　中

発育時に大腿骨頭への血流障害が生じ、壊死となる疾患。原因は不明。5〜8歳の男児に多い。

股関節痛が主であるが、膝関節痛を訴えることがある。X線やMRIで診断。

治療：専門医での治療が望ましく、装具による保存療法や手術療法がある。

## ■内反足 低 高 中

生下時より足が内側へ曲がった変形や骨の配列異常（尖足、内反、内転、凹足）を認める。原因は不明。視診で診断は容易。

治療：自然治癒は困難であり、早期より矯正ギプスによる保存療法を行う。矯正が困難な場合は手術療法を併用する。

---

**解説** 下村和範（大阪大学医学部附属病院 整形外科）

# 9 脳神経外科

## 解剖と生理

神経系は中枢神経系と末梢神経系に大別され、脳神経外科では主に中枢神経系を扱う。中枢神経は脳と脊髄から成り、脳は大脳（前頭葉、頭頂葉、側頭葉、後頭葉）、小脳、脳幹と呼ばれる部分で構成され（図1）、脳幹から脊髄へ移行する（図2）。

脊髄から左右に1対ずつ神経が分岐し、末梢へ分布する。

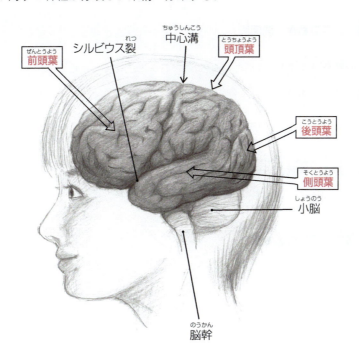

■図1　脳の構成（馬見塚勝郎著．塗って覚えて理解する！脳の神経・血管解剖．大阪，メディカ出版，2008，9．より改変）

・**大脳**

前頭葉、側頭葉、後頭葉、頭頂葉に分かれ、左右両側にある。

・**小脳**

小脳半球は左右1対、小脳虫部は正中に位置する。

- **脳幹**

中脳、橋、延髄に分かれる。生命維持に必須。

- **脊髄**

頚髄、胸髄、腰髄、馬尾に分かれる。

- **脳神経**

脳に出入りする末梢神経で、左右1対ずつあり、第1～12神経まである。

1：嗅神経＝嗅覚

2：視神経＝視機能

3：動眼神経＝瞳孔、眼の動き、開閉眼

4：滑車神経＝眼の動き（上下）

5：三叉神経＝顔の感覚、咀嚼

6：外転神経＝眼の動き（外方向）

7：顔面神経＝顔の動き、味覚、唾液・涙

8：聴神経＝聴力、平衡感覚

9：舌咽神経＝舌後方、咽頭の感覚

10：迷走神経＝咽頭の感覚、運動、心拍

11：副神経＝肩、首の動き

12：舌下神経＝舌の動き

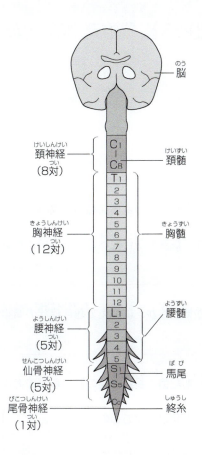

■図2　脳脊髄のシェーマ（神戸市立医療センター中央市民病院看護部編著．ニューロナーシングノート．改訂4版．大阪，メディカ出版，2003，72．より改変）

・**脊髄神経**

脊髄に出入りする末梢神経で、31対ある。神経が出入りする高さによって、頚神経、胸神経、腰神経、仙骨神経、尾骨神経に分かれる。

## 医師の専門領域

　脳や脊髄、神経に病気があり、体が不自由になる病気を扱う。精神的な問題から起こる病気（精神科、心療内科が担当する）とは異なる。脳神経外科領域の診察を行う医師の専門領域は、血管障害、腫瘍性疾患、脊髄疾患、神経機能性障害に大別される。緊急性を要する神経救急疾患は救命センターや救急部などと連携して診察する。脳神経外科では、神経症状を発端とした、新生児から高齢者までのあら

ゆる年代の患者を診察し、現状の神経症状の評価、原因究明、外科的治療の適応について検討し、適切な治療を行う。

## 主な症状

・**頭痛**

脳神経外科を受診する患者の最も多い症状。どのような種類の痛みで、持続時間がどの程度なのか、いつ（日中の時間帯）痛むのか、など頭痛の性質や随伴症状によって疑われる疾患が異なる。

・**意識障害**

意識がなくなる状態のこと。一過性か持続性か、に加えて随伴症状の問診が重要。

・**記憶障害**

記憶の蓄積ができない状態のこと。短期記憶、長期記憶のどちらが障害されているのか、症状の進行スピード、何かきっかけ（頭部打撲や脳卒中など）があるのか診察によって明らかにする。

・**運動障害**

ある運動が障害された状態。動かす筋肉の支配領域の神経経路に異常があると考えられる。

・**感覚障害**

ある感覚が障害された状態。支配領域の神経経路に異常があると考えられる。

・**見当識障害**

見当識、すなわち、自分が今どこで何をしているのか、といったことが認識できない状態。

・**視力視野障害**

物の見え方、見る力の障害。これらの症状を伴った患者は、多くが最初に眼科を受診し、眼科的疾患が否定されたときに脳疾患を疑われて脳神経外科に紹介されてくる。

・**失語**

運動性失語（理解できるが話すことができない）と感覚生失語（話すことはできるが聞いたことが理解

できない）に分かれる。一見では分からない場合があり、専門家の診断を要する。

- **構音障害**

しゃべりにくさのことで、失語とは異なる。口腔や舌の運動障害によるものを疑う。

- **眼球運動障害**

左右の目の動きに異常があり、物が二重に見えたり（複視）、まぶたが開かなかったりする状態のこと。上記同様、眼科受診後に脳神経外科に紹介されることがよくある。

- **めまい、ふらつき**

浮遊感や天井が回転するような感覚のこと。頭痛や嘔吐を伴う場合、脳卒中が原因であることがあるため、脳神経外科を受診する理由として比較的多い。

- **震え**

意図せず手足、頭部、体幹が細かく揺れること（神経内科的疾患が多い）。

## 診察手順

- **診察前**

問診票に症状の状態、症状の出現時期、症状の持続期間などを記入する。

- **診察開始**

救急診療では、患者は仰臥位（あおむけ）で移動式診察ベッドの上での診察となる場合が多い。非救急診療では椅子に座った状態での診察が主である。

- **診察内容**

意識障害がない患者であれば、問診内容に沿った神経症状に関連する脳神経の診察に加え、四肢の運動や感覚、筋力の程度や左右差、腱反射、神経反射、姿勢、歩き方を診る。意識障害がある患者であれば、すみやかに意識障害の原因を探るべく脳神経症状の診察を行うと同時に血液検査や画像検査を優先させる。

- **視診**

  身体特徴、姿勢、歩容（歩行の状態）などを見て観察する。

- **触診**

  運動、感覚機能に異常がないかどうか、筋力の左右差や、腱反射、さまざまなものの触感などを調べる。

## 主な検査

- **画像検査**

  頭部や脊髄のMRI（磁気共鳴画像）、CT、X線画像、といった一般的な画像検査に加え、脳の代謝や活動性を調べることができるPETや、SPECT、シンチグラフィーなどもある。脳（脊髄）血管病変を疑う場合や脳（脊髄）腫瘍の場合は、血管内にカテーテルを入れて造影する脳（脊髄）血管造影検査を行う。脊髄疾患では、脊髄神経の圧迫状況を調べるために、腰部のくも膜下腔内に造影剤を注入して脊髄造影検査（ミエログラフィー）を行う。その他、頻度は少ないが脳脊髄液の流れを調べるために脊髄から造影剤を注入する脳槽造影検査という検査もある。

- **血液検査**

  血算、生化学（肝機能、腎機能、電解質、脂質代謝、血糖など）

- **髄液検査**

  腰部くも膜下腔内に細い針を入れ、髄液を採取する（腰椎穿刺）。髄液は通常、無菌であるため、検査によって感染（髄膜炎）の有無が分かる。採取する際の髄液圧を測ることで、頭蓋内圧の目安となる。髄液検査は必ず横になって行い、検査後は数時間程度、頭を挙げず寝たままで過ごす必要がある（すぐに起き上がると、針の穿刺部位から髄液が漏れ出るため）。

- **生理検査**

  頚動脈エコー、脳波、筋電図

・**認知機能検査**

長谷川式簡易知能評価スケール、Mini-Mental State Examination（MMSE）が代表的。その他、必要に応じてIQ検査や前頭葉の機能を調べる検査、記憶力を調べる検査、利き手を判断する検査などがある。

# 脳神経領域の主な病気

🩺：診療　💉：治療　🚑：緊急

## 脳血管障害

緊急性の高い病気として、脳血管障害、とくに脳卒中が代表的である。脳卒中には脳梗塞、脳出血、くも膜下出血がある。

### ■脳梗塞　🩺中　💉中　🚑高

脳血管が詰まることで、その先の脳組織への血流が途絶えてしまうこと。脳卒中の中では最も頻度が高い。梗塞領域の場所、大きさなどによって症状はさまざまであるが、発症時間から診断が早いほど、脳梗塞領域が大きくならずに済む治療ができる可能性があり、迅速な判断を要する。症状は、片麻痺、構音障害、意識障害、脳神経障害など多彩であり、無症状なこともある。

治療：症状の改善が期待できる治療が行えると判断された場合には、血栓溶解製剤の注射やカテーテルを用いた血栓回収術が行われることがあるが、症状の改善が必ずしも見込めるわけではない。治療適応には、慎重な診断を要する。診断が下されたあとは、症状の悪化を防ぐために点滴加療や原因病変の探索を行い、身体に生じた運動感覚障害にはリハビリテーションが行われる。

### ■脳出血　🩺低　💉高　🚑高

脳の組織自体が出血を起こし、出血部分の脳組織が破壊されること。高血圧性の脳出血が最も多いが、脳血管形態異常によって生じる場合もある。出血を起こした場所、大きさなどによって症状はさまざまである。脳出血が大きく命に関わる場合は緊急手術を行う必要があるが、脳出血が小さかったり手術によっ

て良好な結果を期待できなかったりする場合は絶対安静の状態で経過観察することがある。症状は急な頭痛、片麻痺、構音障害、意識障害、脳神経障害など多彩である。

## ■くも膜下出血　[高] [高] [高]

脳動脈瘤（下記参照）の破裂により、くも膜という脳を包んでいる薄い膜の下に出血が広がること。3分の1の罹患患者が死亡する重篤な脳卒中である。治療は2種類あり、破裂した動脈瘤を直接クリップする「開頭クリッピング術」と、脳血管の中にカテーテルを進めて、破裂した脳動脈瘤内にコイルを詰める「コイル塞栓術」である。

そのほかに脳血管に関わる治療を要する主な病気として、内頸動脈狭窄症、未破裂脳動脈瘤、硬膜動静脈瘻、脳動静脈奇形がある。

## ■内頸動脈狭窄症　[低] [高] [高]

動脈硬化やプラーク（コレステロールや脂肪の沈着物）によって血管内腔が部分的に細くなってしまうこと。頸動脈は頸部から頭蓋内へと走行する内頸動脈と、頭蓋外へと走行する外頸動脈に分岐するが、とくに内頸動脈が狭窄することは、その遠位にある脳組織への血流が途絶えて脳梗塞を発症するリスクがある。狭窄が重度になると閉塞に至ることがある。

治療：治療を要すると判断された場合は、血管狭窄部のプラークを外科的に除去する頸動脈内膜剥離術や血管内にステントと呼ばれる筒状の金属を入れて狭窄部を内部から拡張するステント留置術が行われる。

## ■未破裂脳動脈瘤　[中] [高] [中]

脳血管の分岐部や、血流負担のかかる部分にこぶ（瘤）ができること。この瘤が破裂すると、くも膜下出血（上記参照）を引き起こす。動脈瘤の大きさ、場所、形状によって破裂するリスクが高いと判断された場合は、治療を要する。治療はくも膜下出血の治療と同様で破裂した動脈瘤を直接クリップする「開頭クリッピング術」と、脳血管の中にカテーテルを進めて、破裂した脳動脈瘤内にコイルを詰める「コイル塞栓術」がある。

## ■硬膜動静脈瘻 🩺高 ⚕高 🚑中

脳を包んでいる最も外側にある膜である硬膜の中で本来は直接のつながりのない動静脈が何らかの原因で直接つながってしまう疾患。

治療：治療を要すると判断された場合は、病変部に血管内閉塞物質を注入したりコイルを詰めたりする治療が行われる。薄い静脈壁に高い動脈圧がかかることで血管に負荷がかかり、破綻して出血するリスクがある。

## ■脳動静脈奇形 🩺中 ⚕高 🚑高

脳内の動脈と静脈が直接吻合してしまう疾患で、胎児期から存在する（そのため「奇形」という病名がついている）。血管に負荷がかかり、破綻して出血するリスクがある。

治療：病変部に対する治療を要すると判断する基準には、病変部の大きさや場所、関連する症状などがあり、治療内容としては摘出術や放射線治療が検討される。摘出術に先行して、病変部への栄養血管に血管内閉塞物質を注入したりコイルを詰めたりする治療が行われる場合もある。病変の性質によっては経過観察が最善とされる場合も多い。

---

### COLUMN

**いろいろな言い方があることを心得る**

病院では医師と患者にストレスを与えないために、通訳には正確さとスピードが大事だと思います。しかし、「正確」に伝えることは難しく、たとえば血液検査の項目 TG（トリグリセリド、中性脂肪）を甘油三酯（GAN YOU SAN ZHI）と訳すと、患者に伝わっていなかったことがありました。中国の一般の人には TG は甘油三酯ではなく血脂（XUE ZHI）と呼ばれているからです。一つの言葉のいろいろな言い方に気を付けるよう心掛けています。

申　蓮花（神戸低侵襲医療センター）

## 脳腫瘍

脳腫瘍は細かく分類すると100種類以上あり、原発性脳腫瘍（頭蓋内の細胞から発生）と、転移性脳腫瘍（頭蓋外で発生した細胞からの転移、多くはがん細胞の転移）に分かれる。

治療：病変部に対する治療を要すると判断する基準には、腫瘍自体の性質、患者の身体状態、病変部の大きさや場所、関連する症状などがある。同じ性質の腫瘍であっても、個々の治療内容が異なることがある。治療内容としては、摘出術、化学療法、放射線療法などがあり、経過観察が最善とされる場合もある。

### ■原発性脳腫瘍　[高] [中] [中]

神経細胞から発生した腫瘍と、それ以外とに分けることができ、良性か悪性かによっても分けられる。脳腫瘍が発生した部位によって症状は頭痛や片麻痺、けいれんなどさまざまで、無症状であることも多い。発生頻度は神経膠腫、髄膜腫、下垂体腺腫、神経鞘腫の順で多い。

### ■転移性脳腫瘍　[中] [高] [中]

がんの転移によって脳内に腫瘍ができる。数が少なく、小さければ放射線治療が適応になることがあるが、大きな腫瘍によって神経症状を伴う場合は摘出術が勧められる。

### ■神経膠腫　[中] [高] [中]

神経細胞から発生する腫瘍。小児から成人まで発生しうる。神経膠腫の半数は良性だが、最も悪性の神経膠腫は神経膠芽腫といい、神経膠腫の3分の1を占め、非常に予後が悪い。

### ■髄膜腫　[低] [中] [低]

脳を包んでいる硬膜という膜から発生する腫瘍。基本的には良性の腫瘍だが、成長速度の早い腫瘍もある。

### ■下垂体腺腫　[低] [高] [低]

下垂体というホルモン分泌器官に発生する良性の腫瘍である。視神経の直下に存在するため、腫瘍が大きいと視野障害、視力障害を呈する。まれに過剰なホルモン分泌によって特徴的な身体変化を及ぼすもの

もある。

### ■神経鞘腫 低 高 低

神経を包む鞘の部分から発生する腫瘍。良性である。聴神経、三叉神経、顔面神経に多い。

## 機能的脳疾患

脳のもつ複雑な機能に障害を生じる疾患のことを指す。外科的治療手段が適応されるものを機能的脳疾患と呼び、代表的なものとしては以下のような疾患が挙げられる。

### ■てんかん 高 高 中

脳の神経細胞を伝達する電気信号に異常が生じ、てんかん発作という異常な症状が現れること。意識を失ったり、意識が保たれていたり、さまざまである。生まれもつ脳の構造的異常が原因の場合もあれば、外傷による脳の損傷を原因とする場合や、脳腫瘍など脳を局所的に占拠する病変を原因とする場合がある。脳波検査やMRI検査とともに、発作の形態を知ることが必要。

治療：多くの種類（3種類以上）の薬剤を内服しても症状緩和が乏しい場合や、局所病変がてんかんの原因である場合には、てんかんの原因となる病変を脳波検査によって同定して病変部位を摘出したり、てんかんの伝播（広い範囲に広がっていく）を抑制するような手術を行ったりすることがある。

### ■顔面けいれん

片側の顔面の筋肉が、意識的にではなくピクピクとけいれんしてしまうこと。主な原因は頭蓋内の血管による顔面神経の圧迫である。

治療：薬物治療が第一であるが、薬物の副作用や耐性により症状緩和が望めず、顔面神経を圧迫する血管が明確に同定されている場合は、手術によって顔面神経への血管の圧迫を解除するという方法がある。

### ■痙縮

身体の一部分（とくに手足）の筋肉が強く収縮しすぎて、日常生活に困難を生じること。脳卒中後の後遺症によくみられる。

治療：薬物治療が第一であるが、薬物の副作用や耐性により症状緩和が望めない場合、痙縮が局所的な場合はボツリヌス毒素療法、痙縮が広範囲な場合はバクロフェン髄注療法という治療方法がある。いずれも、原因や患者の症状次第で適応され、治療内容は異なるうえに症状緩和程度の調節は難しいため、慎重な適応判断を要する。

### ■パーキンソン病

神経伝達物質の一つであるドパミンの減少により生じるとされ、薬物療法が中心であるが、手足の震え、こわばり、無動、姿勢保持が困難になるといった症状がある。緩徐に進行する原因不明の神経変性疾患である。主に神経内科で診療されるが、症状が重度の場合、外科的治療の適応があるため脳神経外科でも診療することがある。

### ■ジストニア

脳や神経系統の何らかの障害により、自分の意思とは関係なく、筋肉が収縮したり硬くなったりすること。疾患名ではなく、運動異常症の症候の一つである。異常な動作や姿勢のため日常生活が困難になる。主には神経内科で診療されるが、症状が重度の場合、外科的治療の適応があるため脳神経外科でも診療され、現時点では明確な根治的治療方法はなく、薬物治療や理学療法など対症療法が行われる。症状が重度の場合、脳の深部を電気刺激する定位脳手術という外科的治療の適応がある。

### ■痛み

三叉神経痛（顔面の痛み）や舌咽神経痛（喉や舌の付け根）は、片側に鋭い痛みを生じ、その機序として神経と血管が触れ合うことで生じる場合があるが、原因不明のこともある。

## 脊髄疾患

脊髄、脊椎に関わる疾患を指し、整形外科領域でも扱われる疾患である。代表的なものとしては以下のような疾患が挙げられる。

### ■頚椎症

頚椎の変性によって、頚髄や神経根が圧迫を受け、上肢、あるいは上下肢にしびれや痛みを生じたり、歩行障害が生じたりすること。整形外科で診療されることが多い。

治療：保存的加療として薬物治療や頚椎カラーの装着、姿勢の改善などが挙げられる。運動障害が生じている場合や感覚障害が進行している場合、頚椎の不安定性が強い場合には、手術によって神経の圧迫を解除することが勧められる場合もある。

### ■腰椎症

腰椎の変性によって、腰痛や坐骨神経痛、下肢のしびれや痛みを生じたり、歩行障害が生じたりすること。整形外科で診療されることが多い。

治療：保存的加療として薬物治療や腰椎コルセットの装着、姿勢の改善などが挙げられる。運動障害が生じている場合や感覚障害が進行している場合、腰椎の不安定性が強い場合には、手術によって神経の圧迫を解除したり、腰椎を金属で固定したりすることが勧められる場合がある。

### ■椎間板ヘルニア

椎体間に存在する椎間板が変性して脊柱管内に突出することで脊髄を圧迫し、しびれや痛みを生じること。整形外科で診療されることが多い。

治療：保存的加療として、安静維持、薬物治療や腰椎コルセットの装着などが挙げられる。多くは保存的加療によって症状が軽快するが、運動障害や排尿排便に障害が生じている場合には、手術によって神経を圧迫するヘルニアを摘出する必要がある。

### ■脊髄腫瘍

脊柱管内に発生する腫瘍のこと。硬膜内か外か、脊髄内か外か、によって症状や神経症状、治療が異な

る。発生部位より下位の神経症状を伴う。整形外科でも診療されることがあるが、脳神経外科で診療されることが多い。病変部に対する治療を要すると判断する基準には、腫瘍自体の性質、患者の身体状態、病変部の大きさや場所、関連する症状などがある。

治療：摘出術、化学療法、放射線療法などがあり、経過観察が最善とされる場合もある。

## ■脊髄損傷

外傷により脊髄が損傷を受け、損傷部位より下位の神経機能が断絶すること。頚髄高位の損傷の場合は人工呼吸器を要し、四肢麻痺となり重症である。緊急で手術を要することが多いが、神経の麻痺の改善は非常に困難である。

**解説** 後藤雄子（大阪大学医学部附属病院 脳神経外科特任助教）

# 10 皮膚科

## 解剖と生理

### 1 皮膚の役割

ヒトの身体全体を覆う皮膚は、成人で面積が1.6m²、重量は体重の約16%を占める人体で最大の臓器である。皮膚は外界と直接触れるため、下記の役割を果たしている。

①水分の喪失や透過を防ぐ。
②体温を調節する。
③微生物や物理化学的な刺激から生体を守る。
④感覚器としての役割を果たす。

### 2 皮膚の構造（図1）

皮膚を断面で観察すると、表皮・真皮・皮下組織の3層構造になっている。表皮を構成する細胞の95％が角化細胞（ケラチノサイト）、5％が色素細胞（メラノサイト）やランゲルハンス（Langerhans）細胞である。

#### a. 表皮

表皮は身体の最外層を覆う構造であり、厚さは約0.2mm、外側より、角層・顆粒層・有棘層・基底層の4層。最外層が角層。約10層から成り、脱核し死んだ角化細胞が膜状になりあかとして剥がれ落ちる。好酸性の層状構造から膜状構造へと変化する。

顆粒層は2~3層からなる。好塩基性でプロフィラグリン（タンパク質）に富むケラトヒアリン顆粒を含む。

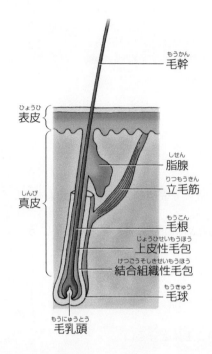

■図1　皮膚の構造（林正健二編．解剖生理学：皮膚と膜・体や臓器を守る仕組み．大阪, メディカ出版, 2004, 74．（NURSING GRAPHICUS ①）．より転載）

有棘層は、5～10層から成る。細胞間橋のデスモゾームにて隣接する細胞が強固につながっている。

基底層は、基底膜上に1層に配列し、立方体～円柱状の細胞。基底膜とヘミデスモゾームで接着する。最下層で分裂し、成熟するに伴い上方の層へ移行する。表皮は、約45日かかってターンオーバーする。

### b. 真皮

真皮は表皮の下方に存在し、表皮と真皮は基底層で分けられている。厚さは表皮の約15～40倍。3層あり、上方から乳頭層・乳頭下層・網状層に分かれる。主成分である間質成分の大部分が膠原線維（タイプⅠ/Ⅲコラーゲン）から構成され、その他弾性線維・細網線維がある。細胞成分は多数あり、膠原線維・弾性線維・基質のムコ多糖を産生する線維芽細胞、脈管・神経を構成する細胞（内皮細胞、周皮細胞、シュワン細胞など）、組織球・肥満細胞・リンパ球・形質細胞などの炎症細胞の浸潤がみられる。

付属器として、毛器官は頭髪として約10万本存在し独自の毛周期を有する（数年間続く成長期：85％、2～3週間かけて退化する退行期：1～2％、その後数カ月休止期：15％）。成長期の頭毛は1日

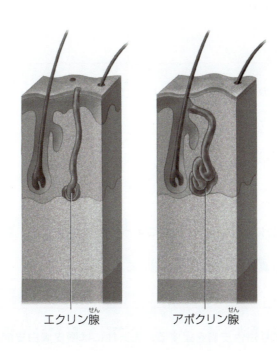

■図2　皮膚の構造（汗腺）（林正健二編．解剖生理学：皮膚と膜・体や臓器を守る仕組み．大阪，メディカ出版，2004, 75．（NURSING GRAPHICUS①）．より転載）

0.3〜0.5mm伸び、約100本抜ける。

汗腺はエクリン汗腺とアポクリン汗腺の2種類あり、分泌部と汗管からなる **（図2）**。

エクリン汗腺は口唇や亀頭などを除く全身に分布し、掌蹠（手のひら）・腋窩（わきの下）に最も多い。130〜160個/cm$^2$あり、全身で約300万個。1日平均700〜900mLの汗を排出する。交感神経およびアセチルコリン作働性がある（で活発になる）。アポクリン汗腺は哺乳類の芳香腺が退化したもので、思春期以降に発達する。アドレナリン作働性のため、情緒刺激で発汗する。

## 主な症状

皮膚科の診療において最も基本的で重要な診察方法は視診と触診である。視診と触診によって、皮膚病変の分布・配列・色調・形態・硬さなどの情報を得ることが正確な診断につながる。発疹は一次的に生じる原発疹と、他の発疹から二次的に生じる続発疹に分かれる。

# 1 原発疹

- **紅斑**

  真皮乳頭および乳頭下層での血管拡張、充血により生じる紅色斑。硝子圧法による退色あり。

- **紫斑**

  紫〜鮮紅色を呈する斑で皮内出血により生じる。

- **色素斑**

  大部分がメラニンの沈着による。沈着部位によって色調は異なり、基底層では褐色〜黒褐色、真皮乳頭層では灰〜紫褐色、真皮深層では青色を呈する。

- **白斑**

  メラニンの完全消失により白色皮膚を呈する、先天性には眼皮膚白皮症やまだら症、後天性には尋常性白斑がある。メラニンが減少し淡い白色調を呈する不完全脱色素斑として、脱色素性母斑や癜風（くろなまず）などが挙げられる（詳細は「皮膚科の主な病気」の中で述べる）。

- **丘疹**

  直径 10mm 以下の限局性隆起性の変化が見られる。頂点に小水疱を有する漿液性丘疹、水疱を伴わない充実性丘疹に分けられる。

- **結節／腫瘤**

  結節は直径 10〜20mm 程度の限局性の皮膚変化。30mm 以上のものは腫瘤と言う。

- **水疱**

  直径 5mm 以上のものを水疱、これ以下のものを小水疱と言う。血漿成分や細胞成分を含む。被膜が脆弱で破れやすいものが弛緩性水疱、被膜が厚く緊張しているものが緊満性水疱で、鑑別に重要。

- **膿疱**

  水疱の内容が膿性で白色〜黄色調なものを言い、内部に好中球を多数含む。細菌感染により生じるものと無菌性膿疱がある。

- **嚢腫**

膜様物で裏打ちされ、閉鎖した腫瘤状病変。角質や液体成分を含む。

- **膨疹 / じんま疹**

限局性浮腫で短期間（24時間以内）に消失し、痕跡を残さない。わずかに扁平に隆起し、掻痒（かゆみ）を伴う。

### 2 続発疹

- **萎縮**

皮膚が菲薄化（薄くなる）し、表面が平滑または細かいしわ状、乾燥している。

- **鱗屑**

角層が皮膚面に異常に蓄積し、正常より厚くなってうろこ状の白色片を形成。

- **痂皮**

角質と滲出液などが表面に固着したもので、びらん・潰瘍面上に生じる。いわゆる"かさぶた"のこと。

- **胼胝**

物理的刺激により角層が限局して増殖、肥厚。いわゆる"たこ"のこと。

- **鶏眼**

角層が長期間の物理的刺激により皮内に楔入したもの。いわゆる"うおのめ"のこと。

- **瘢痕 / ケロイド**

潰瘍が結合組織反応と表皮によって修復されたもの。体質に依存し増殖傾向を持つものがケロイド。

- **表皮剥離**

外傷によって表皮の一部が脱落したもの。瘢痕を残さず治癒する。

- **びらん**

表皮剥離が基底層までにとどまるもの。漿液（体液）により湿潤している。

- **潰瘍**

組織欠損が真皮〜皮下組織に及ぶもの。治癒過程で瘢痕を残す。

- **亀裂**

表皮深層〜真皮に至る線状の裂隙で、いわゆる"ひび割れ"のこと。

- **苔癬**

直径5mm大までの丘疹が集簇（集まっている）し、持続している皮疹。

- **苔癬化**

慢性の経過で皮膚が肥厚して硬くなった結果として、皮溝および皮丘の形成がはっきりした状態。苔癬とは異なる。

- **紅皮症**

全身体表90%以上の皮膚が潮紅した状態。

## 診断学

- **問診**

主訴、現病歴、家族歴、既往歴などを聴取する。

視診、触診にて皮疹を評価し、正確に現症を記載する。文字に加えカラー鉛筆を用いて作図すると、より分かりやすい。

- **個疹の種類**

上記発疹を正確に把握することが正しい診断に直結する。

- **数**

単発か、多発かを見る。

- **個疹の性状**

円形、楕円形、多角形、不正形、地図状、線状、環状、蛇行状など。

- **個疹の大きさ**

  正確には〇cm、□mmなどの記載になるが、慣用的に帽針頭大（針の頭くらいの大きさ）、粟粒大（アワ粒ほどの大きさ）、えんどう大（エンドウ豆くらいの大きさ）、指頭大（指先くらいの大きさ）、鶏卵大、手拳大（握り拳の大きさ）などの表現を用いることが多い。

- **隆起の状態**

  扁平隆起、ドーム状、半球状、有茎性、堤防状などと表現される。

- **表面の状態**

  平滑、粗造、疣状、顆粒状、萎縮性、光沢性などと表現される。

- **発生部位**

  身体各部位、左右対称性の有無を見る。

- **自覚症状**

  搔痒（かゆみ）、疼痛、しびれ感、灼熱感、冷感などと表現する。

- **色調**

  白、黒、赤、青、黄色などや、明暗。

- **硬度**

  軟、硬、緊張性、弾性、波動性。

- **配列**

  限局性（範囲が限られている）、播種状（広がっている）、集簇性（集まっている）、びまん性（広い範囲にわたっている）、遠心性（中心から広がっている）、連珠性（数珠つなぎ）、連圏状、蛇行状、列序性などの表現がある。

## 主な検査

- **血液検査**

  炎症反応、感染症、免疫異常、アレルギー、腫瘍マーカー

- **病理検査**

  ・皮膚病理検査

  ・免疫組織化学検査：蛍光抗体法、酵素抗体法

- **ダーモスコピー検査**

  主に皮膚腫瘍性病変、メラノサイト系病変の鑑別に有用。

- **生理機能検査**

  ・発汗検査

  ・サーモグラフィーによる皮膚温測定。

  ・皮膚酸素圧検査

- **アレルギー検査**

  ・パッチテスト：アレルゲンを皮膚表面に貼付し48時間・72時間後に紅斑・水疱など生じるか確認。

  ・プリックテスト

  ・薬剤誘発検査

  ・光線過敏検査

  ・超音波検査：皮膚腫瘍、末梢循環障害の評価に有用。

## 治療

### 1 外用療法

#### a. 剤型による分類

軟膏（油脂性軟膏、油中水型乳剤性軟膏）、クリーム、ゲル、ローション（乳剤性ローション、アル

コール剤)。一般的に軟膏は湿潤性病変に、クリームは乾燥性病変に、ローションは伸びが良いため広範囲の病変や頭皮に用いる。湿疹性病変の第一選択薬になることが多いが、皮膚感染症には禁忌である。

### b. 外用剤の主剤

- ステロイド（副腎皮質ホルモン）：抗炎症作用、血管収縮作用、膜透過性抑制作用、炎症性ケミカルメディエーター遊離抑制作用、ホスホリパーゼA抑制によるアラキドン酸低下作用、免疫抑制作用、細胞分裂抑制作用など多岐にわたり、皮膚の炎症を強力に抑える。作用の強さに応じてランク分けされており、疾患・病変部位などでランクを選択する。
- 免疫抑制薬：T細胞（免疫担当細胞）を選択的に抑制するカルシニューリン阻害薬の外用がとくにアトピー性皮膚炎にきわめて有効であり、国内ではタクロリムス軟膏として頻用されている。
- 抗真菌薬：イミダゾール系、ベンジルアミン系、モルホリン系などさまざまな系統があり、真菌の細胞壁に対し結合、もしくは生合成を阻害する。浅在性真菌症には外用を、爪白癬（爪水虫）や深在性真菌症には内服薬を用いることが多いが、最近は爪白癬に効果的な外用液が使用されている。
- 抗菌薬：感受性で抗菌活性を持つ外用剤が選択される。
- 活性型ビタミンD3：表皮の分化誘導や増殖抑制作用を持つため、主に過角化、表皮増殖を起こす疾患に用いられる。

## 2 全身療法

### a. 抗ヒスタミン薬（抗アレルギー薬）

主に、$H_1$受容体阻害薬。抗コリン作用を有し緑内障・前立腺肥大症を有する患者には禁忌。眠気を誘発することがある。

### b. 抗菌薬、抗真菌薬、抗ウイルス薬

起因病原体に応じ感受性をもつ薬剤を選択する。

### c. ステロイド

抗炎症、抗免疫作用を期待し、一部の皮膚疾患で使用する。副作用には細心の注意を要する。

#### d. その他

免疫抑制薬、生物製剤、レチノイド、抗悪性腫瘍薬など使用する機会がある。

### ③ 光線療法

紫外線（PUVA療法、UVB療法、ナローバンドUVB療法、エキシマ療法）を用いる。

適応疾患は、尋常性乾癬、掌蹠膿疱症、尋常性白斑、菌状息肉症、アトピー性皮膚炎、円形脱毛症、結節性痒疹など。多岐にわたる疾患に有効。

### ④ レーザー療法

主に、炭酸ガスレーザー、色素レーザー、ルビーレーザー、アレキサンドライトレーザー、Nd:YAGレーザーを用いる。

適応疾患は、色素性母斑、老人性色素斑、太田母斑、血管腫、毛細血管拡張症など。

### ⑤ その他

放射線療法、凍結療法、温熱療法、皮膚腫瘍・外傷・皮膚潰瘍などには皮膚外科療法が用いられる。

## 皮膚科領域の主な病気

🩺：診療　💊：治療　🚑：緊急

### ‖ 湿疹・皮膚炎 ‖

湿疹の推移を示した湿疹三角を原則に分類する（図3）。湿疹病変はこの三角に含まれる皮疹が単独もしくは複数織り交ざった皮疹をもつ。

#### ■ 接触皮膚炎　🩺中　💊高　🚑中

ある特定のアレルゲン（抗原）により機械性もしくはアレルギー性に皮膚炎を生じたもの。毛染め液・金属・うるし・防腐剤など数多くの接触源が存在する。

治療：原則は接触源の除去である。

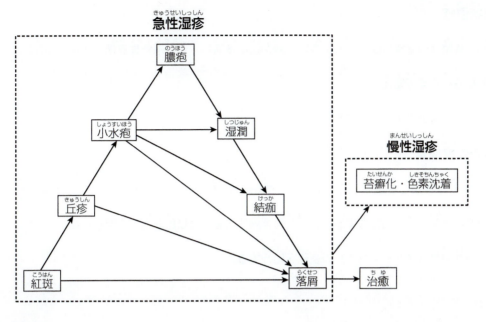

■図3 湿疹三角

## ■アトピー性皮膚炎 🔽低 💊低 ～ 💊中 🚑低

　アトピー素因に基づく。慢性に湿疹・皮膚炎を繰り返す（乳児期で2カ月以上、その他では6カ月以上）。顔面・耳介部の湿疹、乾燥した粃糠様落屑など特徴的な皮疹と分布を有する。カポジ（Kaposi）水痘様発疹症、白内障・緑内障などの合併症に注意。

　治療：ステロイド外用薬、タクロリムスなどの免疫抑制外用薬、保湿剤などの適切な外用治療が原則。
　アレルゲンを含めた悪化因子がある場合は、その除去も症状改善に寄与する。

## ■脂漏性皮膚炎 🔽低 💊低 🚑低

　皮脂分泌の活発な部位に出現、黄色調の鱗屑を付す紅色局面が特徴的。顔面・頭皮・腋窩に多く、乳幼児や思春期以降に好発。皮膚常在酵母菌のマラセチア属の関与が言われている。

　治療：ステロイド外用薬、思春期以降はマラセチアの関与が悪化要因であることが多く、抗真菌外用薬が有用。

### ■ 貨幣状湿疹 [低] [低] [低]

類円形、貨幣状の湿疹局面。下腿に多いが散布性に多発し、自家感作性皮膚炎（他の部分にまで症状が広がる）に移行する可能性がある。

治療：強めのステロイド外用薬を用いる。

### ■ うっ滞性皮膚炎 [低] [低] [低]

慢性静脈還流障害を基盤として、下腿に浮腫性紅斑や湿疹局面を形成する。立ち仕事の人や高齢者、肥満の女性に好発。長期間経過すると、硬化性萎縮性局面となり色素沈着を混じることが多い。

治療：弾性包帯（ストッキング）の装着を励行する。

## ║ じんま疹・痒疹・皮膚掻痒症 ║

### ■ じんま疹 [低] [低]～[中] [低]～[中]

掻痒（かきむしり）を伴う一過性、限局性の紅斑や膨疹で通常24時間以内に消失。6週間未満で終息するものを急性じんま疹、それ以上のものを慢性じんま疹と呼ぶ。血管透過性が亢進し真皮上層の浮腫した状態。

### ■ 食物依存性運動誘発性アナフィラキシー [中] [高] [高]

特定の食物を摂取した後、1～4時間以内にランニングなど運動負荷がかかることによりじんま疹やアナフィラキシーを起こす。"アスピリン内服"により症状が悪化する。日本では小麦中に含まれる$\omega 5$グリアジンによることが多い。

### ■ 痒疹 [低] [低] [低]

強い掻痒を伴う孤立性の丘疹や小結節（小さな突起）。虫刺症（虫刺され）や各種アレルギー、アトピー性皮膚炎などが誘因。搔爬などにより増悪し、難治性の結節を形成する。

### ■ 皮膚掻痒症 [低] [低] [低]

明らかな皮疹がないにもかかわらず、強い掻痒感を呈する。ドライスキンを合併していることが多い。

起因疾患を有することもある。糖尿病、肝・腎障害、真性多血症、とくに血液系内臓悪性腫瘍、モルヒネなどのオピオイド薬剤、精神的ストレスなどが原因となる。

## 紅斑・紅皮症

真皮乳頭～乳頭下層の血管拡張、充血により生じる。ガラス板による圧迫で色調が消失する。

### ■多形紅斑、多形滲出性紅斑　[低] [中] [低]～[中]

やや隆起する環状浮腫性紅斑が対称性に多発。感染症（とくに単純疱疹、マイコプラズマ）や薬剤に対するアレルギー反応が主な起因。スティーヴンス・ジョンソン（Stevens-Johnson）症候群や中毒性表皮壊死症（TEN：toxic epidermal necrolysis、体表の30％以上がびらん）に発展する症例もある。

### ■スティーヴンス・ジョンソン（Stevens-Johnson）症候群

[中] [高] [高]

多形紅斑に加え粘膜、眼病変を有し、発熱や関節痛などの全身症状を伴う。ステロイドの全身投与、症状に応じた全身管理を要する。TENに移行する。

### ■環状紅斑　[低] [低]～[中] [低]

小紅斑として初発し、遠心性に拡大する一方で中心部が消退する。感染症（とくに溶連菌）、内臓悪性腫瘍、膠原病、薬剤などを背景に発症することがある。

### ■紅皮症　[低] [低]～[中] [低]～[中]

全身の90％以上がびまん性（広い範囲）に潮紅し、粃糠様（米ぬかのような状態）、落葉状（かさぶたが張りついたような状態）の落屑（はがれ落ちた皮膚の表皮）が持続する状態。紅皮症を起こす疾患は多岐にわたり、丁寧な問診が起因疾患を同定するのに重要。湿疹性・薬剤性・乾癬性・腫瘍随伴性など。

## 血管炎・紫斑・その他の脈管疾患

### ■アナフィラクトイド紫斑

IgA免疫複合体が真皮上層の血管壁に沈着する、Ⅲ型アレルギー。浸潤を触れる点状出血が下肢に好発し、関節痛・腹痛・腎炎を合併することがある。

治療：まず安静。

### ■結節性多発動脈炎

発熱、関節症状、腎機能障害、末梢神経障害などを生じる全身性血管炎。病理で小〜中動脈の白血球破砕性血管炎を呈し、難治性の潰瘍を生じる。

治療：ステロイドの大量投与と免疫抑制薬が治療の基本となる。

### ■チャーグ・ストラウス（Churg-Strauss）症候群（アレルギー性肉芽腫性血管炎）

気管支喘息、アレルギー性鼻炎、好酸球増多が先行する、P-ANCA陽性 ANCA（anti-neutrophil cytoplasmic antibody：抗好中球細胞質抗体）関連血管炎。

## 膠原病および類縁疾患

膠原病では多臓器が侵される一方で、各疾患に特徴的な皮疹を呈するもしくは内臓病変に先行することが多く、それら皮疹を熟知することにより早期診断につながる。

### ■エリテマトーデス

#### 1. 全身性エリテマトーデス

腎臓・心臓・関節・中枢神経など多臓器障害をきたし、若年女性に生じやすい。両側頬部〜鼻背に生じる特徴的な蝶型紅斑に加え、円板状皮疹、口腔潰瘍、光線過敏症、脱毛、手指の痘瘡様紅斑など多彩な皮疹を呈する。検査所見では、抗核抗体陽性、抗dsDNA/Sm抗体陽性、梅毒血清反応の生物学的偽陽性など。

## 2. 円板状エリテマトーデス 🩺低 💉低 🚑低 ～ 🚑高

境界明瞭で落屑や毛孔開大を伴う類円形の紅色局面。中心部に瘢痕と色素脱失を残して治癒する。露光部・粘膜に好発し、しばしば難治。

## 3. 新生児エリテマトーデス 🩺低 💉低 🚑低 ～ 🚑中

生下時～生後3カ月に環状紅斑を呈し、非可逆性の先天性心ブロックを1～2%で合併する。

# ■ 強皮症 🩺中 💉低 ～ 💉高 🚑低 ～ 🚑中

## 1. 全身性強皮症

四肢末端より生じる皮膚硬化とレイノー（Raynaud）現象が特徴的で、食道狭窄・強皮症腎・肺線維症など全身疾患を合併する。検査所見では、抗Scl-70抗体、抗セントロメア抗体陽性。

## 2. 限局性強皮症

類円形の硬化局面で光沢を有し、初期にはライラック輪と呼ばれる紫紅色の紅暈に取り囲まれる。時に多発・融合することもある。

# ■ 皮膚筋炎 🩺中 💉低 ～ 💉高 🚑低 ～ 🚑中

ヘリオトロープ疹、ゴットロン徴候、爪囲の毛細血管拡張などの特徴的な皮疹を呈する。筋障害に応じてCPK（クレアチンフォスフォキナーゼ）、アルドラーゼ値が上昇するが、筋炎を呈さないタイプでは間質性肺炎発症に注意を要する。乳がん、胃がんなど内臓悪性腫瘍の合併率が高い。

# ■ シェーグレン（Sjögren）症候群 🩺中 💉低 ～ 💉中 🚑低

唾液腺、涙腺など外分泌腺に対する自己免疫疾患であり、口腔内・眼乾燥症状を自覚することが多い。浮腫性環状紅斑が特徴的で、抗SS-A、SS-B抗体陽性。

# 水疱症

## ■ 表皮水疱症 🩺中 💉中 🚑中

表皮基底膜の構成分子の先天性欠損による。わずかな外力で水疱・びらんを形成し、瘢痕治癒を繰り返

し、指間の水かき様変形を生じる。原因タンパク（もしくは遺伝子）により、単純型、接合部型、栄養障害型に分類される。劣性栄養障害型は表皮基底膜下に存在するⅦ型コラーゲンの欠損であり、最重症型。

### ■尋常性天疱瘡　中　中～高　中

表皮角化細胞同士を接着するデスモグレイン3分子単独もしくはデスモグレイン1分子と両方に対する自己抗体により発症。表皮基底細胞直上に棘融解性水疱を形成し、粘膜面が主に侵される。皮膚に生じる場合、容易に破れる弛緩性水疱が多発する。

治療：ステロイドや免疫抑制剤の全身投与、大量免疫グロブリン療法などが行われる。

### ■落葉状天疱瘡　低　低　低

デスモグレイン1分子のみに対する自己抗体により発症。表皮顆粒層で棘融解（皮細胞間の接着が障害される）を生じ水疱を形成、痂皮（乾燥してこびりつく）を伴う。

治療：ステロイド全身投与は比較的少量で反応しやすい。

### ■水疱性類天疱瘡　中　中　中

表皮下水疱を生じる代表疾患であり、表皮基底膜部のヘミデスモゾームに対する自己抗体（BP180抗体）を有する。高齢者に多く、全身に緊満性水疱（厚くてやぶれにくい水ぶくれ）を多発する。

## ‖膿疱症‖

### ■掌蹠膿疱症　低　低　低

手掌・足底に対称性の無菌性膿疱が集簇し、慢性に経過する。喫煙・細菌感染・う歯（虫歯）・歯科金属アレルギーなどが原因となる症例があり、それら悪化因子を除去すると劇的に改善することがある。

## ‖炎症性角化症‖

### ■乾癬　低　低　低

代表的な炎症性角化症の一つで、厚い銀白色の鱗屑（はがれた皮膚の角質）を伴った紅斑、丘疹が

出没、爪の肥厚を伴うことがあり、表皮のターンオーバーが極端に亢進している。尋常性乾癬が最多であるが、病態によりそのほか滴状乾癬、膿疱性乾癬、乾癬性紅皮症、乾癬性関節炎に分類される。

治療：ビタミンD3外用、レチノイド、紫外線治療、さらに重症例では、最近（TNF-aやIL-17を標的とした）生物学的製剤を用いる。

### ■類乾癬　低　低　低〜中

乾癬に類似した角化性紅斑が多発し、数年にわたり慢性に経過。個疹が大きい局面型類乾癬の一部は菌状息肉症（悪性）に移行することがあるので要注意。

### ■扁平苔癬　低　低　低

四肢・体幹皮膚に加え口腔・陰部などの粘膜に扁平隆起した灰青色〜紫紅色局面を形成、慢性に経過する。組織学的に基底膜の液状変性と真皮上層の帯状のリンパ球浸潤が特徴的。

## 色素異常症

ヒトの皮膚色を決定する代表的な因子は、メラニン色素、カロチン、ヘモグロビンである。そのなかでもメラニン色素の最も影響が大きく、メラニンの増加・減少する疾患が色素異常症を引き起こす。

### 1 色素脱失を呈する疾患

### ■眼皮膚白皮症（OCA）　低　低　低

メラニン合成過程に先天的な異常があり、生下時から皮膚や髪、眼の色素が減少ないし消失。1型〜4型に分類され、OCA1A型ではメラニン合成の律速酵素であるチロジナーゼ活性がまったくない。強い日光に過敏のため、皮膚がんを発症しやすい。強力なサンスクリーン剤の使用が必要。

### ■尋常性白斑　低　低　低

後天的に原因不明の色素脱失を起こす疾患であり、全人口の約1%と脱色素性疾患のなかでは最多。白斑部では成熟したメラノサイトが消失する。全身に生じるタイプと皮膚分節に沿って生じるタイプに大別される。

治療：ステロイド・免疫抑制薬外用、ビタミンD3外用、紫外線治療、外科治療などが行われる。難治なことも多い。

## 2 色素増加を呈する疾患

### ■雀卵斑 低 低 低

俗にいう"そばかす"であり、5歳ごろより顔面（鼻背をまたぐ）・頚部・前腕など露光部に左右対称性に米粒大までの褐色色素斑が多発、思春期に最も顕著になるがその後薄くなる。

### ■肝斑 低 低 低

いわゆる"しみ"であり、30歳以降の女性に好発し、両頬部〜前額に対側性に境界明瞭な淡褐色斑が生じる。妊娠を契機に発症することも多く、性ホルモンがメラノサイトを活性化させるためと考えられる。レーザー治療は基本的に禁忌である。

## 毛髪疾患

### ■円形脱毛症

突然、円形の境界明瞭な脱毛斑が発生し、自然治癒することが多いが汎発性（びまん性）脱毛症に進行することもある。甲状腺疾患、副腎疾患、膠原病、アトピー性皮膚炎などが関連疾患とされ自己免疫異常に起因すると言われている。

## 腫瘍性疾患

## 1 良性皮膚腫瘍

### ■色素性母斑 低 低 低

神経堤細胞より分化したメラノサイト系母斑細胞が増殖する良性腫瘍であり、いわゆる"ほくろ"。直径20cmを超える巨大で有毛性の獣皮様母斑は、悪性黒色腫の発生母地となる。診断にダーモスコピー（光の乱反射を抑えた拡大鏡）が非常に有用である。

## ■ 脂漏性角化症 [低] [低] [低]

中年以降にみられる疣贅（いぼ）状の境界明瞭な灰褐色～黒褐色の隆起性結節。色素性母斑と同様ダーモスコピーが診断に有用である。

治療：凍結療法もしくは切除。

## ② 悪性皮膚腫瘍

## ■ 基底細胞がん [低] [低]～[中] [低]

皮膚がんで最も頻度が高く、紫外線が誘因となり高齢者の顔面正中部に好発。中央が潰瘍化し灰黒色～淡紅色の不整な局面であり、局所での浸潤を生じるが転移はまれ。

## ■ 悪性黒色腫 [中] [中]～[高] [高]

メラノサイト系の悪性腫瘍であり、最も危険性の高い皮膚がんの一つである。欧米豪（とくに白色人種）で発生頻度が高いが、国内でも年間約700名の患者が死亡している。したがって、ダーモスコピー検査・病理検査などによる正確な診断がきわめて重要である。

悪性黒色腫の臨床的特徴（ABCDルール）を以下に示す。

| A：Asymmetry（左右非対称性） |
| B：Boarder irregularity（境界不明瞭） |
| C：Color variegation（色調不整） |
| D：Diameter more than 6mm（直径が6mmを超える） |

ここ数年、進行期悪性黒色腫の治療は分子標的薬および免疫チェックポイント調整薬の登場により目覚ましい進歩を遂げている。

**解説** 種村 篤（大阪大学医学部附属病院 皮膚科講師）

# 11 腎臓内科

## 解剖と生理（図）

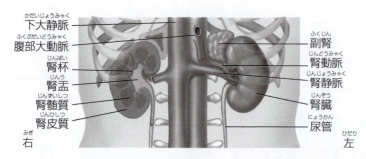

■図　腎臓の構造（塚本泰司 監修. 術式から学ぶ腎・泌尿器の解剖生理とケアポイント. 大阪, メディカ出版, 2004, 口絵. より一部引用.）

・表層の皮質と深層の髄質から成る。長径 10～12cm。重量 120～150g。

・腎臓への血流量は心拍出量の約 4 分の 1 を占める。

・1 つの腎臓につき約 100 万個のネフロンと呼ばれる機能単位がある。ネフロンは糸球体と尿細管から成る。

・1 本の尿細管は、（糸球体から近い順に）近位尿細管、ヘンレ（Henle）係蹄、遠位尿細管、集合管から成る。

・約 150L/ 日の血液を糸球体で濾過し（濾過されたものを原尿と呼ぶ）、その約 99％を尿細管で再吸収して、最終的に 1～1.5L/ 日の尿を排泄する。

・腎臓の働きには、尿を作ることによる①～④の 4 つの役割と、⑤～⑦の 3 つの役割がある。

①水分の調節

②電解質（塩分・カリウム・リン）の調節

③体内の pH の調節（酸塩基平衡）

④老廃物の排泄

⑤エリスロポエチン（造血ホルモン）の産生

⑥ビタミンDの活性化

⑦レニン産生による血圧の調節

## 医師の専門領域

・血液／尿検査、画像検査、腎生検など各種検査による腎疾患の診断。

・腎不全保存期〜透析期〜腎移植後にわたる薬物療法。

・腎代替療法（血液透析・腹膜透析）。

※腎・尿路系の腫瘍性病変に対する治療や腎移植手術は主に泌尿器科が担当する。

## 主な症状

・**無尿**

1日の尿量が100mL以下。

・**乏尿**

1日の尿量が400mL以下。

・**多尿**

1日の尿量が2,500mL以上。

・**タンパク尿**

尿中のタンパクが多い（1日あたり150mg以上）状態。

・**血尿**

尿中に赤血球が多数（400倍視野で5個以上）見られる状態。尿に血液が混じっていることが目で見てわかる「肉眼的血尿」と、尿検査で判明する「顕微鏡的血尿」に分類される。

- **膿尿**

  尿中に白血球が多数（400倍視野で5個以上）見られる状態。

- **尿円柱**

  尿流量低下や尿タンパク増加の際に尿細管内で形成され、尿に出現する。硝子円柱、顆粒円柱、上皮円柱、赤血球円柱、白血球円柱、脂肪円柱などがある。硝子円柱は健常人でも見られることがあり、病的意義は乏しい。

- **高血圧**

  体液貯留によって血圧が上昇する。

- **浮腫（むくみ）**

  組織間液が増えて、顔面や四肢がむくんでいる状態。

- **呼吸困難**

  尿産生機能の低下により、肺に過剰な水分がたまることによる。

- **貧血**

  エリスロポエチン産生障害により、赤血球が減少する。

- **尿毒症**

  尿毒症性物質の蓄積により、頭痛、倦怠感、悪心、食思不振、意識障害、皮膚掻痒、出血傾向などが見られる。

- **骨折**

  ビタミンD活性化障害により、骨がもろくなる。

## 腎臓の診察

- **問診**

  尿の量・性状・回数、体重増加などを問診する。

・触診

腎臓の触診は、あおむけの状態で、背中と肋骨の下に手を当てて腎臓を挟むようにする。呼吸に伴い、上下する球体として触れる。

浮腫の有無は、指で浮腫のある部位を押し、そのへこみを診る。

## 主な検査

・尿検査

尿タンパク、尿潜血、尿糖、尿沈渣（円柱、血球、結晶、細菌）、尿細胞診（腫瘍細胞）

・血液検査

腎機能（尿素窒素、クレアチニン）、電解質（ナトリウム、カリウム、カルシウム、リン、マグネシウム）、血液ガス（pH、重炭酸）、白血球、赤血球、尿酸、アルブミン、免疫血清検査、ホルモンなど。

・糸球体濾過率（GFR）

糸球体の働きを表す数値。

・画像検査

超音波、CTなどで腎臓の大きさ、囊胞・結石・腫瘍・水腎症の有無を診る。

・腎生検

針で腎臓の一部を採取し、顕微鏡で観察する。

## 腎臓の主な病気

：診療　：治療　：緊急

### ■腎不全　低　中〜高　中〜高

腎機能が低下し生体の恒常性が維持できなくなった状態の総称。腎機能低下の経過により、急性腎障害（AKI：acute kidney injury）と慢性腎臓病（CKD：chronic kidney disease）に大別される。

## ■急性腎障害（AKI） 低 中〜高 高

数時間〜数日のうちに急激な腎機能低下を引き起こす症候群。尿量減少、浮腫、尿毒症症状が現れる。下記のように分類される。

・腎前性：腎臓への血流が低下する

・腎性：糸球体や尿細管の病変による

・腎後性：尿路が閉塞する

治療：腎後性であれば尿路閉塞を解除する。腎前性と腎性であれば原疾患の治療を行い、治療反応性が乏しければ腎代替療法（透析）を考慮する。

## ■慢性腎臓病（CKD） 低 中〜高 中

腎臓の障害（タンパク尿や腎形態異常）もしくは腎機能低下が3カ月以上持続する病態。腎炎のほか、糖尿病、高血圧、肥満といった生活習慣病によっても引き起こされる。持続するタンパク尿、血尿、浮腫、高血圧、進行すると貧血や尿毒症症状が現れる。

治療：原疾患のコントロール（血糖・血圧・脂質の管理など）、生活習慣の改善（禁煙・運動）、食事療法（タンパク・塩分制限食）。進行すると腎代替療法を考慮する。

## ■溶連菌感染後急性糸球体腎炎 低 低 低

咽頭炎や扁桃炎など溶連菌感染の2〜3週後から血尿、乏尿、高血圧、浮腫を呈する。小児や若年者に好発する。原因菌はA群β溶連菌が多い。安静と食事療法（塩分・水分制限）により、たいていの場合数カ月で治癒する。

## ■急速進行性糸球体腎炎 中 高 高

数週間の経過で急速に腎機能が低下する糸球体腎炎の総称。症状はタンパク尿、血尿、貧血、発熱など。腎生検所見で糸球体に半月体と呼ばれる激しい炎症を認める。

治療：ステロイド、免疫抑制剤、血漿交換だが、予後不良で腎代替療法が必要となることもある。

## ■ANCA関連血管炎 中 高 高

血清抗好中球細胞質抗体（ANCA）が腎血管に炎症を起こすことで生じる、急速進行性糸球体腎炎の一種。血清ANCA陽性、腎生検所見により診断する。

## ■ネフローゼ症候群 中 中 中～高

高度なタンパク尿によって血液中のアルブミンが低下し、浮腫を呈する疾患の総称。特発性のものは腎生検によって、以下の微小変化型ネフローゼ症候群、巣状分節性糸球体硬化症、膜性腎症、膜性増殖性糸球体腎炎に分類され、そのほかに二次性のものもある。

治療：安静、食事療法（塩分制限）、ステロイド、免疫抑制剤。

## ■微小変化型ネフローゼ症候群 中 中 高

腎生検所見で糸球体にほとんど変化がないことから、このように呼ばれる。発症は急激で、高度なタンパク尿を呈する。ステロイドへの反応は良好だが、再発も多い。

## ■膜性腎症 中 中 中

腎生検所見で、糸球体係蹄壁の広範な肥厚を特徴とする糸球体疾患。主症状はタンパク尿で、ネフローゼ症候群をきたす。

治療：症状に応じてステロイドを使用する。予後良好。

## ■膜性増殖性糸球体腎炎 中 中 中

腎生検所見で、糸球体のメサンギウム細胞と基質の増加を特徴とする糸球体疾患。タンパク尿、血尿が高度で、ネフローゼ症候群を引き起こす。血清補体値の低下を認める。

治療：ステロイドの投与。

## ■巣状分節性糸球体硬化症 中 中 中

糸球体の一部分に硬化が生じる糸球体疾患。高度かつ難治性のネフローゼ症候群を呈する。

治療：ステロイド、免疫抑制剤。

## ■IgA腎症 中 中 中

腎生検所見で、糸球体に免疫グロブリンの一種であるIgAが沈着する糸球体疾患。上気道炎や腸炎の数日後から血尿・タンパク尿を呈する。約4割は腎機能が悪化する予後不良の疾患で、指定難病の一つ。

治療：降圧療法、抗血小板薬、扁桃摘出、ステロイド。

## ■尿細管間質性腎炎 中 中 中

尿細管とその周囲の間質に炎症が引き起こされる疾患の総称。原因は薬剤、感染症、免疫異常など多彩である。腎生検所見で診断する。

治療：原因の除去が主だが、重症度や原因に応じてステロイド投与や腎代替療法も行う。

## ■糖尿病性腎症 低 中 中

持続的な高血糖による腎障害で、タンパク尿が主症状。ネフローゼ症候群をきたす。近年増加傾向で、新規透析導入原因の第1位。

治療：食事療法と血糖・血圧のコントロールが主体。

## ■痛風腎 中 中 中

高尿酸血症による腎障害。尿酸結晶が腎臓に沈着すること以外に、合併する高血圧や糖・脂質代謝異常も関与する。

治療：尿酸生成阻害薬、尿のアルカリ化、飲水励行。

## ■ループス腎炎 中 高 中

全身性エリテマトーデスによる腎障害。ネフローゼ症候群を起こしやすいが、尿所見や進行速度は多様である。抗DNA抗体・抗核抗体高値、血清補体値の低下、腎生検による免疫複合体の沈着所見などから診断する。

治療：ステロイド、免疫抑制剤を使用し、腎代替療法が必要になることもある。

## ■クリオグロブリン血症性腎症 中 高 中

血中のクリオグロブリンが腎に沈着することによる糸球体疾患。腎生検所見は膜性増殖性糸球体腎炎を

呈することが多い。原因不明の特発性以外に、C型肝炎や膠原病、腫瘍性疾患で起こる。

### ■骨髄腫腎 中 高 中

多発性骨髄腫による腎障害。腫瘍が産生するベンス ジョーンズ（Bence Jones）タンパクが尿細管を閉塞して腎障害が起こる。症状は多発性骨髄腫による骨痛、高カルシウム血症、貧血、血小板減少など。検査は免疫電気泳動での血漿タンパク（Mタンパク）の検出、腎生検所見では尿細管内の円柱。予後不良。

### ■アミロイド腎症 中 高 中

腎臓にアミロイドが沈着することによる腎障害。ネフローゼ症候群を起こしやすい。腎生検所見により診断する。

治療：特別な治療法はなく、予後不良。

### ■多発性嚢胞腎 低 高 中

両側の腎臓に多数の嚢胞が形成される遺伝性疾患。指定難病の一つ。腎不全症状以外に、嚢胞腫大による腹部圧迫、嚢胞破裂などが起こる。

治療：降圧療法、嚢胞の増大を抑えるバソプレシン受容体拮抗薬。腫大した嚢胞に対して、腎動脈塞栓術や腎摘出も検討する。

### ■ファブリ（Fabry）病 中 中 中

脂質代謝異常によりスフィンゴ糖脂質が多臓器に蓄積する遺伝性疾患。αガラクトシダーゼ活性の測定、腎生検所見などで診断する。

治療：αガラクトシダーゼ補充療法があり、腎不全には腎代替療法を行う。

---

**解説** 松田 潤（大阪大学医学部附属病院 腎臓内科）

# 12 泌尿器科

## 解剖と生理（図）

- 泌尿器系：腎臓、腎盂、尿管、膀胱、尿道
- 男性性器系：陰茎、陰嚢、精巣、精巣上体、精管、精嚢、前立腺

さらに、副腎も含まれる。

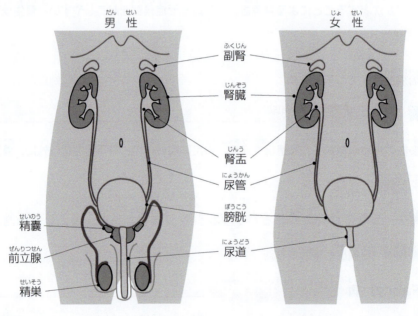

■ 図　泌尿器系

- **副腎**

　左右一対の内分泌臓器、アルドステロン、コルチゾール、男性ホルモンなどを分泌する。

- **腎臓**

　ネフロン（糸球体、近位曲尿細管、ヘンレ（Henle）係蹄、遠位曲尿細管、集合管からなる）で尿が産生される。腎臓には、次の機能がある。

①代謝産物および老廃物の排泄

②電解質および酸塩基平衡の調整

③体液の浸透圧の調整

- **腎盂−尿管−膀胱**

腎臓で産生された尿は腎盂、尿管の作用によって膀胱に運ばれる。

腎盂、尿管、膀胱の粘膜は移行上皮から成り、尿路上皮と総称される。

- **尿道**

内尿道口から外尿道口に至る管腔からなる。

- **精巣**

男性ホルモン（テストステロン）の分泌、精子形成を行っている。

- **精巣上体**

精子の輸送と成熟およびその貯蔵を行っている。

- **前立腺**

分泌物は精液の一成分となっている。

- **精嚢**

分泌物は精液の大部分を占めている。

## 医師の専門領域

泌尿器科はがん、排尿力、結石、感染症、女性泌尿器科、小児泌尿器科領域などに分かれているが細かく専門分野に分かれておらず、全般的に診療を行っている。大学病院などの大病院では、専門外来を設けているところもある。

## 主な症状

- **血尿**

  尿中に赤血球が混じった状態。顕微鏡で確認可能な顕微鏡的血尿と肉眼的に明らかな肉眼的血尿に分かれる。

- **膿尿**

  尿中に白血球が混じった状態。尿路および性器に炎症が存在することを意味する。

- **頻尿**

  正常人の1日の排尿回数はおおむね日中4〜6回、夜間0〜1回であるが、この回数が異常に多くなった状態を頻尿と言う。

- **排尿困難**

  排尿を行いたいにもかかわらず、力を入れるとようやく開始する。

- **残尿**

  排尿困難が進行して、排尿しても膀胱内に尿の残存を認めること。

- **尿閉**

  さらに排尿困難が進行し、膀胱に尿が貯留しているにもかかわらず排尿し得ない状態。

- **尿失禁**

  尿が自分の意志と関係なく漏れる状態。真性、腹圧性、切迫性などに分類される。

- **疼痛**

  排尿痛、腎部疼痛、膀胱部痛、陰嚢部痛など。

## 泌尿器の診察

- **直腸診**

  手袋を装着し、ゼリーを塗った指を肛門から挿入して直腸や前立腺を調べる。事前説明と配慮が必要。

・視診および触診

陰部の外観の異常がある場合は、形状および硬さなどを観察する。

## 主な検査

・尿検査

血尿および膿尿の有無、pH（水素イオン濃度指数）、比重、タンパク、糖などの有無を調べる。

・超音波検査

腎、膀胱、陰囊内などを調べる。

・膀胱鏡検査

軟性もしくは硬性の内視鏡を用いて、尿道および膀胱内を確認する。

・画像検査

X線検査（造影検査：尿道造影、膀胱造影、逆行性腎盂造影など）、CT、MRI、各種シンチグラフィー（骨、副腎、腎などに行う）、PET-CT など。

・排尿力検査

膀胱内圧測定、尿流量検査など。

## 泌尿器の主な病気

：診療　：治療　：緊急

### ■ 尿路結石　低　高　中

10万人あたり 92.5人（1985年）が発症する。シュウ酸、リン酸カルシウム結石が全体の 80% である。症状は、疼痛（腰背部痛、側腹部痛、下腹部痛）、血尿、消化器症状（吐き気、嘔吐）などで、腎盂腎炎で発見されることもある。

尿検査、X線、腹部〜骨盤部 CT の検査が行われる。消化器疾患、婦人科疾患などとの鑑別診断が必要。

治療：①経過観察（8mmまで）

②体外衝撃波結石破砕術

③経尿道的尿路結石除去術

④経皮的腎結石砕石術

## 尿路感染症

### ■急性膀胱炎　低　低　低

排尿時痛、頻尿、尿混濁、肉眼的血尿、下腹部違和感が起こる。

起炎菌の約90％が、大腸菌などのグラム陰性桿菌感染である。尿検査で細菌および白血球の増加が見られる。

治療：尿培養を行い、抗菌薬投与する。

### ■急性腎盂腎炎　低　中　高

悪寒・震えを伴う発熱、腰部の叩打痛、消化器症状、膀胱炎症状が起こる。起炎菌の約90％が大腸菌などのグラム陰性桿菌（上行性感染）である。尿検査で細菌および白血球の増加、血液検査で白血球、C反応性タンパク（CRP）の増加が見られる。

治療：尿培養提出し抗菌剤投与、誘因（結石、尿管狭窄など）があれば治療。

### ■性感染症　低　低　低

・淋菌性尿道炎：潜伏期間は2〜8日、症状は外尿道からの排膿、排尿時痛が強い、セフトリアキソン単回点滴で加療。

・クラミジア尿道炎：潜伏期間は1〜2週間、症状は淋菌性尿道炎と同じであるが軽微。

治療：アジスロマイシン単回内服で加療。

・尖圭コンジローマ：ヒトパピローマウイルス感染で発症する。

治療：焼灼術、凍結術、イモキミド製剤塗布。

・性器ヘルペス：陰茎および包皮に中心部に潰瘍を伴う発赤、疼痛が強い。

治療：抗ウイルス剤内服および塗布。

・梅毒：梅毒トレポネーマ（Treponema pallidum）感染によって発症。潜伏期間は2〜4週、鼠径リンパ節の腫大を伴う。性器や口唇に初期硬結（無痛性の丘疹、中央に潰瘍形成）が起こる。

治療：合成ペニシリン内服。

■ 精巣上体炎 低 低 低

陰嚢内容の有痛性腫大、発熱が起こる。起炎菌はグラム陰性桿菌（大腸菌など）、クラミジア。感染経路は尿路、精管を通じた逆行性感染である。膿尿、炎症所見高値（白血球、CRPの上昇）が見られる。

治療：抗菌物質投与、陰嚢の冷庵。

## 排尿障害

■ 前立腺肥大症 低 低 低

60歳以上の50%、80歳以上の90%に組織学的な前立腺の過形成を認める。次のような症状が見られる。

・排尿症状：尿勢の低下、尿線の途絶、腹圧排尿

・蓄尿症状：昼間頻尿、夜間頻尿、尿意切迫感、尿失禁など

・排尿後症状：排尿後滴下など

尿検査や、超音波検査、尿流量検査、問診票（IPSS、国際前立腺症状スコア）などの検査を行う。

治療：①薬物療法

・α1ブロッカー：前立腺や尿道平滑筋の緊張を緩和し、尿道内圧を低下させる。

・5α還元酵素阻害薬：前立腺体積を縮小させる。

・PDE5阻害薬

・植物製剤、漢方など。

②生活指導：飲水制限、カフェイン・アルコールの摂取制限、膀胱訓練など。

③手術療法

- 経尿道的前立腺切除術（TUR-P）

- 光選択的前立腺レーザー蒸散術（PVP）

- ホルミウムレーザー核出術（HoLEP）

## ■過活動膀胱 低 低 低

尿意切迫感を有し、通常は頻尿および夜間頻尿を伴い切迫性尿失禁を伴うこともあれば伴わないこともある状態。尿意切迫感、昼間頻尿、夜間頻尿、切迫性尿失禁などの症状が見られる。問診票（OABSS、過活動膀胱症状問診票）、超音波検査を行う。

※膀胱がん、膀胱炎、膀胱結石、前立腺がんなどの疾患の除外が必要。

治療：①行動療法

- 生活指導：水分摂取量の調整、カフェインとアルコール摂取の制限をする。

- 膀胱訓練：少しずつ排尿間隔を延ばすことにより膀胱容量を増加させる訓練を行う。

②薬物療法

- 抗コリン薬

- β3作動薬

## ■神経因性膀胱 低 低 中

大脳皮質感覚野から膀胱・尿道の標的臓器の間の神経路の障害により生じる多彩な排尿障害の総称である。頻尿、残尿貯留、尿閉、尿路感染、腎後性腎不全などが見られる。尿検査、尿流測定、超音波検査（残尿測定）、膀胱内圧測定などを行う。

治療：①原疾患の治療

②内服治療：コリンエステラーゼ阻害薬（ウブレチド）、アセチルコリン受容体刺激薬（ベサコリン散）の服用

③自己導尿

④尿道カテーテルの留置

## 泌尿器科腫瘍

### ■ 副腎腫瘍 中 中 高

**1. ホルモン非産生腺腫とホルモン産生腺腫**

①クッシング症候群：満月様顔貌、中心性肥満、高血圧が見られる。コルチゾール過剰分泌を調べる。

②原発性アルドステロン症：筋力低下、多飲、多尿、頭痛などが見られる。アルデステロン過剰分泌を調べる。

③褐色細胞腫：高血圧、発汗、動悸などが起こる。血中カテコールアミンの上昇が見られる。

**2. 副腎がん**

治療：ホルモン非産生腺腫で、大きさが4～6cm以上であれば手術を行う。

ホルモン産生腺腫、副腎がんの場合、原則的に手術（開腹および腹腔鏡下副腎摘除術）を行う。

### ■ 腎腫瘍（腎細胞がん、腎血管筋脂肪腫） 中 高 高

**・腎細胞がん**

疫学：50～70歳代に多く、男性に多い。

病理：淡明細胞がん、乳頭細胞がん

症状：血尿が見られるほか、画像検査で指摘される。

　　※ 以前は腹部腫瘤蝕知、疼痛。

診断：超音波検査、造影CT、MRI、腎生検など。

治療：①手術治療：開腹もしくは腹腔鏡下腎摘除術

　　　　※ 腫瘍径の小さいがんに対しては腎部分切除術（ロボット、腹腔鏡、開腹）

　　　②分子標的治療：近年、種々の薬剤が開発され切除不能がんおよび転移性がんに対して使用

③免疫療法：ニボルマブ、インターフェロン、インターロイキンによる免疫療法。2016年よりニボルマブ（オプジーボ®）が適応

・**腎血管筋脂肪腫**

良性腫瘍で、基本的には経過観察。腫瘍径が5cm以上になれば手術治療を行う。

## ■ 腎盂がん、尿管がん 中 高 高

疫学：60～70歳台に多く、男性に多い。

病理：大半が尿路上皮がん。

症状：肉眼的血尿、尿路通過障害に伴う腰背部痛。

検査：尿細胞診、超音波検査、造影CT、MRI、逆行性腎盂造影、尿管鏡検査など。

治療：①手術療法：腎尿管全摘除術（＋膀胱部分切除術）

　　　②全身化学療法

　　　・GC療法（G：ゲムシタビン、C：シスプラチン）

　　　・MVAC療法（M：メソトレキセート、V：ビンブラスチン、A：アドリアマイシン、C：シスプラチン）

　　　・その他：パクリタキセル、ドセタキセルによる化学療法。

　　　③放射線療法

## ■ 膀胱がん 中 高 高

疫学：男性に多い。

病理：大半が尿路上皮がん

症状：肉眼的血尿、排尿時痛

検査：尿細胞診、超音波検査、膀胱鏡検査、CT、MRI

治療：①手術療法：経尿道的膀胱腫瘍切除術（組織診断/壁深達度）。

　　　※局所進行性膀胱がん（T2〔腫瘍の大きさが7cmを超える〕以上）に対しては

膀胱全摘除術＋尿路変更（新膀胱、回腸導管、尿管皮膚瘻など）

②表在性膀胱がん：抗がん剤もしくはBCG膀胱内注入療法

③全身化学療法：腎盂、尿管がんと同じ。

④放射線療法

## ■前立腺がん 中 高 高

疫学：60歳以上、欧米に多い。近年、東アジアで増加している。

病理：大半が腺がんである。

症状：PSA（前立腺がんの腫瘍マーカーで、がんの発現に関連を持つと考えられている生体内のタンパク質）の高値、排尿障害、血尿など。

検査：PSA検査、CT、MRI、骨シンチグラフィー（放射性同位元素〔RI〕を投与して骨を壊す状態あるいは作る状態にある部位を特定する検査）、超音波検査。

※ 確定診断は前立腺生検。

治療：①手術療法（前立腺全摘除術）：近年はロボット手術が盛んに行われている。

※ 術後尿失禁、勃起障害あり：勃起神経温存も積極的に行われている。

②放射線療法

・外照射

・内照射（組織内照射）

③内分泌療法：男性ホルモンを抑制

④無治療経過観察

⑤保険外治療：集束超音波治療法（HIFU：high intensity focused ultrasound）、粒子線治療

## ■精巣がん 中 高 高

症状：陰嚢内容の無痛性腫大

病理：セミノーマ⇒予後良好

非セミノーマ⇒胎児性がん、奇形腫、卵黄嚢腫瘍、絨毛がん

検査：腫瘍マーカー（LDH、AFP、βHCG）、超音波検査、CT

治療：高位精巣摘除術

転移性がん、非セミノーマに対しては全身化学療法（BEP療法〔B：ブレオマイシン、E：エトポシド P：シスプラチン〕）

## その他の泌尿器科疾患

### ■ 精巣捻転　中　高　高

症状：突然起こる陰嚢部の激痛、悪心・嘔吐を伴う。

検査：超音波検査、MRI

治療：発症後6〜8時間以内に捻転を解除すれば精巣機能の回復が期待できる。
⇒24時間以上経過した場合は精巣摘除術。

### ■ 骨盤内臓器脱（子宮、膀胱脱）　低　低　低

骨盤底支持組織の脆弱化により発生する。

症状：会陰部に腫瘤触知、尿失禁、下腹部違和感など。

治療：手術療法

### ■ 間質性膀胱炎　中　高　高

頻尿、尿意切迫感、膀胱痛を主症状とした膀胱間質の非特異的な慢性炎症性疾患。

検査・治療：腰椎麻酔下に膀胱水圧拡張⇒拡張後に膀胱内に種々の出血の所見が見られる。

解説　伊夫貴直和（大阪医科大学附属病院 腎泌尿器外科講師）

# 13 内分泌代謝内科

## 解剖と生理（図1）

内分泌に関連する臓器は、松果体、視床下部、下垂体、甲状腺、副甲状腺、副腎、性腺、膵臓などがある。

### ・松果体

視床上部の手綱交連の後方に突出する重さ0.2g、径7×5×3mmのマツカサ状の小体。メラトニンやセロトニンを含むが機能は明らかでない。

### ・視床下部

視床の前下方に位置し、第三脳室の側壁下部と底とを囲む小部（重さ4g）。視床下部ホルモンを複数の神経核で産生し、下垂体門脈系に分泌する。副腎皮質刺激ホルモン放出ホルモン（CRH）、甲状腺刺激ホルモン放出ホルモン（TRH）、成長ホルモン放出ホルモン（GHRH）、ゴナドトロピン放出ホルモン（GnRH）、ソマトスタチン、ドパミンなどを分泌する。

### ・下垂体

下垂体は小指頭大（重さ0.5g、径0.7×1×1cm）の腺で、発生学的には口蓋の上皮に由来する前葉（腺性下垂体）と、漏斗に連なる後葉（神経性下垂体）に分かれる。前葉から成長ホルモン（GH）、プロラクチン（PRL）、副腎皮質刺激ホルモン（ACTH）、卵胞刺激ホルモン（FSH）、黄体形成ホルモン（LH）、甲状腺刺激ホルモン（TSH）を分泌し、後葉からはアルギニン・バゾプレシン（AVP）、抗利尿ホルモン（ADH）、オキシトシンを分泌する。

### ・甲状腺

第三～四気管軟骨前面に位置し、重量10～20g、高さ2.5～4cm、幅1.5～2cm、厚さ1～1.5cmで、甲状腺ホルモンを合成、分泌する。

- **副甲状腺（上皮小体）**

　甲状腺の左右両葉の後縁に位置し、上下2対の計4個あり、それぞれほぼ米粒状（径3〜6mm）の内分泌腺で、副甲状腺ホルモン（PTH）を分泌する。

- **副腎**

　腎臓の上内端に接し、腎臓と共に腎筋膜に包まれている。重量約7g、長さ約5cm、幅3cm、厚さ0.4〜0.6cmの内分泌腺。副腎皮質の束状層からコルチゾール（COR）、球状層からアルドステロン、網状層から性ホルモンをそれぞれ分泌し、副腎髄質からカテコールアミン（アドレナリン、ノルアドレナリン、ドパミン）を分泌する。

- **性腺**

　男性の性腺は精巣で陰嚢の中に存在する。大きさは約5×3×2cmで、重さは8〜8.5gである。精巣のライディッヒ（Lydig）細胞からアンドロゲンを分泌する。女性の性腺は卵巣と胎盤で、卵巣は母指頭大（約3×1.5×1cm、重さ4〜10g）の扁平楕円状で、骨盤側壁の卵巣窩に存在しエストロゲンを分泌する。排卵後の黄体と胎盤がプロゲステロンを分泌する。

- **膵臓**

　長さ15〜18cm、重さ60〜80g。頭部は十二指腸に接し、尾部は脾臓に達し、周囲を胃、大腸、血管などで囲まれている。膵臓のランゲルハンス島はインスリンやグルカゴンなどのさまざまなホルモンを分泌する。インスリンは空腹時に肝臓でのグリコーゲン分解、糖新生を抑制する。摂食時には分泌が促進され肝臓での糖新生を抑制し、肝臓、骨格筋や脂肪細胞での糖の取り込みを促進する。グルカゴンは空腹時にグリコーゲン分解、糖新生を促進させる。

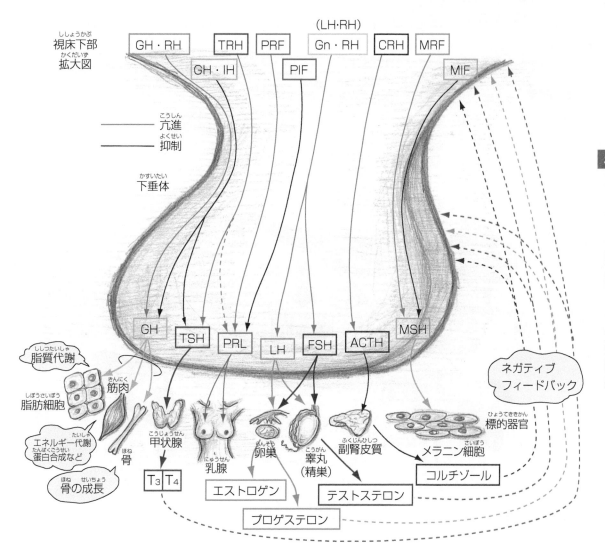

■図1　内分泌系（馬見塚勝郎著．塗って覚えて理解する！脳の神経・血管解剖．大阪，メディカ出版，2008，19．より引用）

・肝臓

　空腹時にグリコーゲン分解、骨格筋からのアラニン、乳酸、脂肪細胞からのグリセロールを原料とした糖新生を促進し、ブドウ糖を供給する。摂食後には糖を取り込む。

・骨格筋

　絶食が続くと、筋肉のタンパク分解によりアミノ酸（とくにアラニン）、嫌気性代謝により乳酸、ピル

ビン酸が増加し肝臓での糖新生の材料となる。摂食時にはインスリンの働きでブドウ糖を取り込みグリコーゲンとして蓄える。

- **脂肪組織**

絶食が続くと中性脂肪の分解でグリセロールが作られ、肝臓での糖新生の材料となる。摂食時にはインスリンの働きでブドウ糖を取り込み中性脂肪の形で蓄える。

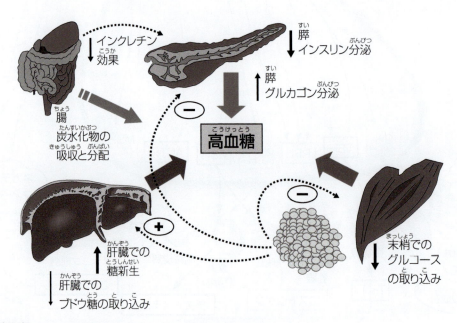

■図2　糖代謝　（Inzucchi SE, Sherwin RS in: *Cecil Medicine* 2011 より引用）

## 医師の専門領域

内科系は内分泌、代謝、栄養に分けられる。内分泌は主にホルモンに関連した疾患、代謝、栄養は糖尿病、脂質異常、高尿酸血症を中心に診療している。

内分泌臓器は全身にわたっており、下垂体は脳神経外科、甲状腺・副甲状腺は耳鼻咽喉科もしくは乳腺外科、副腎は泌尿器科、性腺は産婦人科が担当し、すべてを束ねる内分泌外科を置いている病院は少ない。

## 主な症状・症候

- **発熱**

  高体温。内分泌疾患ではバセドウ病、亜急性甲状腺炎、褐色細胞腫など。

- **動悸**

  患者が自覚する心臓の不規則な拍動。通常は心拍数が増加し、不快感や不安感を伴うことが多い。内分泌疾患では甲状腺中毒症、褐色細胞腫、低血糖など。

- **高血圧**

  血圧が上昇した状態。高血圧のうちの10%程度が内分泌性高血圧とされる。原発性アルドステロン症、先端肥大症、バセドウ病、クッシング（Cushing）病、クッシング（Cushing）症候群、褐色細胞腫など。

- **低血圧**

  血圧が低下した状態。

- **浮腫（むくみ）**

  間質液量の増加によって起こる腫脹。内分泌疾患ではCushing症候群、甲状腺機能低下症・亢進症など。

- **食欲不振**

  食べ物を食べたいという生理的欲求が低下した状態。下垂体機能低下症、甲状腺機能低下症、副腎皮質機能低下症、高カルシウム血症などの内分泌疾患でも起こりうる。

- **体重減少**

  短期間での体重減少は脱水によるものであるが、週単位、月単位での体重減少は体脂肪および体タンパクの減少によって生じる。内分泌疾患では甲状腺中毒症、褐色細胞腫、グルカゴノーマ、副腎皮質機能低下症、汎下垂体機能低下症、視床下部障害、高カルシウム血症、糖尿病、ゾリンジャー―エリソン（Zollinger-Ellison）症候群、WDHA（水様性下痢低カリウム血症・無胃酸）症候群などで体重減少を生じる。

- **口渇**

のどが渇いた状態。

- **多飲**

飲水量が増加した状態。

- **多尿**

1日尿量3,000mL以上を多尿という。内分泌代謝疾患で多尿の原因となるものとして、中枢性尿崩症、高血糖、高カルシウム血症、低カリウム血症などがある。

- **低身長**

低身長もしくは成長率が低下した状態。低身長の原因としてGH分泌不全性低身長、甲状腺機能低下症、ターナー（Turner）症候群などがある。

- **肥満**

body mass index（BMI）＝体重（kg）／身長（m）$^2$ ≧ 25kg/m$^2$で肥満と定義される。二次性肥満の原因として内分泌性肥満があり、クッシング（Cushing）症候群、甲状腺機能低下症、偽性副甲状腺機能低下症、インスリノーマ、性腺機能低下症、多嚢胞性卵巣症候群などがある。

- **低血糖**

自覚症状として空腹感、発汗、不安感、焦燥感、感覚異常、動悸、振戦などの自律神経症状と、脱力感、倦怠感、めまい、頭痛、意識混濁、認知障害などの中枢神経症状がある。血糖値が45〜60mg/dLで低血糖が示唆され、45mg/dL以下であれば病的と判断される。インスリノーマ、インスリン自己免疫症候群、ホルモン欠乏などで生じる。

- **脱毛**

頭髪と体毛、性毛の減少、脱落があり、原因が異なる。甲状腺機能低下症、成長ホルモン分泌不全症、副甲状腺機能低下症では頭髪の脱毛、汎下垂体機能低下症では頭髪、性毛の減少がみられることがある。女性では多嚢胞性卵巣症候群、副腎性器症候群などでアンドロゲン過剰による男性型脱毛をみる。

・多毛

　女性の場合は通常発毛が少ない部位（顔面、前胸部、乳輪下腹部、背中、殿部、大腿内側、外陰部）に過剰な発毛を生じる。多嚢胞性卵胞症候群、クッシング（Cushing）症候群、副腎腫瘍など。

・無月経

　月経の停止や月経の未発来。Turner症候群や性腺形成不全、先天性副腎皮質過形成などで月経の未発来を、高プロラクチン血症では続発性無月経を起こすことがある。

・低ナトリウム血症

　軽度の低ナトリウム血症（110〜125mEq/L）では食欲低下、頭痛、傾眠など、中等度（105〜110mEq/L）では悪心、嘔吐などの消化器症状に加え、人格変化、混迷などの中枢神経症状、重度（105mEq/L未満）で混迷、けいれんなどを引き起こし致死的となることもある。原因はさまざまだが、内分泌疾患では副腎不全、甲状腺機能低下症、抗利尿ホルモン不適合分泌症候群（SIADH）などが原因となる。

・低カリウム血症

　軽度の低カリウム血症（2.5〜3.5mEq/L）では嘔吐、腹痛などの消化器症状、脱力、筋力低下、テタニーなどの骨格筋症状、重症（2.5mEq/L未満）では四肢麻痺、呼吸筋麻痺、横紋筋融解、イレウス（腸閉塞）などが出現する。原因はさまざまであるが、内分泌疾患では原発性アルドステロン症、バセドウ病に伴う周期性四肢麻痺がある。

・高カルシウム血症

　軽度の高カルシウム血症（12mg/dL未満）は無症状、中等度（12〜14mg/dL）では多飲、多尿、脱水、食欲不振、筋力低下、感覚異常などを引き起こす。高度（14mg/dL以上）ではこれらの症状に加え集中力低下、錯乱、さらに昏睡に至ることもある。内分泌疾患では、原発性副甲状腺機能亢進症が原因となる。

・低カルシウム血症

急性の低カルシウム血症では、テタニー（しびれ）、けいれん、トルソー（Trousseau）徴候、クヴォステック（Chevostek）徴候などが出現。不整脈も起きやすい。

## 診察

内分泌疾患は決してまれな病気ではないが、疑わなければ診断は困難な場合が多い。患者の訴えを傾聴し、注意深く観察して、患者の症状や特徴的な身体所見に疑いを持つことが重要である。

## 主な検査

・一般血液検査

血糖値、電解質（Na、K、Cl、Ca、P、Mg）、浸透圧、ホルモン検査、免疫異常

・遺伝子学的検査

■視床下部下垂体の検査

・負荷試験

GH系：分泌刺激試験……インスリン負荷試験、アルギニン、グルカゴン、GHRP-2負荷試験

　　　　分泌抑制試験……75gブドウ糖負荷試験

ACTH系：分泌刺激試験……インスリン負荷試験、CRH負荷試験

　　　　　分泌抑制試験……少量デキサメタゾン負荷試験

PRL系：分泌刺激試験……TRH負荷試験

ゴナドトロピン系：分泌刺激試験……GnRH負荷試験

甲状腺系：分泌刺激試験……TRH負荷試験

尿崩症の検査：血漿・尿浸透圧、AVP測定、水制限試験、高張食塩水負荷試験、DDAVP（デスモプレシン）試験

- **画像検査**

    MRI が第一選択。

## ■甲状腺、副甲状腺の検査

- **甲状腺疾患の検査**

    TSH、FT3、FT4、TPO 抗体（橋本病）、Tg 抗体（橋本病）、TRA b（バセドウ病）、TSA b（バセドウ病）

- **副甲状腺の検査**

    血清 Ca、血清 PTH、VitD、尿 Ca

- **画像検査**

    超音波検査が第一選択。甲状腺機能亢進症の鑑別診断で $^{123}$I、$^{99m}$Tc による甲状腺シンチグラフィーが有効。副甲状腺機能亢進症で MIBI シンチグラフィー。

## ■副腎機能の検査

- **クッシング（Cushing）症候群**

    早朝空腹時の ACTH、COR の測定、ACTH および COR の日内変動、デキサメタゾン抑制試験、CRH 試験

- **原発性アルドステロン症**

    早朝空腹時、安静臥床時の血漿アルドステロン濃度（PAC）、血漿レニン活性（PRA）の基礎値、フロセミド立位負荷試験、カプトプリル試験、生理食塩水試験、経口食塩負荷試験

- **男性化副腎皮質腫瘍、副腎がん**

    血漿デヒドロエピアンドロステロンサルフェート（DHEA-S）

- **副腎皮質機能低下症**

    迅速 ACTH 負荷試験、CRH 試験、ITT

- **褐色細胞腫**

血漿エピネフリン、ノルエピネフリン、24時間蓄尿メタネフリン、ノルメタネフリン、24時間バニリルマンデル酸。負荷試験としてクロニジン試験など。

- **画像検査**

CT、MRI、核医学検査（Cushing症候群では $^{131}I$ アドステロールシンチグラフィー、褐色細胞腫では $^{123}I$ MIBGシンチグラフィー）

■ **性腺機能の検査**

GnRH試験、GnRH連続パルス皮下注試験、クロミフェン試験、結合型エストロゲン試験、hCG試験、hMG試験

■ **膵臓・消化管の試験**

・インスリン：経口ブドウ糖負荷試験、絶食試験、カルシウム刺激試験、グルカゴン負荷試験

・ガストリン：カルシウム刺激試験、オクトレオチド抑制試験

# 内分泌代謝系の主な病気

🩺：診療　💊：治療　🚑：緊急

## 視床下部・下垂体の病気

■ **先端巨大症**　🩺中　💊中 ～ 💊高　🚑中

成長ホルモン（GH）の過剰により特有の顔貌（顔つき）や体型および代謝異常を引き起こす。骨端線が閉鎖する前は、高身長となり下垂体性巨人症に、閉鎖した後では先端巨大症となる。症状は顔貌変化、手足の容積増大、巨大舌、発汗増多、月経異常などのGH過剰に伴う症状と、頭痛、視野障害などの下垂体腺腫による局所症状。GH分泌の自律性かつ過剰な分泌を確認し、MRIで下垂体腺腫の存在を確認する。

治療：手術療法が原則。手術療法不能例、難治例では、薬物療法や定位放射線治療を行う。

## ■ プロラクチノーマ 中 中 低〜中

下垂体腫瘍と腫瘍からのプロラクチン産生過剰による。下垂体腺腫の25%を占める。症状は、女性で乳汁分泌、月経不順、無月経、不妊、男性では女性化乳房、性欲低下。頭痛、視野欠損などの腺腫による局所症状を起こすこともある。血液検査で高プロラクチン血症を確認し、頭部MRIで下垂体腫瘍の有無を確認する。薬剤性、原発性甲状腺機能低下症、下垂体茎の障害で高プロラクチン血症を起こすことも多い。

治療：薬物療法が奏功、難治例では手術。

## ■ クッシング（Cushing）病 中 中 中〜高

副腎皮質刺激ホルモン（ACTH）自律性分泌によるコルチゾール過剰分泌によりCushing徴候（満月様顔貌、中心性肥満、野牛肩、皮膚線条、皮膚の菲薄化や皮下溢血）を起こした状態。症状／症候としては、Cushing徴候に加え、高血圧、多毛、骨粗しょう症、月経異常、耐糖能異常などがある。検査は内分泌学的検査、頭部MRIなどを行う。

下垂体腺腫からACTH自律性分泌によるコルチゾール分泌による相対的なコルチゾール分泌を伴い代謝異常を伴うが、Cushing徴候を欠くものをサブクリニカルCushing病と言う。

治療：手術、放射線治療。薬物療法の効果は限定的である。

## ■ 成長ホルモン（GH）分泌不全症 中 中 低

成長ホルモン（GH）の欠乏が小児期に起こると低身長となりGH分泌不全性低身長を、成人期では体組成の異常、脂質異常症、QOLの低下などを起こし成人GH分泌不全症と診断される。

小児期では標準身長の−2.0SD以下と負荷試験の結果と画像検査の結果を併せて診断。治療はGHの補充療法。成人期では疲れやすさ、気力や集中力の低下、うつ状態、皮膚の乾燥、体毛の柔軟化、内臓脂肪の増加、骨量の低下などの症状／症候を認め、血液検査で脂質異常症、耐糖能異常、肝機能障害などを認める。

治療：重症成人GH分泌不全症の診断基準を満たした場合はGHを補充。

### ■下垂体前葉機能低下症 🩺中 💊中 🚑中 ～ 🚑高

下垂体、下垂体茎、あるいは視床下部に腺腫、肉芽腫、嚢胞、炎症あるいは虚血が生じることなどが原因。下垂体ホルモンが低下し、ホルモンの欠乏症状が生じる。

ACTHが欠損：コルチゾール低下のため、全身倦怠感、食欲不振、易疲労感、低血糖など。

TSHが欠落：甲状腺ホルモン低下のため耐寒性低下、活発性低下、発汗減少、徐脈、便秘、うつなど。

性腺刺激ホルモンが欠落：思春期発来以前では性腺発育不全、成人では恥毛・腋毛の脱落が起こる。女性では無月経、男性ではインポテンツ、精巣（睾丸）萎縮を起こす。

成長ホルモン（GH）が欠落：成人期に成長ホルモンの分泌が欠乏し小児期では低身長、発育不全、成人では体組成の異常、骨密度の低下、高コレステロール血症などの代謝異常、活力低下など。

PRLが欠落：乳汁分泌の低下や排卵障害。

検査：ホルモンの基礎値の測定と負荷試験を行い、原因精査目的でMRIなどの画像診断を行う。

治療：それぞれのホルモンの補充療法を行う。

### ■中枢性尿崩症 🩺中 💊中 🚑低 ～ 🚑中

抗利尿ホルモンであるアルギニン・バゾプレシン（AVP）の産生・分泌の障害により、腎集合管における尿濃縮力が低下し多尿を生じる疾患。症状は口渇（口が乾く）、多飲、多尿。原因には特発性、家族性、続発性があり、続発性の原因としては外傷、手術、リンパ球性漏斗下垂体後葉炎、下垂体腺腫、頭蓋咽頭腫などがある。検査は負荷試験と画像診断で行う。

治療：薬物療法が主でデスモプレシンが用いられる。

### ■抗利尿ホルモン不適合分泌症候群（SIADH） 🩺中 💊中 🚑低 ～ 🚑高

アルギニン・バゾプレシン（AVP）の分泌過剰により、腎集合尿細管における水の再吸収が亢進して水利尿が障害され、体液貯留を伴う低ナトリウム血症が起きる。異所性AVP産生腫瘍（肺、膵臓、

十二指腸がんなど）によるものと、中枢神経疾患、胸腔内疾患などが原因で下垂体後葉からのAVP分泌が亢進するものがある。症状は低ナトリウム血症の程度により、軽度であれば悪心、嘔吐、進行すると意識障害やけいれんなどを起こすこともある。

治療：水制限が原則、急性期には高張食塩水による輸液療法。根治には原疾患の治療が必要となる。

### ■下垂体腺腫　中　中　低 ～ 高

下垂体前葉から発生する腫瘍。ホルモン産生の有無で機能性腺腫（機能性は上述）と非機能性腺腫に分けられる。症状は占拠病変による視力視野障害や下垂体前葉機能低下症、頭痛など。検査は内分泌検査、神経眼科的検査、頭部MRIなど。

治療：外科的治療

### ■頭蓋咽頭腫　中　中 ～ 高　中

良性の胎生期遺残性腫瘍。小児期成長障害を初発とすることが多く、成人では性欲低下、性周期異常を認め、進行すると汎下垂体機能低下症、尿崩症を起こすこともある。占拠病変による視機能の異常として、両耳側半盲を認めることがある。

治療：外科的手術が第一選択となるが再発率は高い。

### ■胚細胞腫瘍　中　中 ～ 高　中 ～ 高

尿崩症、視機能障害、汎下垂体機能低下症を三主徴とし、ほとんどが20歳未満で発症する。

治療：手術で組織診断を行ったうえで化学療法、放射線治療を行う。

### ■その他の下垂体の病気

下垂体卒中、中枢性摂食異常症、ラトケ嚢胞、鞍結節部髄膜腫、視神経・神経下部神経膠腫、リンパ球性下垂体炎などがある。

## 甲状腺の病気

### ■甲状腺中毒症　低　低　～　中　低　～　高

　甲状腺ホルモンの増加による代謝の亢進と活動過剰に伴う症候群。原因として甲状腺ホルモンの産生過剰、甲状腺の破壊、外因性の3種類あり。症状は易疲労感、暑がり、体重減少、情緒不安定、不安、いらいら、手指振戦、動悸、息切れ、下腿浮腫、食欲亢進、軟便、下痢、筋力低下、月経異常、発汗過多など多彩。バセドウ病、機能性結節性甲状腺腫、無痛性甲状腺炎、亜急性甲状腺炎、妊娠初期一過性甲状腺機能亢進症など。

### ■甲状腺機能低下症　低　低　低　～　高

　体内の臓器・組織での甲状腺ホルモン作用が不足した状態。症状は無気力、易疲労、眼瞼浮腫、寒がり、体重増加、動作緩慢、記憶力低下、便秘など。原因として原発性甲状腺機能低下症、中枢性甲状腺機能低下症、甲状腺ホルモン作用異常など。

### ■バセドウ（Basedow）病　低　低　低　～　高

　自己抗体による自己免疫性甲状腺機能亢進症。症状はびまん性（広い範囲）の甲状腺腫大、甲状腺中毒症状（動悸、息切れ、体重減少、振戦〔震え〕）、特有の眼症状（眼球突出）。甲状腺機能亢進症に加え、抗TSH受容体抗体（TRAb）もしくはTSH刺激性受容体抗体（TSAb）の自己抗体が陽性になる。シンチグラフィーで放射線ヨウ素（またはテクネチウム）甲状腺摂取率高値を確認する。
　治療：薬物療法、アイソトープ治療、手術療法のいずれか。

### ■中毒性結節性甲状腺腫（プランマー【Plummer】病）　中　中　中

　自律性を有するホルモン産生腫瘍。甲状腺中毒症状で診断されることもあるが、甲状腺腫を機に診断されることもある。診断は甲状腺機能亢進の確認と、ヨウ素シンチグラフィーで結節に一致した集積を認めることで行う。
　治療：手術療法、アイソトープ治療、経皮的エタノール局注療法（PEIT）、経皮的ラジオ波焼灼療法（RFA）など。

### ■亜急性甲状腺炎　中　低～中　低～中

炎症性の甲状腺疾患。有痛性の甲状腺腫と甲状腺中毒症状で、上気道炎症状を前駆症状とし、その後に前頸部の疼痛、嚥下痛、腫脹や発熱を呈する。検査は炎症所見（とくに赤沈）と甲状腺機能の亢進と超音波検査、シンチグラムなど。

治療：基本は疼痛のコントロールで、重症例ではステロイドを使用。

### ■橋本病（慢性甲状腺炎）　低　低　中

自己免疫性の甲状腺疾患。病態は一過性の甲状腺中毒症（無痛性甲状腺炎）、一過性の甲状腺機能低下症、永続性の甲状腺機能低下症など多彩に変化するため、経過観察を要する。永続性の甲状腺機能低下症では、無気力、易疲労感、むくみ、寒がり、体重増加、動作緩慢、嗜眠、記憶力低下、嗄声などの症状を呈する。重症例では粘液水腫性昏睡を起こす。びまん性甲状腺腫大と、抗甲状腺自己抗体（TgAbとTPOAb）の存在で診断する。

治療：永続的な機能低下症に対してはT4製剤の補充療法を行う。

### ■甲状腺腫瘍　中　中　低～高

甲状腺の結節性病変。腺腫様甲状腺腫、濾胞腺腫、乳頭がん、濾胞がん、悪性リンパ腫などがある。多くの場合は無症状で、検診などで見つかることが多いが、前頸部の限局的な腫大を自覚することもある。血液検査で甲状腺機能を確認し、良性と悪性の鑑別のために細胞診を行う。

治療：良性結節の場合、定期的に経過観察を行うのみである。悪性腫瘍の場合、手術療法、放射線療法などを行うが、微小乳頭がんについては経過観察となることもある。

### ■その他の疾患

甲状腺眼症、妊娠初期一過性甲状腺機能亢進症、潜在性甲状腺機能異常、不適切甲状腺ホルモン（TSH）分泌症候群などがある。

## 副甲状腺の病気

### ■副甲状腺機能亢進症 中 中 中

　副甲状腺の腫瘍化または過形成により副甲状腺ホルモン（PTH）が自律的かつ過剰に分泌される結果、起こる。病理学的には腺腫、過形成、がん腫に分類される。PTHの過剰により高カルシウム血症を起こす。軽度では症状が非特異的でも、骨折のリスク、尿路結石のリスクが増す。血中Ca濃度が12mg/dLを超えると、易疲労感、脱力、多尿、口渇、脱水、悪心、嘔吐、便秘などの症状を呈する。診断は血液検査で高カルシウム血症と血中PTH高値を確認し、超音波検査、シンチグラムなどで局在診断を行う。高カルシウム血症の鑑別として悪性腫瘍に伴うもの、サルコイドーシスなどの肉芽腫性疾患、家族性低カルシウム尿性高カルシウム血症、薬剤性（ビタミンDの過剰）などあり頻度も高い。

　治療：根治治療は手術療法となるが、手術不能例には脱水、不動を避けるように指導。

### ■副甲状腺機能低下症 低 中 中

　副甲状腺ホルモン（PTH）の分泌不全もしくは作用不全により低カルシウム血症、高リン血症を呈する疾患。症状としては低カルシウム血症に伴う神経、筋の易興奮性の亢進に基づくテタニーで、全身性のけいれん発作から軽いしびれ感程度までさまざまな症状を呈する。低カルシウム血症、高リン血症を認め、腎機能が正常で、低マグネシウム血症が除外できれば診断できる。

　治療：ビタミンD製剤の補充を行う。

### ■骨粗しょう症 低 中 低

　骨量減少と骨構造の脆弱化を起こす代謝性骨疾患。診断は、①椎体または大腿骨近位部に脆弱性骨折がある場合、②その他の部位に脆弱性骨折があり、骨密度がYAM（若年成人平均値）の80％以下の場合、③脆弱骨折がないが骨密度がYAMの70％以下または−2.5SD以下の場合。検査は骨密度検査と骨代謝マーカーを組み合わせて行う。

　治療：生活指導と薬物療法

### ■その他の疾患

骨軟化症など。

## 副腎の病気

### ■原発性アルドステロン症 〔中〕〔中〕〔低〕〜〔中〕

副腎からのアルドステロン過剰分泌により、高アルドステロン・低レニン性高血圧、低カリウム血症を引き起こす病態。高血圧の10〜15％を占めるとされる。内分泌検査でスクリーニングを行い、病型・局在診断のためにCT、副腎皮質アドステロールシンチグラフィー、選択的副腎静脈サンプリングなどを行う。

治療：手術療法が原則、手術不能例で薬物療法

### ■クッシング（Cushing）症候群 〔中〕〔中〕〜〔高〕〔低〕〜〔高〕

副腎に発生する腫瘍からのコルチゾール過剰分泌によって、高血圧、耐糖能異常、中心性肥満、満月様顔貌、野牛肩、皮膚の菲薄化、腹部の赤色線条、近位筋の筋力低下などを起こす。高血圧、耐糖能異常を満たすが、Cushing 症候群に特徴的な身体的特徴を欠くものを subclinical Cushing 症候群という。検査は尿検査、血液検査でコルチゾールの過剰を確認し、CT やシンチグラフィーで局在診断を行う。

治療：原則手術療法

### ■褐色細胞腫 / パラガングリオーマ 〔中〕〜〔高〕〔中〕〜〔高〕〔低〕〜〔高〕

副腎髄質、傍神経節細胞に発生するカテコールアミン産生腫瘍。症状は高血圧、頭痛、動悸、発汗、顔面蒼白、体重減少、便秘など多彩。診断は内分泌検査でカテコールアミンの過剰を確認し、CT、MRI、シンチグラフィーで局在診断を行う。

治療：手術療法、薬物療法

## ■アジソン（Addison）病 中 中 中

副腎に病変が原発する副腎機能低下症。原因は副腎結核と自己免疫性が多い。コルチゾール、アルドステロン、副腎アンドロゲンの脱落により易疲労感、脱力感、悪心・嘔吐、食欲不振、体重減少、耐寒性低下、精神症状（無気力、嗜眠、性格変化）を起こす。身体的特徴として歯肉、手掌の皮溝、爪床、乳輪、手術痕などへの色素沈着がある。検査所見としては低ナトリウム血症、低血糖、好酸球増多などがあり、内分泌検査でコルチゾールの低値と副腎皮質刺激ホルモン（ACTH）の高値を確認して診断となる。

治療：薬物療法

## ■副腎クリーゼ 中 中 中

急激にグルココルチコイドの絶対的もしくは相対的な欠乏が生じ、放置すると致命的な状況に陥る病態を指す。既知、未知の下垂体機能低下症、副腎不全の患者に感染、外傷などのストレスが加わり、ステロイド需要が増大した場合と、治療目的で長期服用中のステロイド薬が不適切に減量・中止された場合に生じる。症状/症候は多彩であるが、軽度では悪心・嘔吐、軽度腹痛や発熱程度で、重篤になると血圧低下、意識障害などを起こす。

治療：薬物療法

## ■先天性副腎皮質過形成 中 中 中

21-水酸化酵素欠損症、先天性リポイド過形成、11β-水酸化酵素欠損症、17α-水酸化酵素欠損症、3β-ヒドロキシステロイド脱水素酵素欠損症などがあり、副腎に存在するステロイド合成に関与する酵素をコードする遺伝子異常により生じる。障害されるとグルココルチコイド、ミネラルコルチコイド、副腎アンドロゲンの過剰や欠乏を生じ、種々の症状を起こす。21-水酸化酵素欠損症の頻度が最も多く新生児マススクリーニングが行われている。

## ■その他

両側副腎過形成、副腎皮質がん、リドル（Liddle）症候群、バーター（Bartter）症候群、ギッテルマン（Giteleman）症候群、鉱質コルチコイド過剰（AME）症候群などがある。

## 性腺の病気

### ■多囊胞性卵巣症候群

思春期以降の女性の排卵障害の原因の一つで、卵巣に多数の閉鎖卵胞を認め、時に多毛、男性化徴候、高アンドロゲン血症を認める症候群。症状／症候としては月経異常、不妊、多毛、男性化、肥満など。検査は内分泌検査で血中男性ホルモン高値と、黄体形成ホルモン（LH）高値、卵胞刺激ホルモン（FSH）低値を確認し、超音波検査で多囊胞性卵胞を確認する。

治療：インスリン抵抗性が一因となっていることがあり、肥満を認める場合には運動療法と食事療法による減量が第一となる。妊娠希望のある場合は、クロミフェンを使用し、無効時に低ゴナドトロピン療法による排卵誘発を行う。妊娠希望のない場合は低用量の経口避妊薬を使用する。インスリン抵抗性のある場合にはメトホルミンも有効である。

### ■クラインフェルター（Klinfelter）症候群

過剰なX染色体を有するXY個体（代表：47、XXY）で、思春期に二次性徴を欠き、特徴的な体型の変化が起きない。長身で身長に比して四肢が長く、外性器の発育は正常であるが、性腺機能低下があり不妊の原因となる。

### ■ターナー（Turner）症候群

低身長と卵巣機能低下症を起こす症候群。先天性にX染色体の全部または一部が欠損することによる。低身長、性腺機能低下以外に、外反肘、後頭部毛髪線低位、リンパ浮腫、中手骨短縮症、母斑、高口蓋、小顎症、楯状胸などの身体的特徴、心血管系の異常、代謝内分泌系の異常、馬蹄腎、重複尿管などの腎合併症、感音性難聴などの耳鼻科的な合併症を持つ。

### ■その他の性腺に関連した疾患

性腺機能低下症（代表的疾患が、クラインフェルター〔Klinfelter〕症候群、ターナー〔Turner〕症候群）、思春期早発症、精巣女性化症候群などがある。

## その他の病気

### ■インスリノーマ 中 中 中 ～ 高

インスリンを自律性に分泌することを特徴とする膵β細胞由来の腫瘍で、典型的には空腹時に生じる意識障害、けいれん、異常行動などの中枢神経症状が特徴的である。絶食試験などで、低血糖時の高インスリン血症を証明することで診断する。微小腫瘍であることが多く、画像診断での局在診断が困難である。選択的動脈内刺激薬注入法で局在診断を行う。多くの場合は良性腫瘍。

治療：第一選択は手術療法である。

### ■ガストリノーマ 高 高 低 ～ 高

胃酸分泌促進作用を持つガストリンを産生する機能性神経内分泌腫瘍で、難治性消化性潰瘍や下痢などを起こす。空腹時ガストリン濃度と、胃酸分泌測定検査あるいは24時間胃内pHモニター検査が必須で、Ca静注検査またはセクレチン静注検査が有用である。機能性腫瘍のなかでは最も頻度が高く、悪性であることも多い。

治療：手術療法が第一選択となるが、手術不能例では抗腫瘍薬などの薬物療法を行う。

### ■多発性内分泌腫瘍（multiple endocrine neoplasia：MEN）

高 高 低 ～ 高

種々の内分泌臓器を中心に過形成病変、腫瘍性病変を多発する疾患。副甲状腺過形成、下垂体腺腫、膵消化管神経内分泌腫瘍、胸部腫瘍、副腎皮質腫瘍、顔面血管線維腫、脂肪腫などを多発するMEN1、甲状腺髄様がん、褐色細胞腫、副甲状腺過形成/腺腫を多発する多発性内分泌腫瘍症2A型（MEN 2A）、甲状腺髄様がん、褐色細胞腫、マルファン（Marfan）体型、粘膜線維腫、巨大結腸症などを多発するMEN-2Bがある。

### ■自己免疫性多内分泌腺症候群

アジソン（Addison）病を基盤に自己免疫性甲状腺疾患や、1型糖尿病などを合併した症候群。

■ その他

グルカゴン産生腫瘍、VIP産生腫瘍、ソマトスタチン産生腫瘍、膵ペプチド（pancreatic polypeptide）産生腫瘍、カルチノイド症候群、ホルモン受容体異常症（ラロン〔Laron〕型低身長症、甲状腺ホルモン不応症、偽性副甲状腺機能低下症）などがある。

## 糖尿病

■ 糖尿病　低　中　低～高

インスリン作用不足による慢性の高血糖状態を主徴とする代謝疾患である。慢性的に続く高血糖や代謝異常は、網膜症、腎の細小血管症および全身の動脈硬化を起こし進展させる。さらに神経障害、白内障などの合併症もあり、患者の生活の質を著しく低下させる。

糖尿病の診断は、空腹時血糖値≧126mg/dL、随時血糖値または75g糖負荷試験（2時間値）≧200mg/dL、HbA1c≧6.5％を糖尿病型とし、別の日に行った血液検査で2回以上基準を満たした場合、糖尿病と診断する。

糖尿病の治療目標は健康な人と変わらない日常生活の質と寿命を確保することで、血糖のコントロールのみならず、血圧、脂質についても複合的に管理することで大血管障害および細小血管障害の発症進展を抑制することにある。

糖尿病には4つの病型とさまざまな病態がある。治療方針を決める際に、発症の形式、家族歴の有無、肥満の有無、膵島関連自己抗体の有無、インスリン分泌能、インスリン抵抗性を調べ病型・病態を評価する。

・主な症状

・高血糖に伴う症状：多尿、口渇、多飲、体重減、易疲労感、空腹感、意識混濁などがある。

・糖尿病神経障害：手足のしびれや痛み、足のつり（こむらがえり）、ほてりや冷感、感覚鈍麻、胃腸障害（むかつき、胃もたれ、嘔吐、下痢、便秘）、神経因性膀胱（排尿障害、失禁）、

起立性低血圧（立ちくらみ）、勃起障害、発汗異常、無自覚性低血糖などがある。

・糖尿病網膜症：飛蚊症、視力低下など

・糖尿病腎症：むくみ、倦怠感など

いずれも進行した状態で初めて症状が出現する。

・**糖尿病の病型**

a. **1型糖尿病**

膵β細胞の破壊、通常は絶対的インスリン欠乏に至る。

 A. 自己免疫性（GAD抗体など自己抗体が陽性）

 B. 特発性

b. **2型糖尿病**

インスリン分泌低下を主体とするものと、インスリン抵抗性が主体でそれにインスリンの相対的な不足を伴うもの。

c. **その他の機序、疾患によるもの**

 A. 遺伝子異常のあるもの。

 B. 他の疾患、条件に伴うもの：膵外分泌疾患、内分泌疾患、肝疾患、薬剤や化学物質によるもの。

  感染症、免疫機序によるもの。

  その他の遺伝子症候群で糖尿病を伴うことが多いもの。

d. **妊娠糖尿病**

・**主な疾患**

a. **1型糖尿病** 低 中 低～高

膵β細胞の破壊性病変によりインスリン欠乏が生じて発症する糖尿病。1型糖尿病は成因により2つに分類され自己免疫性の1A型、特発性の1B型に分類され、さらに病型により急性発症、緩徐進行、劇症の3つに分類される。急性発症の1型では口渇、多飲、多尿、体重減少、易疲労感などの

高血糖症状出現後、3カ月以内にケトーシス、ケトアシドーシスに至り、糖尿病診断早期よりインスリン治療が必要となる。劇症1型糖尿病は高血糖症状出現後ケトーシス、ケトアシドーシスに至るまでの期間が1週間前後以内で、インスリン治療が必要となる。緩徐進行型は、糖尿病診断時には2型糖尿病と区別がつきにくく、膵島関連自己抗体（GAD抗体など）の検査を契機に1型と判明する場合が多い。

治療：インスリン治療が基本となるが、最近はインスリンポンプ療法、膵臓移植、膵島移植など治療の選択肢が増えてきている。

### b. 2型糖尿病 低 中 低〜高

インスリン分泌低下やインスリン抵抗性を起こす素因を含む複数の遺伝因子に、過食、運動不足、肥満、ストレスなどの環境因子および加齢が加わり発症する。

口渇、多飲、多尿、体重減少、易疲労感などといった高血糖による症状を呈することもあるが、無症状で経過することが多い。

治療：食事・運動療法が基本となり、肥満がある場合は適正な体重へのコントロールが最優先となる。必要に応じて薬物療法、インスリン療法も行う。近年、病的肥満に対しての減量手術が日本でも保険適応となり、肥満を伴った2型糖尿病患者に対しての選択肢の一つとなった。

### c. その他特定の機序、疾患によるもの

遺伝因子として遺伝子異常が同定されたもの（膵β細胞にかかわる遺伝子異常、インスリン作用の伝達機構に関わる遺伝子異常）としてはミトコンドリア糖尿病、MODY（家族性若年糖尿病）、新生児糖尿病、異常インスリン症、異常プロインスリン症、インスリン受容体異常症 typeA、typeB などがある。

他の疾患、条件に伴うものとして、膵外分泌疾患、内分泌疾患、肝疾患、薬剤や化学物質によるもの、感染症、免疫機序によるまれな病態、その他の遺伝性症候群で糖尿病を伴うことが多いもの、などがある。

ミトコンドリア糖尿病、膵外分泌疾患、内分泌疾患、肝疾患、薬剤性（とくにステロイド）は頻度が高い。

治療：食事療法、運動療法、薬物療法であるが、原因がある場合は原因を除去する。

■**妊娠糖尿病** 低 中 低 ~ 高

妊娠によって引き起こされる糖尿病。75g糖負荷試験で負荷前 ≧92mg/dL、1時間値 ≧180mg/dL、2時間値 ≧153mg/dL のいずれか一点でも基準を満たせば診断。妊娠中から分娩に至る期間の、母体と胎児の安全を考慮して、通常の糖尿病より診断基準は厳しく設定されている。治療は食事療法（6分割食など）、運動療法と、必要時インスリン注射。

■**糖尿病の合併症**

### a. 三大合併症

#### ①糖尿病性神経障害

糖尿病の合併症のなかで最も早く出現する。初期は無自覚であるが、進行するとしびれ、感覚異常、自発痛、感覚鈍麻などの自覚症状が出現する。発汗異常、起立性低血圧、下痢便秘などの便通異常、排尿障害、無自覚性低血糖などの自律神経障害にも注意が必要である。運動神経障害は比較的少ないが、動眼神経麻痺、腓骨神経麻痺などの単神経障害を起こすこともある。

治療：まず血糖コントロールが優先される。神経障害に対しての薬物療法も存在するが、成因に対しての根本的な治療法として確立したものはなく、対症療法がメインとなる。

#### ②糖尿病網膜症

初期は無症状であるが、進行し増殖性変化を起こすと、硝子体出血や広範な眼底出血、網膜剥離などを伴い視力低下を起こす。現在日本人の失明の原因で第2位となっている。初期は無症状であるが、定期的に眼底検査、光干渉断層計（OCT）、フルオレセイン蛍光眼底造影などで眼底の状況を確認し、病期を確認しておくことが重要となる。

治療：血糖コントロールに加え、外科的治療として網膜光凝固、硝子体手術などがある。

#### ③糖尿病性腎症

糖尿病発症後5~10年で微量アルブミン尿が出現（腎症2期）し、持続性タンパク尿へと進展、さら

には腎機能低下（腎症3期）、末期腎不全（腎症4期）、最終的には透析療法（腎症5期）が必要となる。現在日本で透析導入の原因の第1位となっている。初期には症状がみられず、腎症が進行してから浮腫、高血圧といった症状が出現する。

治療：血糖のみならず、血圧、脂質の総合的な管理が必要となる。

### b. 糖尿病足病変

神経障害や血流障害を合併した糖尿病患者の下肢に生じる感染症、潰瘍、深部組織の破壊性病変と定義されている。糖尿病は日本では足切断の第1位の原因疾患となっており、糖尿病患者に対してはフットケアの指導が重要である。

### c. 大血管障害

糖尿病は冠動脈、脳血管、末梢血管障害などすべての動脈硬化症の危険因子として知られている。

### d. 糖尿病における急性代謝失調

#### ①糖尿病ケトアシドーシス

1型糖尿病の初発症状、1型糖尿病患者でのシックデイ（体調の悪い日）時のインスリン量の調整の失敗、インスリンポンプのトラブル、アルコール多飲、ソフトドリンクの多飲、ステロイド、抗精神病薬、SGLT2阻害薬などの薬剤によってもたらされる病態。インスリンの極端な不足とグルカゴンなどのインスリン拮抗ホルモンの過剰により、ブドウ糖の利用が障害され、脂肪分解が促進されることによって、ケトン体が著しく増加しアシドーシスと著しい脱水を伴う病態。口喝、多飲、多尿、倦怠感、腹痛、吐き気などが短期間の経過で出現し、高血糖、高ケトン血症、アシドーシスなどの所見を認めることで診断する。

治療：十分な補液とインスリン持続静注。

#### ②高血糖高浸透圧症状群

著明な高血糖と浸透圧利尿による著しい脱水のため高浸透圧となり、重篤な場合には昏睡状態となる症候群。主に2型糖尿病患者に感染症、脳血管障害、手術、高カロリー輸液、利尿薬やステロイドが

不適切に使用されたときに発症する。検査所見としては600mg/dL以上の高血糖や、320mOsm/L以上の高浸透圧がみられる。

　　治療：大量の補液による脱水の補正とインスリン持続静注。

## 脂質代謝異常

### ■高脂血症（脂質異常症）　中　低　低

血中の総コレステロールあるいはトリグリセライドが増加した状態。疫学的に総コレステロール、LDLコレステロールの増加、HDLコレステロールの低下で、冠動脈疾患発症率や死亡率が増加することが知られている。基本的に脂質異常症に自覚症状はない。空腹時のLDLコレステロール、HDLコレステロール、中性脂肪（TG）の値によって脂質異常症の診断となる。精密検査としてリポタンパク電気泳動、アポタンパク電気泳動などを行い高脂血症の表現型を確認する。甲状腺機能低下症、糖尿病、ネフローゼ症候群、薬剤による二次性高脂血症に注意が必要である。

　　治療：動脈硬化疾患の予防が治療の目的となり、冠動脈疾患になる前の一次予防と、発症後の二次予防がある。一次予防では絶対リスクの層別化を行い治療開始規準、治療目標は別々に設定されている。食事療法、運動療法と薬物療法が行われる。

### ■高尿酸血症　低　低　低

血清尿酸値が7.0mg/dLを超える状態が高尿酸血症と定義されている。痛風の原因とされ、従来は痛風の再発予防が治療目的であったが、近年慢性腎臓病やメタボリックシンドロームをともなった場合、心血管系疾患の危険因子とされ、無症候性でも治療対象とされる。痛風関節炎、尿酸結石、高尿酸血症性腎症などが主な症候であるが、高尿酸血症患者の2/3は生涯を通じて無症候性である。

　　治療：生活習慣の改善が第一で、効果がない場合は薬物療法となる。

解説　阿部泰尚（医療法人社団柊風会阿部内科医院副院長）

# 14 血液内科

## 解剖と生理

血液は、酸素や栄養成分、さまざまな機能を持つタンパク成分を全身に運搬するとともに、細菌やウイルスなどの感染症から体を守る働きを持つ。血球細胞（白血球・赤血球・血小板）と液体成分（血漿）が含まれる。成人の血液量は4～5L（体重の13分の1）であり、10％は肝臓・脾臓に貯留され、残りは体内を循環している。

### 1 血液に含まれる成分

**・赤血球**

酸素を全身に運ぶ。男性：440～560万細胞/μL、女性：390～510万細胞/μL。赤血球の中に含まれるヘモグロビン（Hb）が酸素運搬に重要であり、貧血の指標とされる場合も多い（基準値：男性……14～18g/dL、女性……12～16g/dL）。

**・白血球**

細菌・ウイルスなどの異物を攻撃（＝免疫応答）して感染症から体を守る。3,300～9,400細胞/μL。白血球の種類には、好中球、リンパ球、単球、好酸球、好塩基球が含まれる。

**・血小板**

血液を固めて出血を止める。13～32万細胞/μL。

**・血球の寿命**

赤血球は120日、血小板は7～10日。白血球は種類により日～月単位とさまざまである（好中球は短く、リンパ球は長い）。

**・血漿**

血液細胞以外の液性成分。水分（90％）、タンパク（7～10％、アルブミン、グロブリン、凝固因子な

ど）、無機質（1％）、糖質、脂質、尿酸、アミノ酸などを含む。血清は、血漿から血液凝固因子を除いたもの。

## 2 血液内科に関連する臓器

血液細胞は、主に骨髄で産生される。リンパ球は骨髄で分化した後に胸腺や末梢リンパ組織（リンパ節、脾臓）に移動し成熟する。

### ・骨髄

骨の中心部にある柔組織。すべての血球細胞は、骨髄内に存在する造血幹細胞から分化する。前駆細胞と呼ばれる分化段階を経て成熟し、末梢血中へ放出される。

### ・胸腺

胸骨の裏側、心臓の上前部の前縦隔に位置する。免疫能が発達する小児〜思春期には最大30〜40g（握りこぶし大）まで増大するが、成人以降は退化し脂肪組織に置換される。

### ・脾臓

重さ90〜120g、左側腹部、胃の後方にある長楕円形の臓器。リンパ球成熟の場であると共に、古くなった赤血球を破壊・除去する。脾臓は生存に必須ではない。

### ・リンパ節

直径1cm弱、全身に数百個分布し、リンパ管でつながっている。頚部〜鎖骨上窩、腋窩、鼠径部、肘窩（肘の反対側のくぼみ）、膝窩（膝の裏側のくぼみ）の表在性リンパ節は、診察で触知される。感染症など免疫応答が活発化した際には、リンパ球増殖の場となり腫大する。

## ‖ 医師の専門領域 ‖

血液内科領域は、血液成分の量・質的異常に関連する疾患を扱う。

## 主な症状

- **貧血症状（赤血球減少）**

  息切れ・動悸（労作時に増悪）、結膜・皮膚の蒼白、めまい・耳鳴り、微熱、心雑音、易疲労感

- **多血症状（赤血球増多）**

  赤ら顔、頭痛・耳鳴り、皮膚掻痒感（かゆみ）、血栓形成（脳梗塞、心筋梗塞など）

- **白血球減少**

  易感染性。発熱、難治性膿瘍、肺炎、腸炎など

- **白血球増多**

  骨痛、リンパ節腫脹、脾腫（脾臓の腫脹）

- **血小板減少、凝固因子低下**

  出血傾向による紫斑、鼻血、粘膜出血（口腔内）、消化管出血に伴う吐下血

- **血小板増多**

  血栓形成（時に出血）

- **鉄欠乏**

  ヘモグロビン合成低下による貧血、舌炎、さじ状爪、味覚障害、異食症（氷、土）

- **ビタミンB12欠乏**

  汎血球減少（とくに貧血）、白髪、舌炎、末梢神経障害（しびれ）、精神障害（認知症、不穏）

## 主な検査

- **血液検査**

  血球（数・白血球分類）、止血機能、炎症反応（赤沈、CRP）、免疫異常、腫瘍マーカー（LDH、β2ミクログロブリン、可溶性IL-2レセプター）、感染症検査

- **尿検査**

  溶血、潜血、白血球反応

- **画像検査**

  X線、CT・MRI検査（造影検査）、超音波検査、PET-CT、内視鏡検査

- **骨髄検査（骨髄穿刺、骨髄生検）**

  病理診断、遺伝子・染色体診断、表面抗原解析（フローサイトメトリー）

- **リンパ節生検**

  病理診断、遺伝子・染色体診断、表面抗原解析（フローサイトメトリー）

- **腰椎穿刺検査**

  病理診断

## 主な治療

- **支持療法**

  血球減少に伴う症状に対する治療。白血球減少による感染症合併の際には抗生物質・抗真菌薬・抗ウイルス薬を投与する。赤血球・血小板低下時には輸血を行う。好中球減少や貧血に対してはサイトカイン療法（顆粒球コロニー刺激因子〔G-CSF〕、エリスロポエチン）を行うことがある。

- **化学療法**

  悪性腫瘍に対する投薬治療。従来の抗がん剤（活発に分裂している細胞を標的とする細胞傷害性の薬剤）に加えて、最近は腫瘍細胞特異的に効果を発揮する薬剤（抗体薬、分子標的薬）が使われるようになっている。従来の抗がん剤の副作用には、脱毛、粘膜障害、骨髄抑制による血球減少、肝・腎・心筋障害が多い。新規薬剤はそれぞれに特徴が異なる。

- **放射線療法**

  血液腫瘍は、放射線治療感受性の良好な（効きやすい）ものが多い。

・**造血幹細胞移植**

骨髄内に存在する造血幹細胞を移植し、正常の造血機能・血球機能を回復させる治療法。事前に採取した自己の幹細胞を超大量化学療法時に移植する自家移植と、他人の幹細胞を移植する同種移植に分類される。同種移植はさらに、ドナーによって、血縁、非血縁（骨髄バンク、臍帯血バンク）に分けられる。幹細胞を骨髄から直接採取し移植する方法、薬剤を用いて末梢血に流出させた幹細胞（末梢血幹細胞）を採取し移植する方法、臍帯血を幹細胞ソースとして用いる方法がある。

・**免疫療法**

悪性腫瘍に対する免疫を活性化させ、腫瘍細胞を排除する治療。近年急速に発展してきている。現時点では臨床試験レベルの治療法がほとんどである。

## 血液内科領域の主な疾患

🩺：診療　💊：治療　🚑：緊急

### 造血障害を引き起こす疾患

■ **鉄欠乏性貧血**　🩺低　💊低 〜 💊中　🚑低 〜 🚑高

ヘモグロビンの主成分である鉄の欠乏によって発症する小球性低色素性貧血。貧血症状だけでなく、舌炎、さじ状爪、味覚障害、異食症（氷、土）を合併することがある。胃潰瘍・消化器がん・痔などからの消化管出血、過多月経や子宮筋腫などの婦人科疾患といった、慢性出血を引き起こす基礎疾患が隠れていないか精査する。

治療：鉄剤内服は20％前後に悪心・胃痛・下痢・便秘などの消化器系副作用が出現する。内服困難な場合は点滴または静脈注射による投与も可能。

■ **巨赤芽球性貧血**　🩺低　💊低 〜 💊中　🚑低 〜 🚑高

葉酸またはビタミンB12欠乏により発症する大球性貧血。貧血症状だけでなく、ビタミンB12欠乏による汎血球減少、白髪、舌炎、末梢神経障害（しびれ）、精神障害（認知症、不穏）を合併することが

ある。ビタミンB12は胃から吸収されるため、胃全摘手術後や萎縮性胃炎の患者に起きやすい。特殊な抗体が産生され、胃からのビタミンB12を吸収する機能が阻害される疾患を悪性貧血と言う。

■ **再生不良性貧血**　🩺高　💊中 ~ 💊高　🚑低 ~ 🚑高

骨髄で血液を産生することができず、すべての血球の産生が低下する。原因不明だが、自己免疫的な機序やウイルス感染を契機とする機序が考えられている。診断には骨髄検査が必要。関連疾患として、赤血球のみが低下する関連疾患を赤芽球癆という。難病指定疾患。

　治療：免疫抑制薬の投与。無効な場合は同種造血幹細胞移植。

## 自己免疫性疾患

■ **血小板減少性紫斑病**　🩺中　💊低 ~ 💊高　🚑低 ~ 🚑高

自己の血小板に対して免疫が働き破壊され減少し、出血傾向を引き起こす。ウイルス感染などを契機とした一過性の場合と半年以上続く慢性型がある。難病指定疾患。

　治療：ステロイド投与、脾臓摘出、大量免疫グロブリン投与、ヘリコバクターピロリ除菌、トロンボポ
　　　　エチン受容体作動薬投与。

■ **自己免疫性溶血性貧血**　🩺高　💊中 ~ 💊高　🚑低 ~ 🚑高

自己の赤血球に対して免疫が働き、破壊され（＝溶血）貧血を引き起こす。難病指定疾患。

　治療：ステロイド・免疫抑制薬の投与を行う。

■ **後天性血友病**　🩺高　💊中 ~ 💊高　🚑中 ~ 🚑高

自己の凝固因子に対して免疫が働き、凝固因子が低下し、出血傾向を引き起こす。難病指定疾患。

　治療：ステロイド・免疫抑制薬投与。出血傾向が強い場合は凝固因子補充療法。

## 先天性疾患（遺伝性）

### ■ 血友病　高　中～高　低～高

血液凝固因子の低下による出血傾向を引き起こす。性染色体に伴う遺伝病であるため、通常男性のみで、女性は保因者となる。医療費助成制度あり。

治療：凝固因子製剤の定期的補充療法による出血予防。

### ■ 貧血疾患　高　低～高　低～高

鉄芽球性貧血、遺伝性球状赤血球症、遺伝性楕円赤血球症、鎌状赤血球症、サラセミアなど。軽症の場合は成人になってから診断される場合もある。

## 感染症性疾患

### ■ 伝染性単核球症　高　低～高　低～高

EBウイルスの感染を契機に、発熱、異型リンパ球の増多、肝脾腫、全身リンパ節腫脹・扁桃炎、肝機能障害を引き起こす。血小板減少、脳炎、皮疹を合併する場合もある。ほとんどが一過性である。EB（ヒトヘルペス）ウイルスは80％が3歳までに感染する。思春期以降の初感染の場合に発症する。

治療：安静と対症療法。臓器障害が重篤な場合はステロイド投与。

## 悪性腫瘍疾患

### ■ 白血病　高　中～高　低～高

白血球の悪性腫瘍で、骨髄・末梢血に腫瘍細胞が存在する。診断には血液検査と骨髄検査が必要。骨髄異形成症候群、急性白血病、慢性白血病が含まれる。正常造血（血球の産生）が抑制されることによる血球減少症状（貧血、免疫不全、出血傾向など）を合併する。慢性リンパ性白血病は欧米白人に発症頻度が高い。

治療：腫瘍細胞に対する治療とともに、血球減少に伴う症状に応じた支持療法（輸血、抗生物質投与）

を行う。急性白血病は急速に進行するため、早急に化学療法（抗がん剤投与）開始が必要。化学療法により治癒する病型もあるが、長期生存が望めない場合は造血幹細胞移植を行う。

慢性骨髄性白血病は、分子標的薬（チロシンキナーゼ阻害薬）の内服で長期生存が可能となっている。

### ■骨髄増殖性腫瘍  高 中〜高 低〜高

骨髄細胞の増殖が亢進する疾患。増殖する血球系統により、原発性骨髄線維症（白血球増多、肝脾腫）、真性多血症（赤血球増多が主だが、白血球・血小板増多を伴うことも多い）、本態性血小板血症（血小板増多）に分類される。診断には血液検査と骨髄検査が必要。

治療：症状や病態に応じて行う（血栓予防、瀉血、抗がん剤など）。

### ■悪性リンパ腫 高 中〜高 低〜高

リンパ節・リンパ組織に存在するリンパ球の悪性腫瘍。症状はリンパ節腫大、発熱、脾腫、貧血など。腫瘍化しているリンパ球の種類によって治療方針や予後がそれぞれに異なるため、生検による病理診断が非常に重要である。病型は、まずホジキンリンパ腫、非ホジキンリンパ腫に分類される。さらに非ホジキンリンパ腫は由来細胞（B・T・NK細胞性）、悪性度（低・中・高悪性群）などにより10種類以上に細かく分類される。また、EBウイルス、HTLV-1ウイルス感染が発症に関与するリンパ腫もある。日本人に比べ、欧米白人にはホジキンリンパ腫、濾胞性B細胞型リンパ腫が多い。

治療：病型に応じて経過観察、抗体治療、化学療法、造血幹細胞移植を行う。

### ■多発性骨髄腫 高 中〜高 低〜高

形質細胞（抗体を産生するリンパ球）が骨髄で増殖する腫瘍。高齢者に多い。腫瘍細胞が産生する免疫グロブリン（Mタンパク）の増加、貧血、骨融解（病的骨折、高カルシウム血症）、腎障害、免疫不全、アミロイドーシスを伴う。診断には採血・尿検査、骨髄検査が必要。

治療：化学療法、自己末梢血幹細胞移植。抗がん剤での治癒は望めないが、進行は比較的緩徐。症状によっては無治療で経過観察する場合もある。

## 続発性

造血機能に異常がなくても、他の臓器障害により血球の異常を引き起こす場合がある。またさまざまな薬剤の副作用として血球減少が挙げられる。

- **肝機能低下**

  脾腫合併に伴う血球減少、血液凝固因子産生低下による出血傾向。赤血球の形態変化。

- **腎機能低下**

  赤血球産生を促進するサイトカインであるエリスロポエチンの分泌低下に伴う貧血。

- **甲状腺機能低下**

  貧血

- **自己免疫疾患**

  慢性炎症に伴う貧血、血球減少。リンパ節腫脹。

- **心臓弁膜症に対する弁置換術後**

  機械的機序による溶血性貧血。

## 輸血療法

- **供血者による分類**

  自己血輸血、他人からの同種輸血。

- **輸血製剤の種類（表1）**

  全血、成分血（赤血球、血小板、新鮮凍結血漿）、血漿分画製剤（生物由来製品、凝固因子、免疫グロブリン、アルブミン、アンチトロンビン、フィブリン）。

- **輸血前検査**

  ABO型、Rh型の血液型判定。赤血球輸血の際は、ドナー赤血球＋患者血清、ドナー血清＋患者赤血球を混ぜて凝集反応がみられないことを確認する。輸血への反応が不良な場合は血液に対する

■表1　血液製剤の種類

(2016年4月現在)

| | | 保存可能期間 | 輸血量 | 価格 |
|---|---|---|---|---|
| 全血 | | 2〜3週間 | 400〜800mL<br>（1回400mL採取） | |
| 成分血 | 赤血球 | 3週間 | 2単位が基本 | 照射赤血球濃厚液2単位<br>17,726円 |
| | 血小板 | 3日間 | 10単位が基本 | 照射血小板脳溝液10単位<br>79,478円 |
| | 血漿 | 新鮮凍結血漿は、<br>−20℃で1年間 | 1単位から | 新鮮凍結血漿2単位<br>17,912円 |
| 血漿分画製剤<br>（生物由来製品） | | フィブリン接着因子、アルブミン、アンチトロンビン、免疫グロブリン、血液凝固因子 | | |

1単位＝全血200mL

■表2　輸血の副作用

| 時期 | 副作用 | 頻度 |
|---|---|---|
| 輸血中 | アレルギー症状（じんましん、アナフィラキシーショック）、溶血 | アレルギー：1件／10〜100単位<br>アナフィラキシーショック：1件／1万単位<br>溶血：1件／1万単位 |
| 輸血後早期（2〜60日） | 輸血後GVHD | 成分輸血を行う場合は、非常にまれ |
| 輸血後後期 | 感染症（肝炎ウイルス、HIV）、鉄過剰症（赤血球輸血の場合） | HBV：1件／7万単位<br>HCV：1件／116万単位<br>HIV：1件／1,000万単位 |

※輸血後感染症の検査のため、輸血前後に感染症検査を行い、献体と輸血記録は長期保管する。
※生物由来製品の投与には、クロイトフェルツヤコブ病（狂牛病）感染の危険性も考えられる。

抗体（不規則抗体）の有無を検査する。

・**輸血の副作用（表2）**

　溶血（輸血した赤血球が壊れる）、アレルギー反応、ウイルス感染、移植片対宿主病（GVHD）。自己血輸血の際はこれらの副作用のリスクがないため安全。輸血後GVHDは血縁者間での発症率が非血縁者間よりも高い。同種輸血の際には、必要な成分のみを輸血する方法が最も安全である。現在日本では、献血（ボランティア・ドナー）で得られた血液を各成分に分離した成分輸血（日本赤十字社が一括で管理）が行われている。

- **自己血輸血**

予定された手術の前に貯血、または術中に出血した血液を回収して輸血する。

- **輸血療法の適応（急性期）**

手術や事故での大量出血の際の赤血球輸血の適応は、Hb値：7〜8g/dL以下または循環血液量20%以上の喪失。循環血液量を50%以上喪失した際は血漿成分（アルブミン、新鮮凍結血漿）の輸血、100%以上の際は血小板輸血を考慮する。適宜血小板数や止血検査を確認しながら、必要最低限の輸血を行う。

- **輸血療法の適応（慢性期）**

長期に輸血を繰り返すと鉄過剰症を合併する。再生不良性貧血や白血病のような慢性的に血液が不足する疾患では、症状をみながら必要最低限の輸血を行う。赤血球はHb値：6g/dL維持、血小板は1.5万/μL維持を目安に輸血する。

- **輸血拒否**

生死に関わる状況においても、治療法を選択する権利は医師でなく患者にある。「輸血しなければ死ぬ」という状況においても、患者が拒否するならば医療者はその意思を無視して輸血することはできない。「エホバの証人」など信仰や信念を理由に輸血を拒否する場合がある。輸血治療は患者が意識不明の場合や妊婦・未成年に行う場合など、判断が難しい状況が起こりうるため、各施設でガイドラインを作成している（日本麻酔科学会　宗教的輸血拒否に関するガイドライン/2008年 www.anesth.or.jp/guide/pdf/guideline.pdf）。

**解説**　一井倫子（大阪大学医学部附属病院 血液・腫瘍内科）

# 15 産婦人科

## 解剖と生理（図1、2）

婦人科臓器は骨盤に存在し、生殖に関わっている。

・**子宮**

厚さ1cmを超える平滑筋層でできた袋状の器官で、内部は子宮内膜に覆われる。上部3分の2は子宮体部、下部3分の1は子宮頸部と呼ばれ、組織的・機能的に異なる。

・**卵巣**

卵子を作り排卵したり、性ステロイドホルモンを分泌する。

・**卵管**

卵巣から排卵された卵子の捕捉と輸送の場であり、受精も卵管で行われる。

・**腟**

子宮と外性器をつなぐ管状の器官。

・**外陰部**

陰核、大陰唇、小陰唇などが含まれ、外性器（外生殖器）と呼ぶこともある。

・**月経**

約1カ月間隔で起こり、3～7日間続く子宮内膜が剥がれて起きる周期的な出血のこと。11～13歳ごろに始まり、約50歳ごろに閉経を迎える。

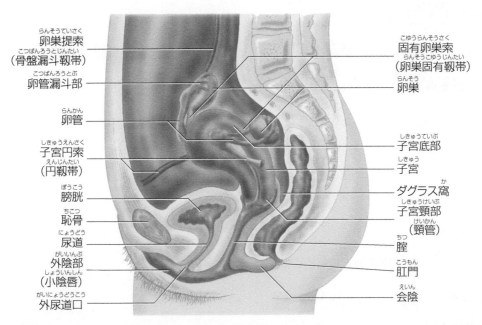

■図1 臓器解剖図（林正健二編．解剖生理学：生殖器系・子孫を残すしくみ．大阪，メディカ出版，2004，244．（NURSING GRAPHICUS①）．より転載）

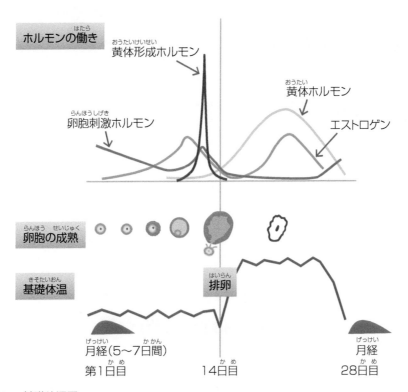

■図2 ホルモン・基礎体温図

## 医師の専門領域

産婦人科は、思春期から老年期まで、一生を通じて女性の健康管理に深く関わる領域。

産科（周産期科）・婦人科に大別され、さらに周産期新生児専門医・婦人科腫瘍専門医・生殖医療専門医などに分かれる。新生児科、遺伝診療、放射線治療など他診療科・他部門との密接な連携が必要となることも多い。

## 主な症状

- 不正性器出血：月経以外の時期に起こる性器出血

- 腹痛、腰痛

- 月経異常：過多月経、過長月経、稀発月経、無月経

- 帯下異常

- 腹部腫瘤／骨盤腫瘤／外陰部腫瘤

- 尿失禁：腹圧性、切迫性、溢流性、機能性

## 産婦人科の診察

- 準備

診察前には問診による月経歴や性交渉の有無、妊娠出産歴などの確認が必要であり、そのためにはプライバシーの確保は必須である。

- 触診／視診

腟鏡（クスコ）を用いて腟内・子宮頸部を観察する。性交渉が未経験の場合、出血や痛みを伴うため他の方法で代替するなど、注意を要する。乳房、外陰部などの視触診も行う。

- 内診／双合診

腟内に指を挿入し、同時に反対の手を腹壁上に当てて双合的に内診を行う。

## 主な検査

- 血液検査

- 腟分泌物検査、頸管粘液検査

- 超音波検査

  子宮や卵巣の形態の観察に加え、妊娠中は胎児の解剖・発育や羊水・胎盤の情報などを得るなど、産婦人科診察として必須の検査となる。2D（平面）だけでなく、3D/4Dエコーで立体的・経時的変化をとらえたり、血流測定などでさまざまな評価を行うこともある。

- 他の画像検査

  MRI・CT・卵管造影検査・子宮鏡検査など。

- 病理学的検査（細胞診と組織診）

  子宮頸部細胞診・組織診、子宮内膜細胞診・組織診など。

## 基本的な治療方法

- 内科的治療法

  ホルモン剤、化学療法、放射線治療、抗生物質、漢方療法など。

- 外科的治療法

  開腹手術、経腟手術、腹腔鏡下手術、子宮鏡下手術、ロボット手術など。

- その他

  子宮動脈塞栓術、超音波下処置（経腹・経腟）など。

## 妊娠・出産について

妊娠とは、卵子と精子が受精してから、受精卵が子宮に着床、成長し出産するまでの経過。

分娩とは、規則的な子宮収縮（陣痛）により子宮口が開大し、また児頭が下降し、胎児および胎盤が娩

出されること。分娩経過中は、胎児心拍数モニターや内診で分娩の進行や胎児の評価を行う。

分娩方法は、経腟分娩、器械分娩（吸引分娩・鉗子分娩）、帝王切開などがある。

## 産婦人科領域の主な疾患

🩺：診療　💉：治療　🚑：緊急

### 妊娠に関する主な病気

**■異所性妊娠**　🩺高　💉低　🚑高

子宮内腔以外の場所に成立した妊娠。妊娠と気づかず、突然の腹痛や性器出血で発見されることが多い。診断は血中hCG（ヒト絨毛性性腺刺激ホルモン）値とエコーで行う。

治療：手術療法と抗がん剤療法が選択される。

**■流産・切迫流産**　🩺低　💉低〜高　🚑低〜高

切迫流産、進行流産、不全流産、完全流産、稽留流産など。

**■早産・切迫早産**　🩺低　💉低〜高　🚑低〜高

早産とは、妊娠22週以降37週未満に陣痛様子宮収縮や子宮口開大を認め、分娩に至ること。切迫早産は早産となる危険性がある状態。

**■前置胎盤**　🩺低　💉高　🚑低〜高

内子宮口の一部または全部が胎盤で覆われている状態。分娩は帝王切開が必要。また、分娩前・中・後に大量出血のリスクがきわめて高く、輸血や子宮摘出が必要となることもある。

**■妊娠糖尿病**　🩺低　💉低　🚑低

妊娠中に初めて発現または発症した糖代謝異常。食事療法やインスリン療法により血糖管理を行う。血糖管理が不十分の場合、巨大児や新生児低血糖など児への影響が危惧される。

**■妊娠高血圧症候群**　🩺中　💉低〜高　🚑低〜高

妊娠中に血圧が上昇し、胎児発育不全や胎児心拍異常などの原因となる。重症例ではけいれん（子癇）

や常位胎盤早期剥離を起こすことがある。降圧薬やけいれん予防薬（マグネシウム製剤）を使用することがあるが、基本的治療は（母体・胎児を評価し適切な時期の）分娩である。

### ■ 常位胎盤早期剥離　[高]　[高]　[高]

胎児の娩出前に胎盤が子宮壁より剥離する状態。性器出血や腹痛、頻回の子宮収縮などを突然引き起こし、予測や診断は困難。子宮内胎児死亡・周産期死亡のリスクがきわめて高い。症状と妊娠週数によるが原則急速墜娩。分娩後も大量出血やDIC（播種性血管内凝固症候群）に注意。

### ■ 多胎妊娠　[低]　[高]　[高]

妊娠悪阻（つわり）・妊娠高血圧症候群・弛緩出血・早産などの母体合併症と、低出生体重児や周産期死亡などの胎児・新生児合併症を伴うハイリスク妊娠。

### ■ 胎児の病気　[高]　[高]　[低]〜[高]

新生児の3〜5%はなんらかの先天性疾患をもって生まれ、このなかの約25%が染色体異常によるものである。また、妊娠中のさまざまな原因により、胎児発育不全が生じたり、逆に糖尿病などによる巨大児も問題である。疾患のなかには、超音波検査などで妊娠中に疑われたり、追加検査で診断されたりするものもあり、妊娠中や出産直後から治療可能なものもある。

## ‖出産に関する主な病気‖

### ■ 陣痛の異常　[中]　[高]　[高]

陣痛（子宮収縮）は発作期と間欠期を繰り返す周期性を持ち、その間隔や収縮の強さによって微弱陣痛と過強陣痛に分類される。微弱陣痛による分娩遷延に対して、陣痛促進剤などが使用されることがある。

### ■ 胎児心拍異常　[高]　[高]　[低]〜[高]

胎児心拍陣痛図（cardiotocogram：CTG）で胎児心拍数と子宮収縮を併列に経時的に観察し、胎児心拍の波形パターンにより、胎児の健常状態を確認する。胎児低酸素血症による周産期死亡を防ぐ。

### ■骨盤位 🩺低 💉低 🚑低

先進部（子宮口に一番近いところ）が殿部や足になっている状態。正常の頭部が先進している状態は頭位。外回転術で頭位に矯正することもある。分娩は帝王切開が多い。

### ■肩甲難産 🩺高 💉高 🚑高

児頭娩出後に児肩を娩出する際、児頭を適度な力で下方に押し下げるだけでなく、何らかの産科的手技が必要な状態。巨大児や母体肥満、糖尿病などが危険因子。

### ■子宮破裂 🩺高 💉高 🚑高

全妊娠の約0.03〜0.06%と低頻度だが、母児死亡のリスクがきわめて高い。帝王切開や子宮筋腫手術などの後の妊娠での瘢痕部破裂、交通外傷などが危険因子。

### ■産褥出血 🩺高 💉高 🚑高

弛緩出血・胎盤遺残・産道裂傷・子宮内反・腟および外陰血腫などが原因で起こる分娩後に大量出血の状態。いかなる妊産婦であっても突発的に起こりうるため、つねに適切な対応ができるよう準備が必要である。

### ■羊水塞栓症 🩺高 💉高 🚑高

羊水中の胎児由来成分が、母体循環に流入することで起こる。頻度は低いが、母体死亡率が80〜90%と非常に高く、また予知・診断がきわめて困難。

## ‖婦人科腫瘍に関する主な病気‖

### ■子宮筋腫 🩺低 💉中 🚑低

子宮の良性腫瘍。過多月経や月経困難症を起こす。薬物・手術療法、子宮動脈塞栓術など。

### ■子宮内膜症 🩺低〜🩺高 💉中 🚑低

月経困難症・慢性骨盤痛や不妊の原因となる。卵巣チョコレート嚢胞を伴うこともある。薬物療法（低用量ピル、黄体ホルモン、GnRHアゴニスト）や手術療法が行われる。

■ **子宮頸がん**　低　低　～　高　高

ヒトパピローマウイルスの感染による。自覚症状は少ないが、定期的ながん検診による早期発見およびHPVワクチンによる感染予防が効果的である。

■ **子宮体がん**　中　低　～　高　高

閉経後に最も多く、不正出血を認めることが多い。子宮内膜細胞診・組織診により診断し、MRIなどで進行期を分類。

治療：手術療法・放射線療法・化学療法・ホルモン療法など。

■ **卵巣腫瘍**　低　～　高　低　～　高　低　～　高

「上皮性・間質性腫瘍」「性索間質性腫瘍」「胚細胞性腫瘍」に分類。悪性腫瘍は「卵巣がん」で、良性と悪性との中間的な「境界悪性腫瘍」も存在。無症状が多く、早期発見困難。

■ **絨毛性疾患**　低　～　高　低　低　～　高

妊娠時の胎盤をつくる絨毛細胞から発生する病気。胞状奇胎、侵入奇胎、絨毛がん。

## 生殖・内分泌に関する主な病気

■ **不妊症**　高　低　～　高　低

妊娠を望む健康な男女が避妊せず性交するにもかかわらず、1年間妊娠しないもの。女性側原因として排卵・卵管・子宮・頸管因子など。男性側原因は、造精機能・精路通過・性機能障害など。

治療：女性に対して排卵促進剤、手術など、男性に対してホルモン剤、循環改善薬、ビタミンなどのサプリメントや手術など。タイミング法や人工授精、卵子・精子を体外で受精・発育後に子宮内に移植する生殖補助医療（assisted reproductive technology：ART）を行うこともある。

■ **不育症**　高　低　～　高　低

流産を2回以上繰り返す場合や、死産（妊娠22週以降）もしくは生後1週間以内に死亡する早期新生児死亡によって児が得られないこと。約3分の1に抗リン脂質抗体・血栓性素因などの

凝固異常、子宮形態異常、甲状腺異常、夫婦の染色体構造異常などが指摘される。

### ■無月経・月経不順 [中] [中] [低]

続発性無月経はこれまであった月経が3カ月以上来ない状態。月経周期の正常範囲は25～38日で、その変動が6日以内である。月経周期異常は、内分泌・薬剤性などの原因があり、問診・身体所見・内分泌学的検査から病態診断を行う。

### ■避妊 [低] [低] [中]

低用量ピル、子宮内避妊具、コンドーム、女性避妊手術、男性避妊手術など。

## 女性ヘルスケアに関する主な病気

### ■月経困難症 [高] [中] [低]

月経に伴う痛みで、原因として精神的要因、ホルモンの影響、子宮内膜症や子宮筋腫などの器質的疾患などがある。

### ■月経前症候群 [高] [中] [低]

月経前3～10日ごろに、精神的・身体的に出る特有の症状。いら立ち、不安、落ち込み、腹痛、胸の張り、頭痛、むくみなど。
治療：生活指導や薬物療法（低用量ピル、対症療法、漢方療法）。

### ■更年期障害 [中] [中] [低]

加齢や閉経に伴う女性ホルモン（エストロゲン）低下による、血管運動神経症状（のぼせ、ほてり、発汗、四肢の冷えなど）、精神神経症状（息切れ、動悸、不眠、いらいらなど）、運動神経症状（疲労感、肩凝り、頭痛など）。治療はホルモン補充療法（HRT）や対症療法など。高血圧・脂質代謝異常・糖尿病・骨粗しょう症も増加するため、これらを予防する必要がある。

### ■性感染症・骨盤腹膜炎 [低] [中]

性行為およびそれに準ずる行為によって感染する病気のこと。クラミジア、淋病、性器ヘルペス、尖圭

コンジローマ、梅毒、HIV感染症など。

■ 骨盤臓器脱　高　低～高　高

骨盤底筋群の筋力低下による骨盤内臓器の下垂・脱出。脱出臓器によって子宮脱・膀胱瘤・直腸瘤などに分類するが、複数の臓器が同時に下垂することも多い。症状としては、脱出臓器による腫瘤感や排尿・排便障害（尿失禁・尿閉・残便感など）、出血などが挙げられる。

治療：運動療法、ペッサリー、手術療法など。

■ 骨粗しょう症　低　中　低

閉経後骨粗しょう症だけでなく、早発閉経や無月経・卵巣機能不全による続発性骨粗しょう症も婦人科で取り扱う疾患である。骨折の有無と骨密度から低骨量の有無を診断する。

**解説**　田畑知沙（大阪大学医学部附属病院 産婦人科特任助教／山王病院リプロダクション・婦人科内視鏡治療センター）

# 16 眼科(がんか)

## 解剖と生理

### ■目の基本構造（図1）

#### a. 眼球と眼球附属器

　眼球は視覚をつかさどる前後約24mmの大事な器官である。眼球は光を感じて脳へ伝達する網膜を内張りとして、それを保護する眼球壁と網膜に光の像を結ばせる働きを持つ透明な眼内容から成り立っている。眼球壁は、最も外側の角膜と強膜、その内側の毛様体と脈絡膜から成る。眼の内容（中身）としては、眼房水、水晶体、硝子体がある。眼球を支える眼球附属器には、眼瞼、結膜、涙器、外眼筋、血管、神経などの組織が含まれる。

#### b. 眼球、眼球附属器の基本構造

・角膜

　眼球壁の最外層のうち、前の部分にあるのが角膜である。角膜は中央部で約0.5mmの厚みである。角膜内皮細胞が角膜の透明性を維持している。

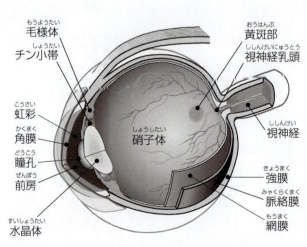

■図1　眼球の構造（加藤浩晃. 眼科検査Note―眼科検査手帳. 大阪, メディカ出版, 2010, 8. より転載）

- **強膜**

眼球壁の最外層のうち、後ろの部分にある白色の組織が強膜である。

- **水晶体**

水晶体はカメラのレンズに相当する透明な組織である。茶色目（虹彩）の後ろにあり、毛様体からハンモック状のチン小帯によってつるされて固定されている。

- **虹彩**

いわゆる茶色目。虹彩の中央が瞳孔である。瞳孔は光の強さに応じて大きさを変えて眼内に入る光の量を調節する。

- **毛様体**

調節と房水産生（目の中の水を作り出す）の働きがある。

- **硝子体**

硝子体は眼球内容の 4/5 を占める透明なゼリー状の液体である。

- **眼底**

目の奥の部分であり、網膜や脈絡膜、視神経乳頭が存在する。

- **網膜**

網膜は厚さ 0.1～0.3mm の組織で、視細胞、双極細胞、水平細胞、アマクリン細胞、神経節細胞などの神経細胞が存在する。眼の中に入った光は、網膜を通過して視細胞を刺激し、その電気信号が視神経を通って脳に伝わる。

- **黄斑**

網膜の中心に存在して、視力に最も重要な場所である。網膜の中でキサントフィル（黄色色素）が豊富であることから黄斑と呼ばれる。

- **脈絡膜**

強膜と網膜の間に位置する。網膜の栄養と網膜で発生した熱の冷却に関係する。

- 視神経乳頭

　網膜全体の情報を脳に伝える視神経は、視神経乳頭となって眼球壁を後方へ貫いている。

## 眼科の主な検査

- 視力検査

　裸眼視力、矯正視力を測定する。近視、遠視、乱視などの屈折の状態も分かる。

- 眼圧検査

　眼球は房水によって保たれており、眼球内圧のことを眼圧と呼ぶ。眼圧は、緑内障の診断でとくに重要である。健康な人の眼圧は10〜21mmHgである。

- 視野検査

　見える範囲を視野計で測定する。光の点が見えたらボタンを押すなどの方法で見える範囲を調べる。

- 細隙灯顕微鏡検査

　帯状の細い光源を持つ装置を使って眼球を観察する検査である。「スリットランプ」とも呼ばれ眼科で必須の検査である。図2は細隙灯顕微鏡で観察した白内障。

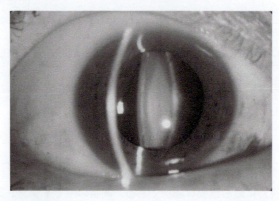

■図2　細隙灯顕微鏡で見られた白内障

- 眼底検査（図3）

　眼底カメラや検眼鏡を用いて眼底を観察する。主に網膜や視神経を調べる。点眼薬で瞳孔を開いて行う

場合がある(散瞳検査)。

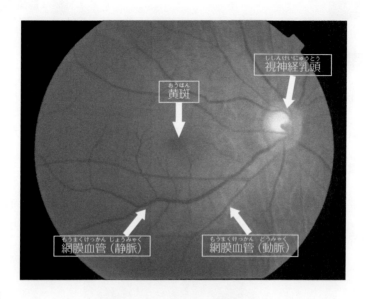

■図3　眼底の写真

・光干渉断層計(OCT：optical coherence tomography)

網膜の断面図を観察する。OCT(オーシーティー)と呼ばれる(図4)。左図の白い線の部分の断層像が右図。

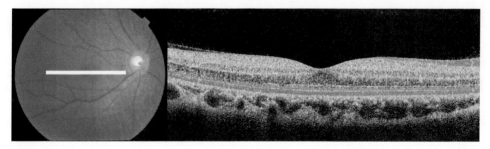

■図4　OCT

・その他の検査

上記のほかにも、蛍光眼底造影検査、網膜電図、超音波検査、色覚検査、眼位検査、角膜形状解析、角膜内皮細胞数検査などさまざまな検査がある。

# 眼科の主な病気

🩺：診療　💊：治療　🚑：緊急

## ■白内障（図5） 🩺高 💊高 🚑低

水晶体が混濁した状態になる。視力低下、羞明（まぶしい）などの症状が見られる。原因としては、加齢、外傷、糖尿病、ステロイド内服、放射線、アトピー性皮膚炎などが挙げられる。視力検査、眼圧検査、細隙灯顕微鏡検査などの検査が行われる。

治療：濁った水晶体を入れ替える白内障手術が行われる。最近ではさまざまな眼内レンズが使用されている（単焦点、多焦点、トーリックレンズ）。

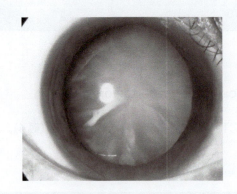

■図5　白内障

## ■緑内障 🩺高 💊高 🚑低

視神経が障害され視野（見える範囲）が狭くなる病気で、眼圧の上昇がその病因の一つである。40歳以上の日本人の約5％が緑内障に罹患している。

見えない場所が出現したり、見える範囲が狭くなる。日常生活では両眼で見ていること、病気の進行が緩やかなことが多く、初期では自覚症状がないことも多い。自覚症状が強い場合は、視野障害がかなり進行してしまっていることが多い。

房水は、毛様体で作られて虹彩の裏を通過して前房に至り、隅角と呼ばれる部分にある線維柱帯を経てシュレム管から排出される（図6）。この房水の循環によって、ほぼ一定の眼圧が維持されている。眼圧

の正常範囲は10～21mmHgである。眼圧が上昇すると（眼球が硬くなると）視神経が障害されやすくなり（**図7**）、緑内障が進行する。ただし、日本人では眼圧が（通常の人の）正常範囲にありながら視神経が障害されるタイプの緑内障（正常眼圧緑内障）が多く、視神経が圧に弱いために、正常範囲の眼圧でも傷ついてしまうことが原因と考えられている。

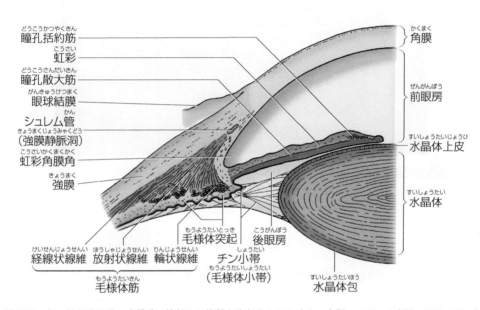

■図6　（林正健二編．解剖生理学：感覚系・外部から情報を取り入れるしくみ．大阪，メディカ出版，2004，367．（NURSING GRAPHICUS①）．より転載）

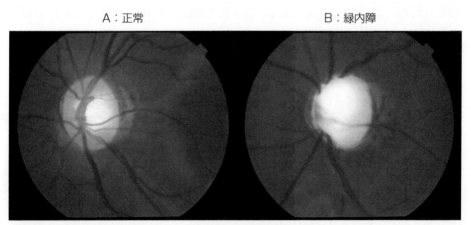

緑内障では視神経障害があるため、視神経乳頭が蒼白化している。

■図7　緑内障の視神経乳頭

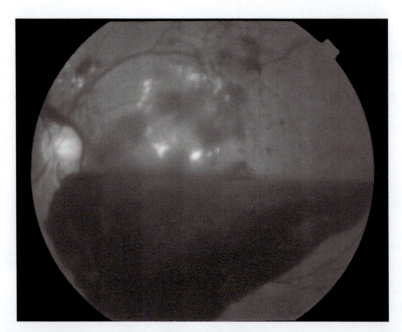

■図8 糖尿病網膜症の眼底出血

視力検査、眼圧検査、視野検査、細隙灯顕微鏡検査、眼底検査、光干渉断層計が行われる。

治療：主に点眼で眼圧を下げて視野障害の進行を抑える治療が行われる。レーザー治療や緑内障手術もある。

■ **糖尿病網膜症**（図8） 高 高 低

糖尿病網膜症は代表的な糖尿病合併症である。糖尿病が原因で目の中の網膜を栄養する血管が障害を受け、視力が低下する。進行すると、硝子体出血や網膜剥離、黄斑浮腫（眼底のむくみ）、緑内障を併発し、失明に至ることもある。

重症度として、1. 異常なし、2. 単純糖尿病網膜症（網膜の軽い出血）、3. 増殖前糖尿病網膜症（血管が詰まりはじめる）、4. 増殖糖尿病網膜症（多量の出血、網膜剥離など）に分けられる。

原因は、糖尿病に伴う高血糖である。視力検査、眼圧検査、細隙灯顕微鏡検査、眼底検査、光干渉断層計、蛍光眼底造影検査が行われる。

治療：黄斑浮腫に対しては抗血管内皮増殖因子（VEGF）抗体の硝子体注射が行われる。失明回避のた

めレーザー治療（網膜光凝固）もしくは硝子体手術が行われる。

## ■ 加齢黄斑変性症（図9）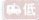

黄斑に脈絡膜新生血管が発生する滲出型加齢黄斑変性症と、脈絡膜新生血管を伴わず眼底が萎縮する萎縮型加齢黄斑変性症がある。自覚症状として、物がゆがんで見える（歪視）、視力低下が認められる。

高齢と喫煙がリスクファクターである。検査は、視力検査、眼底検査、光干渉断層計、蛍光眼底造影検査がある。

治療：抗血管内皮増殖因子（VEGF）抗体の硝子体注射が第一選択である**（図10）**。光線力学療法も行われる。

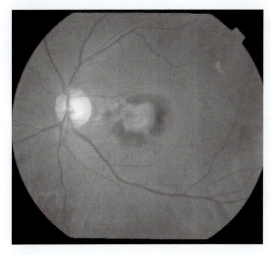

■図9　加齢黄斑変性症の眼底写真

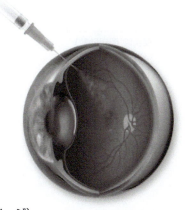

■図10　抗VEGF抗体硝子体注射（イメージ）

## その他の眼科疾患

眼科の分野では前述の代表的な疾患以外にも多様な疾患がある。

### ■角膜、結膜の病気

ヘルペス性角膜炎、ドライアイ、角膜変性、水疱性角膜症。

### ■虹彩、毛様体の病気

ぶどう膜炎：サルコイドーシス、ベーチェット病など。

### ■網膜の病気

網膜剥離、未熟児網膜症

### ■神経の病気

視神経炎、斜視

### ■腫瘍

悪性リンパ腫、悪性黒色腫、網膜芽細胞腫

### ■遺伝性疾患

網膜色素変性症、黄斑ジストロフィー

### ■全身に関連した病気

甲状腺、白血病、リウマチ、貧血、高血圧など。

---

**解説** 若林 卓（大阪大学医学部附属病院 眼科助教）

# 17 耳鼻咽喉科

## 解剖と生理

### ■ 耳（図1）

#### a. 外耳

- 耳介：耳の外に張り出している部分。集音と音源方向探知の機能がある。
- 外耳道：いわゆる耳の穴。約3cm。約10～15dB（デシベル）の音圧増強作用がある。

#### b. 中耳

- 鼓膜：厚さ0.1mmの薄い膜。外耳道の奥にあり、耳小骨に音を伝える。
- 耳小骨（ツチ骨、キヌタ骨、アブミ骨）：鼓膜で受けた音圧を増強する。
- 耳管：外界と鼓室との圧の平衡を保つ。

#### c. 内耳

- 前庭：平衡覚（加速度と回転）を感知する。
- 蝸牛：外耳・中耳を伝わってきた音波を電気信号に変換し、内耳神経を通して脳に伝える。

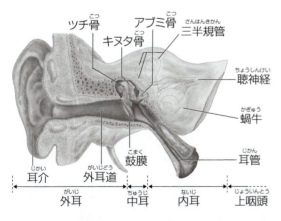

■ 図1　耳の仕組み（今本喜久子. 解剖生理学：感覚系・人体の構造と機能. 林正健二編. 大阪, メディカ出版, 2008, 372.（NURSING GRAPHICUS①）. より転載）

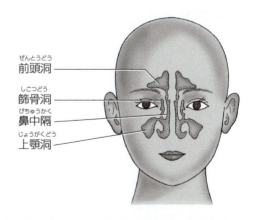

■ 図2　頭蓋骨と副鼻腔（武田裕子. 解剖生理学：感覚系・人体の構造と機能. 林正健二編. 大阪, メディカ出版, 2008, 136.（NURSING GRAPHICUS①）. より転載）

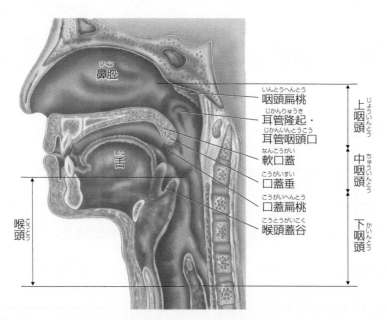

■図3　咽頭〜喉頭（明石恵子. 解剖生理学：感覚系・人体の構造と機能. 林正健二編. 大阪, メディカ出版, 2008, 154. （NURSING GRAPHICUS①）. より転載）

## ■鼻（図2）

- 外鼻：鼻の形を形成する。
- 鼻腔：前鼻孔〜後鼻孔までの空間。鼻中隔により左右に分けられる。
- 副鼻腔：鼻腔と連続する空間。上顎洞、前篩骨洞、後篩骨洞、前頭洞、蝶形骨洞に分類される。

## ■咽頭（図3）

- 上咽頭（鼻咽腔）：鼻腔の突き当たりに存在する。耳管が開口する（耳管咽頭口）。
- 中咽頭：口の奥に存在する。食物と空気の通路であり、嚥下（飲み込み）や構音などの機能を有する。口蓋扁桃や舌根などが存在する。
- 下咽頭：食道入口部につながる。喉頭の後方に存在する。食物の通り道。

## ■喉頭（図3）

咽頭と気管の間にある空気の通路（気道）である。甲状軟骨に囲まれた臓器であり、内部にある声帯は発声の機能を持つ。

## 耳鼻咽喉科の専門領域

　耳鼻咽喉科では耳科、めまい平衡、鼻科、頭頸部外科、口腔咽頭科、喉頭科などの専門領域が存在する。しかし多くの診療所や病院では幅広くの疾患の対応が可能。診察の結果、専門領域の診察や治療が必要な場合は二次あるいは三次医療医機関に紹介される。

## 主な症状

- 耳
    - 難聴：聴力（聞こえ）が悪くなること。
    - 耳鳴（耳鳴り）：実際には存在しない音が聞こえているように感じる症状。ジー（低音）、キーン（高音）が多い。難聴を伴うことがある。
    - 耳痛
    - 耳漏：耳から膿のような液体が出てくること。
    - 耳閉感：耳が詰まる感じ。

- めまい平衡
    - 回転性めまい：自分自身や周りの風景が回るよう感じるめまい。
    - 浮動性めまい：フワフワするようなめまい。

- 鼻
    - 鼻汁：はなみず。性状（粘調〔粘けのある〕か水様性か）、色調（透明、白色、黄色など）がわかることで診断の補助となる。
    - くしゃみ
    - 後鼻漏：のどに粘調な鼻汁が落ちてくること。
    - 鼻閉：鼻づまり
    - 鼻出血：鼻から出血すること。左右のどちらから出たか、口にも血が回ってきたか、どれぐらいの

時間続いたか、問診することが重要である。

- 顔面痛：顔面の一部分が痛くなること。頰部（ほほ）や前額部（おでこ）の痛みなどは副鼻腔炎に伴う症状の場合がある。

- 嗅覚障害：匂いを感じにくくなること、または全く感じないこと。

・**口腔**

- 口の痛み：感染などの炎症や外傷、悪性腫瘍などで生じる。

- 開口障害：口が開けにくくなる状態。扁桃周囲膿瘍などの感染、悪性腫瘍、外傷、顎関節などの疾患で生じる。

・**咽喉頭**

- 咽頭痛：のどの痛み。感染などの炎症、悪性腫瘍や咽頭異物などで生じる。

- 嚥下障害：食べ物がのみ込みにくくなったり、食事の時にむせたりする症状。

## 診察手順

日本の耳鼻咽喉科診療では多くの場合、患者はユニットと呼ばれる専用の診察椅子に座り診察を受ける。医師はヘッドライトまたは額帯鏡を用いて、耳や鼻、のどに光を当てて観察する。頸部は触診を行う。また鼻腔、咽頭、喉頭を詳細に観察する場合は経鼻内視鏡（ファイバースコープ）を用いる。鼓膜を観察する際には顕微鏡を用いることもある。

## 主な検査

・**聴力検査**

難聴の有無、程度や種類（伝音難聴や感音難聴など）を確認する。

・**ティンパノメトリー**

外耳道に圧をかけ、鼓膜の動きを確認する。滲出性中耳炎（中耳に液体がたまった中耳炎）などの診断

に有用。

- **めまいの検査**

眼振（目の揺れ）を確認する。眼振を確認する際にはフレンツェル眼鏡をかけて観察する。

- **内視鏡検査**

鼻から挿入し、鼻腔、咽頭、喉頭を詳細に観察する。咽頭異物の摘出や腫瘍の生検などの処置に用いる場合もある。

- **画像検査**

単純X線（レントゲン）写真、CT、MRI、エコー検査など。

- **血液検査**

炎症反応・腫瘍マーカー・甲状腺機能の測定など。

- **アレルギー検査**

血液検査、皮内反応、皮膚プリック検査など。簡便なため血液検査が行われることが多い。

## 耳鼻咽喉科領域の主な疾患

：診療　：治療　：緊急

### 耳・めまい平衡の病気

■ **外耳炎**　低　低　低

外耳道の炎症。過剰な耳掃除や水泳による外耳道の汚染などが原因になる。

症状：耳痛・耳漏（耳だれ）

治療：軟膏塗布。鎮痛薬。軽症なら自然に改善することもある。

■ **急性中耳炎**　低　低　中

感冒、咽頭炎、鼻炎などに続いて、中耳に炎症を生じる状態。鼓膜が発赤腫脹するため、鼓膜を観察することで診断できる。小児に多いが、成人でも発症する。放置すると鼓膜穿孔を生じ、耳漏が出現する。

症状：耳痛・耳漏・発熱

治療：投薬（抗生物質、鎮痛剤など）、投薬が効果なければ処置（鼓膜切開）が必要になる。

### ■慢性中耳炎 低 中 低

急性中耳炎などにより、鼓膜穿孔を生じ、慢性的に炎症が続く状態。手術治療が必要な場合がある。

症状：難聴、耳漏

治療：急性増悪期（耳漏が多い）には点耳薬。根治治療としては手術。

### ■滲出性中耳炎 低 中 低

中耳に浸出液がたまり、難聴や耳閉感を生じる。保存的治療が無効の場合、鼓膜切開や鼓膜チューブ留置術を行う。小児ではアデノイド肥大、大人では上咽頭がんが原因となることがある。

### ■真珠腫性中耳炎 低 中 中

鼓膜が陥凹（へこむ）し、その部分に炎症が生じ、周囲の骨破壊を起こす。

症状：難聴、耳漏など。進行すると回転性めまいや顔面神経麻痺、髄膜炎を生じることがある。

治療：手術

### ■突発性難聴 低 中 高

文字どおり突然難聴を生じる疾患。原因は不明。メニエル病、聴神経腫瘍、外リンパ瘻（耳性髄液漏）などとの鑑別が必要になり、後々に判明する場合もある。

症状：片側の急性発症する難聴・耳閉感・耳鳴り。めまいを伴うこともある。

治療：ステロイドパルス。治癒率は60～70%だが、完治は30%程度。

### ■メニエル病 中 中 中

繰り返すめまい発作が特徴的で、難聴を伴う。難聴は低音部の難聴を生じやすいが、繰り返すうちに高度難聴へと移行する。

治療：薬物療法

■ **顔面神経麻痺** 🏥低 💊中 🚑高

一側の顔面の動きが障害される。ベル（Bell）麻痺（原因不明）、ハント（Hunt）症候群（ウイルス感染）、外傷性、耳下腺がん、真珠腫性中耳炎、急性中耳炎（小児の場合）、聴神経腫瘍などがあり、鑑別が必要である。顔面神経麻痺で最も多いのはベル麻痺・ハント症候群であり、抗ウイルス薬とステロイド投与が必要になる。早期の治療（1週間以内）が望まれる。耳下腺がんや聴神経腫瘍の鑑別のためにはMRIが必要になる。

## 鼻の病気

■ **急性鼻炎** 🏥低 💊低 🚑低

ウイルスあるいは細菌感染によって生じる。感冒との区別はほとんどない。

症状：鼻閉、鼻汁、くしゃみ。

治療：通常は対症療法のみなされる。

■ **アレルギー性鼻炎** 🏥低 💊中 🚑低

通年性または季節性アレルギー鼻炎に分類される。

症状：くしゃみ、鼻水、鼻閉が三大症状。

治療：投薬（抗ヒスタミン薬、抗ロイコトリエン薬、点鼻ステロイド）が治療の第一選択である。アレルゲン免疫療法は根治的になり得る治療だが、2年以上の長期投与を要する。

■ **急性副鼻腔炎** 🏥低 💊低 🚑低

副鼻腔への細菌感染によって生じる。慢性副鼻腔炎に移行する場合がある。

症状：膿性・粘膿性鼻漏、鼻閉、頭痛、顔面痛、発熱。

治療：抗生物質（内服、重症の場合は点滴加療）、鼻処置、ネブライザー療法など。

■ **慢性副鼻腔炎** 🏥中 💊中 🚑中

副鼻腔の慢性的な炎症。ポリープを伴うものは嗅覚障害や鼻閉を伴うことが多い。ポリープを伴わない

ものは膿性鼻汁や後鼻漏などの症状を生じやすい。いずれも保存的治療を行い、改善がなければ手術が必要になる。多くは両側性だが、片側性の場合は悪性腫瘍や真菌症など他疾患との鑑別が重要である。

症状：粘性・粘膿性鼻漏、後鼻漏、鼻閉、嗅覚障害、頭重感。

治療：点鼻ステロイド・抗生物質などの投薬。手術（経鼻内視鏡手術）。

■ 鼻骨骨折　中　低　中

外傷（スポーツ、けんか、事故など）による鼻骨の骨折。鼻出血を伴うことがある。単純X線（レントゲン）撮影でも診断が可能なこともあるが、CTでの精査が望ましい。

症状：外鼻の変形。軽微な場合は無症状のこともある。

治療：1〜2週間以内の整復が必要。軽微な骨折で、外観の変化がなければ治療を要しない。

■ 眼窩吹き抜け骨折　中　中　中

外傷による眼窩周囲の骨折。眼窩下壁の骨折は複視を伴いやすい。CTでの骨折の程度の確認、眼科で眼球運動障害の有無を検査することが必要である。

症状：眼瞼の腫脹、複視、顔面のしびれなど。

治療：眼球運動障害がある場合は手術が必要になる。

■ 鼻出血　低　低　低

90％は鼻中隔前方（キーゼルバッハ部位）からの出血である。多くは自然止血するが、止血しない場合は医療機関の受診が必要になる。出血点が明らかで止血可能な部位であれば、焼灼などの止血処置を行うが、困難であればタンポンガーゼなどを挿入、圧迫止血を図る。高血圧を伴う場合も多く、止血のために降圧薬を使用する場合もある。抗凝固薬を使用している場合、難治化しやすい。

## 咽喉頭（のど）の病気

■ 感冒　低　低　低

いわゆるかぜ。多くはウイルス感染が原因である。

治療：対症療法

### ■急性扁桃炎　低　低　中

口蓋扁桃（いわゆる扁桃腺）の急性炎症。重症化すると扁桃周囲膿瘍を生じる場合がある。

症状：咽頭痛、発熱など。

治療：抗生物質内服または点滴。

### ■扁桃周囲膿瘍　低　中　中

急性扁桃炎に続発して生じる。扁桃周囲に炎症を生じ、難治化する。さらに悪化すると頸部膿瘍や咽後膿瘍を引き起こす。

症状：咽頭痛、開口障害

治療：外科的処置（穿刺排膿、切開排膿）、抗生物質投与

### ■慢性扁桃炎　低　中　中

急性扁桃炎を繰り返す状態。習慣性扁桃炎とも呼ぶ。手術（扁桃摘出）を行う場合がある。

症状：繰り返す扁桃炎

### ■急性喉頭蓋炎　中　中　高

喉頭蓋の細菌・ウイルス感染により、喉頭蓋が発赤腫脹する。上気道閉塞による窒息の危険性があるため、緊急性が高く、厳重な管理が必要である。

症状：咽頭痛、呼吸苦、含み声など。

治療：抗生物質・ステロイド剤の投与。一時的な気管切開を要する場合もある。

### ■声帯麻痺　中　高　高

声帯の動きが麻痺すること。多くは片側性で緊急性はないが、まれに両側性に生じ、その場合は窒息の危険性があるため緊急性が高い。原因は甲状腺がん・喉頭がん・下咽頭がん・食道がん・大動脈瘤・胸部手術の合併症・脳梗塞など。

症状：嗄声（声のかれ）（片側性）、呼吸困難（両側性）

治療：原因を鑑別し、原因の治療を行う。両側性では気管切開を行うこともある。

### ■上咽頭がん 中 高 高

上咽頭の悪性腫瘍。台湾・中国南部・東南アジア諸国で多い。滲出性中耳炎や頸部リンパ節転移で発見されることがある。

治療：手術療法は難しく、早期では放射線治療、進行がんでは化学放射線療法が選択される。

### ■中咽頭がん 中 高 高

中咽頭の悪性腫瘍。喫煙や飲酒が原因になる。近年ではヒトパピローマウイルスが原因のものが増加している。

症状：咽頭痛、違和感、頸部リンパ節腫脹など。

治療：手術療法や化学放射線療法などから選択される。

### ■下咽頭がん 中 高 高

下咽頭の悪性腫瘍。

症状：初期は自覚症状に乏しい。進行すると嚥下痛、嚥下障害。喉頭に進展すると嗄声。早期に頸部リンパ節転移しやすい。

治療：早期がんでは手術または放射線治療。進行がんでは拡大手術（咽頭喉頭頸部食道全摘）または化学放射線同時併用療法が選択されることが多い。

### ■喉頭がん 中 高 高

喉頭の悪性腫瘍。喫煙が原因になる。喉頭がんの多くは声帯から発生し、嗄声の症状があらわれる。進行すると血痰や呼吸苦などが出現する。

治療：早期がんでは手術または放射線治療。進行がんでは手術（喉頭全摘）または化学放射線同時併用療法が選択されることが多い。

> **COLUMN**
>
> 下? 舌? 同音異義語には注意!
>
> 味覚検査で「(検査用紙を)したに置いてください」と言われ、「(舌の)下に置いて」と訳したら、「(舌の)上」のことでした。
>
> 松岡 綾子

## 口腔の病気

### ■口内炎 〔低〕〔低〕〔低〕

口や舌の粘膜の炎症。

症状:口の痛み

治療:口腔内を清潔にする。軟膏塗布。

### ■舌がん 〔中〕〔高〕〔高〕

舌の悪性腫瘍。比較的若年者でも認められる、男女比 2:1。

誘因:口腔内不衛生、飲酒・喫煙、慢性的な刺激、不適切な補綴。

症状:舌痛、潰瘍・腫瘤形成

治療:早期がんでは手術、進行がんでは拡大手術+補助療法(放射線治療、化学療法)。

## 頸部の病気

### ■頸部リンパ節炎 〔中〕〔中〕〔中〕

頸部リンパ節への細菌またはウイルス感染。多くは咽頭や口腔の感染症に続発する。

治療:抗生物質投与

### ■急性化膿性耳下腺炎 〔中〕〔中〕〔中〕

細菌による急性感染症。

症状：耳下腺の腫脹・疼痛（片側性）、発熱、開口障害など。

治療：抗生物質投与

### ■流行性耳下腺炎（おたふくかぜ） 中 低 中

ムンプスウイルスによる急性全身感染症。

症状：耳下腺の腫脹・疼痛（多くは両側性）、発熱。幼少児に多い（6カ月以下の乳児は母体抗体移行があれば発症しない、2歳以下では不顕性感染が多い）。効果的に予防するにはワクチンが唯一の方法。

### ■唾石症 中 中 中

唾液の流出する経路に唾石が生じ、唾液の流出が障害され炎症を起こす。顎下腺に好発する。

症状：摂食時の腺体の腫脹、疼痛。

治療：手術。唾石の存在部位により経口的または頸部外切開のどちらかが選択される。

### ■慢性甲状腺炎 中 低 高

慢性的な甲状腺の炎症により、甲状腺がびまん性に腫大する。

症状：前頸部のびまん性腫脹。

治療：甲状腺機能低下症を伴う場合は治療が必要になる。

### ■甲状腺良性腫瘍 中 低 低

甲状腺の良性腫瘍。必ずしも手術は必要ないが、悪性との鑑別が困難な場合や、腫瘍が大きく美容面の改善のために手術が選択される症例もある。

症状：前頸部腫脹

### ■甲状腺がん 中 高 高

甲状腺の悪性腫瘍。多くは乳頭がんと言われる病理型である。多くは緩徐に進行するが、進行すると嗄声を生じることもある。

症状：前頸部腫脹、嗄声、頸部リンパ節腫脹など。

治療：手術

■ 頸部リンパ節転移　中　高　高

頸部のリンパ節に悪性腫瘍が転移すること。頭頸部がん（口腔、咽頭、喉頭、甲状腺など）の転移が多いが、その他の臓器からの転移も見られる。

症状：頸部腫瘤

治療：原因を特定し、その治療を行う。

**解説**　端山昌樹（大阪大学大学院医学系研究科 耳鼻咽喉科・頭頸部外科学助教）

# 18 放射線科

放射線医学とは、放射線診断、放射線治療、核医学で構成され、それぞれ仕事の内容も専門性も異なる職種である。

・**放射線診断**

X線（レントゲン）写真、CT、MRIなどの機器を用いて人を撮影し、構成された画像をもとに病気の診断をする。

・**核医学**

微量の放射線を放出している放射性医薬用品（ラジオアイソトープ）を体内に投与し、病気の診断や治療をする。

・**放射線治療**

機器を用いて人に対して放射線を当てて（照射）細胞を破壊し、がんなどの病気を治療する。

## 医師の専門領域

放射線科の医師は上記いずれかの専門分野に属しており、診断に関してはさらに頭部、胸部、腹部、IVR（インターベンショナル・ラジオロジー）と専門が分かれるが、治療以外は業務上、領域をまたがって診療している場合も多い。本テキストでは放射線診断と核医学について解説する。

### 放射線診断の検査法

**a. 単純X線検査（胸部、腹部、骨・関節部、乳房など）**

身体に微量のX線を当てて写真を撮る検査。骨など密度の高い組織はX線が透過しにくいため写真では白く写り、肺内の空気は通過しやすいため黒く写る。

- 単純X線撮影：頭部、胸部、腹部、骨などを撮影する。

- 骨密度測定（骨塩定量検査）：X線を骨に当てて、密度を測定する。

- マンモグラフィー：専用の装置で乳房をはさんで薄く伸ばし、撮影する。

### b. 特殊造影検査（消化管、尿路、胆道、脊髄、血管カテーテル）

- 消化管造影検査：バリウムやヨード造影剤を経口投与し、消化管内を通過する様子を撮影する。
- 尿路造影検査：ヨード造影剤を静脈から、もしくは直接尿道から投与して、腎臓、尿管、膀胱、尿道を造影剤が通過したり貯留したりする様子を撮影する。
- 胆道造影：ヨード造影剤を静脈から点滴するか、内視鏡を用いて十二指腸の胆道の出口から造影剤を注入して、胆道の形や通過する様子を撮影する。
- 脊髄造影（ミエログラフィー）：背中から脊椎の間に針を刺し、脊髄腔内にヨード造影剤を注入して撮影する。
- 血管造影検査：血管内にカテーテルを挿入し、ヨード造影剤を注入して撮影する。

### c. 超音波検査（エコー検査）

超音波を発して物体に当たって返ってきた反射波を計算して画像化する。液体は超音波をよく通すが固形物ははね返すため、固形物の後ろ側は撮像できない。

### d. CT（コンピューター断層撮影、computed tomography）

放射線を発して物体を透過した後ろ側でX線量を測定し、コンピューターで処理して断面像を画像化する。マルチスライスCTの出現によって一度に何層もの薄い断面像が得られるようになり、これらを再構成すれば3D画像が作れるようになった。造影剤なしの単純CTでも画像は作れるが、ヨード造影剤を静脈内に投与して撮影すると全身の血管や臓器が鮮明に映し出され、後に色分けした画像が作れる。

### e. MRI（磁気共鳴画像、magnetic resonance imaging）

強力な磁場を発生させ、磁力により体内の水分を含む組織を画像化する。X線を使用しないため放射線被ばくはないが、撮影時間は長い。脳や神経、骨軟部組織、骨盤内の子宮や卵巣や前立腺など、硬

い骨に遮られた臓器でもX線とは異なり鮮明な画像が得られる。脳の血管は造影なしでも描出することができる（MRA：magnetic resonance angiography）。

## ■核医学（ラジオアイソトープ、RI）診断の検査法

### a. シンチグラフィー（シンチ）

微量の放射線を放出する医薬品を静脈内投与し、その放射線（γ線）を専用のカメラ機器で検出し、画像化する。

・骨シンチ：がんが骨に転移すると放射線医薬品がそこに集積するため、全身像でどこに転移巣があるか分かる。

・脳血流シンチ：脳の血流の分布をみることにより、脳の虚血状況を早期に検出できる。

・心筋血流シンチ：心臓の筋肉への血流分布をみることにより、心筋梗塞に陥りそうな個所や梗塞が分かる。

・肺血流シンチ：肺内の血流分布を見ることで、肺塞栓症の診断ができる。

・甲状腺シンチ：甲状腺に取り込まれる放射性ヨードのカプセルを飲ませ、甲状腺への集積状況にて甲状腺機能が分かる。

・腎レノグラム：放射線医薬品を静脈内に投与してから左右の腎臓に取り込まれて排出される様子をデータ解析してグラフ化することで、腎臓の機能を左右別々に評価できる。

### b. PET（陽電子放射断層撮影、positron emission tomography）

微量の放射線を発する放射性医薬品を静脈から注入し、ブドウ糖の代謝が亢進しているがんや転移巣に取り込まれることから、病変の検出に効果的である。

## ■放射線治療

### a. 外部照射

体の外側から放射線を照射する。

- 高エネルギー放射線治療
- 三次元原体照射（3D-CRT: three dimensional conformal radiation therapy）
- 強度変調放射線治療（IMRT: intensity modulated radiation therapy）
- 定位放射線治療（SRT: stereotactic radiation therapy）
- 粒子線治療（陽子線治療、重粒子線治療）
- ホウ素中性子捕獲療法（BNCT: boron neutron capture therapy）
- 画像誘導放射線治療（IGRT: image-guided radiation therapy）

### b. 内部照射

放射線を発する薬物を体内に投与したり、内部に線源を埋め込んだりして放射線を内側から照射する。

- 密封小線源治療（組織内照射、腔内照射）
- 非密封性内服療法

---

**解説** 南谷 かおり（大阪大学医学部附属病院 国際医療センター 副センター長）

# 参考資料：放射線科の検査に関する説明と同意書

## ■造影CT検査案内書

　　　　　　　　　　　　　　　　　　　　　　　　　　　　　　　　　　　　　　　発行

　　　　　　　診察券番号　　　　　　　氏　名　　　　　　　　　　　　　　様
　　　　　　　　　　　　　　　　　　　電話番号

造影CT検査　案内書

【検　査　種】

【検査項目】

【依　頼　医】

【検査予定日】
（検査予定日が空白の方は、後日に放射線部から検査日時を電話連絡いたします。）
　　上記の連絡先に誤りがあるときは医事課にお伝えください。患者様が連絡先にご不在の際は、ご家族等に伝言をお願いする
　　ことがあります。伝言が好ましくない場合は、<u>携帯電話などの個人宛の連絡先を医事課にお伝えください。</u>

【検査の目的と方法】
　　　CT検査とは、身体を通過したX線の量を測定してコンピューターで処理し、身体の内部の画像を映し出す検査で
　　す。症状や尿・血液検査だけでは分からない情報を得ることができます。

【検査の注意事項（よくお読みください）】
1. 検査予定時間の<u>15分前</u>までに1階放射線部受付にお越しください。検査時間は30分位ですが、検査内容により順番が前後し、お待ちいただく場合があります。
2. 造影剤を静脈注射することがありますので、**午前中の検査の場合は朝食を、午後の検査の場合には昼食を食べずに**お越しください。ただし、コップ2杯程度の水分（お茶など）は飲んでも差し支えありませんので、**検査30分前までに水分を摂取**しておいてください。また、検査終了後は副作用を予防するために、水分を十分にお取りください。
3. 造影剤を使う場合、検査前3か月以内の血液による腎機能検査（**クレアチニン**）が必要です。
   **患者様のご都合により当初の検査予定日を延期した場合は再採血が必要になることがあります。**
   a) <u>当院で採血される場合は前日までに採血をしてください。</u>
   　　やむをえない理由により<u>当日採血</u>される場合は、検査時間より2時間以上早く来院して、まず放射線部受付にお越しください。放射線部受付および臨床検査部受付は午前8時半より開いています。当日採血の場合は、検査結果が出るまでCT検査を待っていただきます。
   b) <u>他院の3ヶ月以内の血清クレアチニン検査の結果でも結構です。</u>主治医に結果を伝えるか、あるいは検査当日に報告書をご持参ください。持参の場合は手書きのメモではなく患者様のお名前、採血日、クレアチニンの結果が印刷された報告書またはその写しを提示してください。
4. 心臓ペースメーカがある方は、検査当日、必ず<u>「ペースメーカ手帳」を持参してください。</u>
5. 妊娠中の方は検査前に担当医、看護師あるいは検査技師にお伝えください。
6. 自費の方は検査料金として2万～5万円を準備してください。
7. 検査の結果は2～3日後にわかります。あなたが受診されている科の次回受診時に担当医よりお聞きください。
8. 当日になって急に来院できなくなったときや、検査日の変更、検査の中止は放射線部受付に電話でご連絡ください。

# ■造影MRI検査説明書

発行

患者番号　　　　　　　氏　名　　　　　　　　　　様
【検査種】　　　　　　【検査項目】

## 造影MRI検査　説明書
### 造影ＭＲＩ検査を受けられる患者さんへ

**【造影検査の目的】**
画像検査では「造影剤」という検査薬を投与して撮影を行う場合があります。この造影剤を使用して施行する検査のことを「造影検査」といいます。造影剤を使用することで、一般に病気の部分や血管をより鮮明に描出できます。ただし、病気の種類や検査の目的によって、造影剤が有効な場合とそうでない場合とがあります。

**【造影剤による副作用の説明】**
造影剤には血管内に注射するものと、内服するものとがありますが、ここでは注射して使用する造影剤について説明します。造影剤を使うと次のような副作用・合併症が起こる事があります。

① 軽い副作用：かゆみ・蕁麻疹・吐き気・くしゃみなど（1%以下）。
② 重い副作用：呼吸困難・ショック・意識障害・腎不全など（0.005%）。この場合、入院治療が必要となり後遺症が残る可能性もあります。
③ 重篤な腎障害のある方では造影剤使用後数日から数ヶ月後、時に数年後に皮膚の腫脹や硬化、疼痛などが発生することがあります。腎障害患者あるいは透析患者さんでの発生確率は概ね5%以下と推定され、進行すると四肢関節の拘縮を生じ、死亡例も報告されています（頻度不明）。
④ 病状・体質によっては、0.0001%程度の頻度で死亡する場合もあります。
アレルギー体質の方は副作用の頻度が高いと言われています。これまでに造影剤、飲み薬、注射薬で具合が悪くなった方、また、アレルギー体質（気管支喘息など）や妊娠中の方は検査前に担当医、看護師あるいは技師にお伝えください。
⑤ 注射をするときに、皮膚の下の細い神経に針が当たり、痛みやしびれが残る場合があります。ごくまれに、後遺症として運動機能が損なわれる場合もあります。また、勢いよく造影剤を注入するために、血管外に造影剤が漏れて、腫れる事があります。CVポートからの造影時の合併症としてCVポートが破損し、再手術になる可能性があります。
⑥ 副作用や造影剤の漏れ、CVポートの破損などの合併症の場合には最善の処置を行いますが、その際の医療は通常の保険診療となり、医療費の一部自己負担をしていただきます。あらかじめご了承下さい。
⑦ じんましんなどの副作用は、数時間から数日後に現れることがあります。**帰宅後に副作用が出た場合は、ご連絡下さい。**

**【同意書について】**
検査の必要性・合併症（副作用）について理解し、納得されましたら同意書に署名して検査当日にお持ち下さい。　※問診票の内容及び検査担当医師の総合的な判断により造影をしないこともあります。

■造影MRI検査案内書（検査時持参）

検査時持参

発行

患者番号
氏名　　　　　　　　　　　　　　様

## 造影MRI検査　問診票

【検査種】
【検査項目】
【依頼医】
【検査予定日】

問診票欄の該当項目をチェックし、署名した同意書と一緒に検査当日にご持参ください。

問診年月日：　　　年　　　月　　　日

説明実施・問診票確認医師署名：＿＿＿＿＿＿＿＿＿＿＿＿＿＿＿＿

【問診票】
1. これまでに造影剤を注射して検査を受けたことがありますか。
　□ なし　□ あり：CT　MRI　胆道造影　尿路造影　その他（　　　　　　　　）
　→「あり」の場合、そのときや帰宅後2-3日の間に副作用がありましたか。
　　□ なし　□ あり：吐き気・嘔吐・発疹・くしゃみ・呼吸困難・胸痛・血圧低下
　　その他（　　　　　　　　　　　　　　　　　　　　）

2. アレルギー性の病気や体質がありますか。
　□ なし　□ あり：気管支喘息・じんましん・アレルギー性鼻炎・花粉症・アトピー

3. ご家族やご親族などの血縁者にアレルギー性の病気や体質の方がいますか。
　□ なし　□ あり：続柄と内容（　　　　　　　　　　　　　　　）

4. 飲み薬や注射薬で具合が悪くなったことがありますか。
　□ なし　　　□ あり：内容（　　　　　　　　　　　　　　　）

5. 腎臓の病気あるいは機能が悪いと言われたことがありますか。
　□ なし　□ あり：内容（　　　　　　　　　　　　　　　　）

6. 妊娠の可能性はありますか。
　□ なし　□ あり

7. ----この質問は上腹部（肝臓、胆嚢、膵臓、脾臓）を検査する方のみお答え下さい----
　鉄過剰症（ヘモクロマトーシス等）と診断されたことがありますか。または、貧血治療
　のための鉄剤投与を受けていますか。
　□ なし　□ あり：内容（：　　　　　　　　　　　　　　　　　）

8. 現在の体重をお書きください。　（　　　　　）Kg

■ 単純MRI検査案内書

```
                                                          発行
                                      患者番号
                                      氏　名                    様
                                      電話番号
```

## 単純MRI検査　案内書

【検査種】

【検査項目】

【依頼医】

検査予定日

（検査予定日が空白の方は、後日に放射線部から検査日時を電話連絡いたします。）
上記の連絡先に誤りがあるときは医事課にお伝えください。患者様が連絡先にご不在の際は、ご家族等に伝言をお願いすることがあります。伝言が好ましくない場合は、携帯電話などの個人宛の連絡先を医事課にお伝えください。

【検査の方法】
MRI検査とは、磁石が埋め込まれたトンネルの中に体を入れて、磁場と電波を利用し、身体の断面を映し出す検査です。X線は使いませんので、CT検査とは異なり被曝の心配はありません。

【検査の注意事項（よくお読みください）】
1. 検査予定時間の15分前までに1階放射線部受付で受付後、地階MRI室にお越しください。検査時間はおよそ30分～1時間かかります。その際には金属チェックシートに記入してお持ちください。
2. 絶食の必要はありません。
3. 心臓ペースメーカー・人工内耳装着・可動性義眼の方は危険性があり、検査を受けることができません。また、体内に金属片または金属の粉（心臓人工弁、人工骨頭・関節、手術クリップ、ステント、入れ墨など）を有する方、妊娠中の方は検査を受けることができない場合があります。検査の可否については主治医にお尋ね下さい。
4. 腕時計、磁気カード（キャッシュカード、定期券など）、補聴器等の精密機器は、その機能に障害を受けますので持ち込まないで下さい。ヘアピン、アクセサリー（イヤリング、ネックレス）、指輪、入れ歯等は前もって外しておいて下さい。ファンデーション、マスカラ等の化粧品は火傷をすることがあるため、ご使用を控えてください。
5. 肌着など着衣は金属片のついていないものをご使用下さい。ただし頭部MRI検査ではブラジャーの留め具は問題ありません。
6. 検査のため、麻酔を必要とされる方は、予約時間前に受診科にて麻酔を完了させてください。
7. 検査の結果は2～3日後にわかります。あなたが受診されている科の次回受診時に担当医よりお聞きください。
8. 当日になって急に来院できなくなったときや、**検査日の変更、検査の中止は放射線部受付に電話でご連絡ください**。

■ **PET-CT 検査：案内書**

発行

患者番号
氏　名　　　　　　　　　　　　　　様
電話番号

## PET-CT 検査 (FDG・全身) 案内書

【検査種】

【検査項目】

【依頼医】

【検査予定日】

（検査予定日が空白の方は、後日に放射線部から検査日時を電話連絡いたします。）

上記の連絡先に誤りがあるときは医事課にお伝えください。患者様が連絡先にご不在の際は、ご家族等に伝言をお願いすることがあります。伝言が好ましくない場合は、携帯電話などの個人宛の連絡先を医事課にお伝えください。

【検査について】

当検査は FDG(ブドウ糖類似物質)という放射性薬剤を静脈注射して全身を撮影し、何か疾患がないか調べる検査です。まず薬を注射し、約1時間待合室にて安静にお待ち頂きます(本を読んだり音楽をきくことはできません)。その後、筒型の撮影装置で約 30 分全身の撮像を行います。撮像の間は仰向けになって寝ているだけです。場合によって、少し時間をあけて撮像を追加することがあります。

【注意事項(よくお読み下さい)】

1. 予約時間の 20 分前までに、必ず放射線部地下 1 階核医学受付までお越し下さい。
   時間に遅れると当日検査が受けられなくなることがあります。
2. 当日採血のある方は、PET 検査の前までに済ませ、PET 検査予約時間の 20 分前までに放射線部地下 1 階核医学受付までお越し下さい。
   PET 検査の後、同じ日に採血をすることはできません。PET 予約時間の 20 分前までに間に合わない場合、まずは地下 1 階核医学受付までお越しいただき、ご相談ください。
3. 午前中(12 時まで)の予約の方は、当日朝食を食べずにお越し下さい。
   午後 12 時以降の予約の方は、当日朝食を 8 時までにすませて、以後絶食でお越し下さい。
   お水・お茶など、糖分の含まれていない飲み物は自由にとっていただいて構いません。
4. 糖尿病をお持ちの方、ペースメーカーの入っている方は担当の先生にその旨お伝えください。「ペースメーカー手帳」をお持ちの方は、当日必ず持参してください。
5. 当検査には保険上厳しい制限がかかっています。このため、一旦ご予約を頂いても、場合によっては、中止や予約取消をする事があります。その節は当方より連絡致します。
6. 検査にともなう患者様の被ばくはわずかな量ですが、乳幼児の付き添いはご遠慮ください。
7. 当日になって急に来院できなくなったり、予約時間に遅れる場合は必ずご連絡ください。

# 19 麻酔科

麻酔は大きく全身麻酔と広義の意味での局所麻酔に分類される。

## 全身麻酔

麻酔方法のひとつで、中枢神経に薬物を作用させて、手術の精神的・肉体的負担から患者を守る方法である。英表記は、general anesthesia。世界初の全身麻酔の成功事例は、1804年（文化元年）、日本人医師の華岡青洲によるものだと言われている。全身麻酔は、次の4つの要素がすべて満たされた状態のことを指す。

① 鎮静：意識がなくなる状態。
② 鎮痛：痛みがなくなる状態。
③ 筋弛緩：筋肉の緊張状態がやわらぐ。
④ 反射抑制：有害反射が抑制される。

麻酔中は深い眠りの状態で、かつ痛みを感じない、動かない状態となる。この状態において呼吸は人工呼吸が必要となり気管挿管もしくはそれに準じた呼吸の通路を確保する気道確保が必要となる。全身麻酔を維持するにはガス麻酔薬を使用する吸入麻酔法か、静脈から持続的に麻酔薬を注入する静脈麻酔法などがある。

### ・吸入麻酔

ガス麻酔薬あるいは揮発性麻酔薬を吸入させることによって、全身麻酔を得る方法である。現在、麻酔法としては最も広く用いられている。吸入麻酔薬としては、ガス麻酔薬では笑気、揮発性麻酔薬ではイソフルラン、セボフルラン、デスフルランなどがある。ガス麻酔薬は液体で保存されており使用時には専用の気化器が必要である。気化器は人工呼吸器、麻酔回路と共に通常麻酔器に組み込まれている。

・静脈麻酔

　麻酔薬を静脈内に注射し全身麻酔を行うもの。プロポホール、チオペンタール、チアミラール、ケタミンなどの薬物が用いられている。多くの場合、吸入麻酔と併用されて全身麻酔の導入や補助とするが、完全静脈麻酔として持続的に注入することで手術をこれのみで行うこともある。

## 局所麻酔

　局所麻酔とは、麻酔方法のひとつで、末梢神経に薬を作用させ、意識を保ったまま部分的に無痛を得る方法である。英表記は、local anesthesia。表面麻酔（麻酔薬をスプレーや塗布する）、局所浸潤麻酔（小範囲の粘膜などに麻酔薬を注射する）、脊髄くも膜下麻酔（脊髄麻酔：いわゆる下半身麻酔）、硬膜外麻酔、神経ブロックなどが含まれる。

・局所浸潤麻酔

　局所浸潤麻酔とは粘膜や皮膚の下に麻酔薬を直接注射して、部分的に麻痺させる方法である。湿潤麻酔法や湿潤麻酔とも呼ばれる。
　皮膚の手術や、歯科領域の抜歯など小範囲の手術に用いられることが多い。

・脊椎麻酔 / 脊髄くも膜下麻酔

　脊椎麻酔とは、局所麻酔法の一つである。局所麻酔薬を脊椎くも膜下腔に注入し（図）、脊髄が支配する神経を麻痺させる方法である。正式には「脊髄くも膜下麻酔」と言う。脊髄の損傷を防ぐため、通常は第2腰椎より下の部位に針を刺して、局所麻酔薬を注入する。下半身の手術の際に行われることが多い。

・硬膜外麻酔

　硬膜外麻酔とは、局所麻酔の一つである。背骨のすき間から、硬膜外腔という脊髄の外側の腔（図）に細い糸のようなチューブを入れ、そこから局所麻酔薬や鎮痛剤を注入する麻酔方法である。硬膜外麻酔だけで手術を行うこともできるが、通常は手術中もしくは術後の疼痛法として使用される。特に肺の手術や開腹を必要とする外科手術や無痛分娩などに利用される麻酔法である。

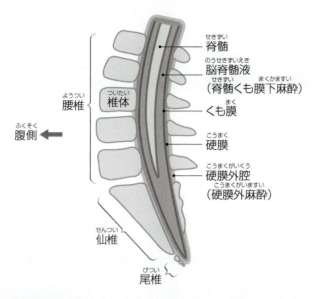

■図　脊髄くも膜下腔と硬膜外腔の関係

- **神経ブロックもしくは伝達麻酔**

　末梢神経やその周辺に麻酔薬を直接注射して、神経の伝導路を一時的に遮断して麻痺させる方法である。伝達麻酔とも呼ばれる。

- **セデーション（鎮静）**

　セデーションとは、薬を使って意識を意図的に落とすことである。全身麻酔の4要素のうちの鎮静のみを行うこと。大きな手術はこの方法では不可能であるが、胃カメラの検査や脊椎麻酔の際の補助として使用される。

## 麻酔で使用する薬剤

- **局所麻酔薬**

　局所麻酔薬とは、末梢の知覚神経に作用して痛みを感じなくさせる薬物のことである。その化学構造の違いからエステル型とアミド型に分類される。

・エステル型：コカイン、プロカイン、オキシブプロカイン、テトラカインなど。

・アミド型：リドカイン、ジブカイン、メピバカイン、ブピバカインなど。

・筋弛緩薬

骨格筋の弛緩を起こす薬を言う。神経筋接合部におけるアセチルコリンとアセチルコリン受容体の結合を遮断する薬物で、ロクロニウム、ベクロニウム、パンクロニウムなどの競合的遮断薬と、スキサメトニウムなどのような脱分極性遮断薬がある。

・リバース（拮抗薬）

筋弛緩薬や麻薬や鎮静に使用するベンゾジアゼピンの効果を消失させる薬剤がそれぞれあり、麻酔から覚醒する際もしくは覚醒遅延が起こった場合に使用する。筋弛緩薬の作用を消失される拮抗薬にはスガマデクス、ワゴスティグミンなどがあり、麻酔の覚醒前に使用される。

・麻薬

麻酔では各種の麻薬を鎮痛目的で使用する。長時間作用のものから短時間作用のものがあり、麻酔方法によって使い分けられている。フェンタニル、レミフェンタニル、モルヒネなどが麻酔時には使用される。麻薬は呼吸抑制、吐き気、掻痒（かゆみ）などの副作用があり使用量に調節が必要である。手術や術後鎮痛で使用する量の麻薬では依存症は起こらない。

・前投薬

麻酔の前に抗不安作用や分泌物抑制目的で薬剤、ミダゾラム、アトロピン、スコポラミンなどが使用される。近年は歩いて手術室に入室することが多くなり使用されない傾向にある。

## 主な疾患

：診療 ：治療 ：緊急

### 麻酔で起こりうる合併症と疾患

■ アナフィラキシー 低 高 高

即時（型）アレルギー反応の結果、血圧低下、呼吸困難などの重篤な（症状の重い）全身症状（アナ

フィラキシーショック）を起こすものを言う。筋弛緩薬、輸血、抗生物質などで発症することがある。

### ■悪性高熱症 中 高 高

全身麻酔をすると、15分に1℃ずつ体温が上昇し、42℃にも達して筋肉が硬直する病気。死亡率が高く、19番染色体にあるリアノジン受容体遺伝子の異常によって起こる遺伝疾患。このため家族歴などの問診がリスクのある患者を見つけるために重要となる。

### ■挿管困難

挿管困難は、その言葉のとおり挿管ができないもしくは、難しい状態。挿管困難は、次の順に緊急度が上がる。

①挿管困難・マスク換気可能。
②挿管困難・マスク換気不十分。
③挿管困難・マスク換気不可能。

術前に挿管困難を予測することが重要で、術前診察の問診および診察で評価することも重要となる。

### ■覚醒遅延

麻酔薬投与の中止後、通常患者は約10～30分ほどで覚醒するが、覚醒しない場合を覚醒遅延と呼ぶ。全身麻酔薬の効果の延長が主な原因である。低体温、高年齢、肝機能障害、腎障害を伴うときは、覚醒遅延が起こりやすい。麻薬、ベンゾジアゼピン系薬剤（ジアゼパム、ミダゾラム）、アトロピン、スコポラミンなどの前投薬も術後の覚醒遅延の原因となる。

## ‖麻酔または手術で使用する手技‖

### ・気管挿管

麻酔中は呼吸の補助が必要である。気管にチューブを挿入して肺に酸素を送る方法である。2004年7月より講習を受けた救急救命士も実施できるようになった。

### ・声門上気道確保器具

　声門上気道確保器具とは、チューブと楕円形のマスクで構成され、咽頭を包み込むように密着させて気道を確保する器具であり、気管挿管の代替えとして使用される。声門上気道確保器具の代表的な器具としては、ラリンジアルマスク（LMA）がある。

### ・人工心肺

　心臓外科手術の際用いられる装置。心臓と肺の機能を代行するもの。静脈血を体外に導き、酸素を吹き込んでポンプにより動脈に送る。

### ・PCA（患者制御鎮痛法）

　術後に疼痛のコントロールを患者自身が行う方法。PCA（patient control analgesia）は、マイクロコンピューターのついた高性能の注入ポンプを用い、あらかじめ設定したプログラムの下に、患者がボタンを押すと一定量の鎮痛薬が静脈から投与される方法。

### ・静脈路確保

　手術患者の麻酔を開始するとき、必要になる。プラスチックの針を血管内に留置して点滴を接続する。このルートから薬剤と輸液や血液を投与する。

### ・中心静脈路確保

　大量の出血が予想される手術、中心静脈圧測定が必要な症例、循環作動薬を投与する場合、または末梢静脈の確保が困難な場合に行う。一般の静脈確保は腕などの末梢から行うが、中心静脈は首の静脈から専用のカテーテルを留置する。エコーを使用し、血管の走行を確認してから穿刺する場合が多い。

## 輸液と輸血

### ・輸液製剤

　輸液製剤には、①細胞外液補充液、②細胞内液補充液、③代用血漿製剤などがある。

- **輸血**

輸血には大きく全血輸血と成分輸血、また血液から必要な成分のみを抽出し加工した血液製剤がある。成分輸血には濃厚赤血球、新鮮凍結血漿、血小板輸血がある。血液製剤にはアルブミン製剤、グロブリン製剤、血液凝固因子製剤などがある。心肺機能に障害のない患者では、出血量が最大許容出血量までは輸血せず、出血量の2～4倍量の細胞外液補充液か、等倍の代用血漿製剤（ヘスパンダーなど、500～1000mLまで）を使用する。最大許容出血量を超える場合、輸血を使用する。

- **輸血合併症**

・GVHD（graft versus host disease、移植片対宿主病）：輸血後GVHDは、供血者のリンパ球が患者によって拒絶されずに、患者体内で生き続け、患者の皮膚、消化管、肝臓、骨髄幹細胞を攻撃し、組織を傷害することによる病態である。発症すると95％以上の死亡率とされる。

・不適合輸血：ABO血液型不適合の場合、ほとんど全例に副作用が出現し、重篤である。症状は意識のある場合は輸血静脈領域の温熱感、顔面紅潮、悪寒、震え、発熱、じんま疹、不快感、不穏状態となり、呼吸困難チアノーゼが出現する。血圧は一過性に上昇するが、すぐに下降しショック状態となる。ヘモグロビン血症、ヘモグロビン尿が認められ、やがて乏尿に至り黄疸も出現する。

・TRALI（transfusion related acute lung injury）：輸血開始後6時間以内に発症する肺の障害。免疫学的な機序では、抗白血球抗体の関与、非免疫学的な機序では患者の状態や活性脂質（リポ多糖類）の関与が示唆されている。

解説　大瀧千代（大阪大学医学部附属病院 麻酔科診療局長）

# 20 免疫内科

## 免疫内科領域の基礎知識

　免疫は病原体から私たちの体を守ってくれる仕組みである。免疫は自分の体を攻撃しないよう自分の体と病原体を区別する仕組みをもっているが、さまざまに自分の体を攻撃してしまうことがあり、「自己免疫疾患」と呼ばれる。あちこちに症状が出ることがありギリシャ語で「流れる」を意味する「リウマ」からリウマチ性疾患とも呼ばれる。病理学的に膠原線維が増えることから膠原病とも呼ばれることがあり、「リウマチ科」や「膠原病科」などが診療する。免疫をつかさどる抗体の種類の一つであるIgE〔アイジーイー〕によって生じるアレルギーは「アレルギー科」や、症状によってそれぞれの科（耳鼻科や眼科など）で診療している。いずれも免疫が関与するため「免疫内科」という科を置く病院もある。

## 免疫の仕組み（図1）

　木の枝のような突起をもつ樹状細胞が病原体を食べて分解し、病原体を攻撃するようT細胞を活性化する。活性化されたT細胞はB細胞を活性化する。B細胞は形質細胞に分化して抗体を作るようになる。

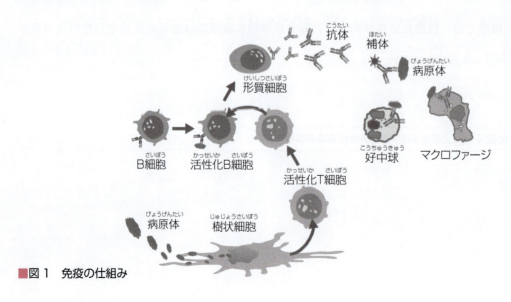

■図1　免疫の仕組み

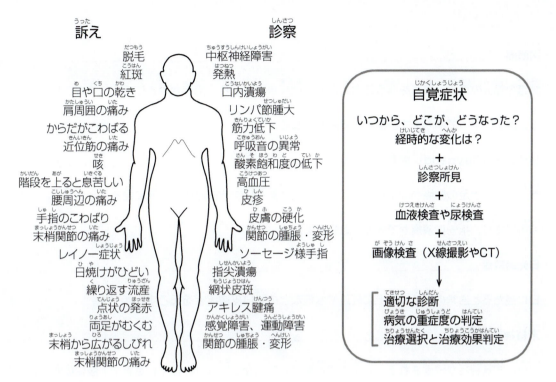

■図2　訴えと診察

　抗体は病原体に付くとともに補体を使って病原体を壊す。また、抗体が付いた病原体は好中球やマクロファージに食べられやすくなる。

　免疫が破綻してしまうと、皮膚や関節をはじめ各臓器にさまざまな症状が出ることがある**（図2）**。

## 医師の専門領域

　リウマチ専門家とアレルギー専門家に2大別される。リウマチ性疾患は整形外科と内科で診療されるが、関節病変が主である場合は整形外科、内臓病変や感染症のリスクがある場合は内科が診療することが多い。膠原病は主に内科のリウマチ専門家が診療する。アレルギーは主な症状が鼻であれば耳鼻科、眼は眼科、皮膚は皮膚科が得意である。気管支喘息は、呼吸器内科でも診療される。（p. 63 参照）

## 主な症状

・**関節痛**

関節の部分の痛み。腫れを伴うこともある。朝起きてしばらく関節が動きにくく、体がこわばることもある。病気によって痛みやすい関節の場所が異なる。

・**レイノー（Raynaud）症状**

寒冷刺激で手足の動脈が収縮し、指の色が蒼白や紫色になる。暖めると元に戻ることが多い。冬期や夏の冷房で生じ、指先に潰瘍ができることもある。

・**日光過敏症**

日に当たると通常の日焼け以上に紅斑や水疱などの強い皮膚症状を起こす。

・**末梢神経障害**

末梢の知覚神経が障害されると両足先や足裏のしびれから始まり、徐々に足首や下肢に広がることがある。運動神経が障害されると動かしにくくなる。

・**皮疹**

免疫疾患では頰部や体幹、手指、関節の背側などに発赤やかさかさした角化を伴うものなどさまざまな皮疹を生じることがある。口腔粘膜に潰瘍や発赤ができることもある。

・**皮膚硬化**

皮膚が硬くなり、指先でつまみにくくなる。顔の皮膚硬化が生じると口を開けにくくなったり、表情がなくなり仮面様の顔つきになることもある。

・**喘息発作**

息切れ、喘鳴、咳、呼吸困難が発作性に生じる。重症になると会話困難、意識消失などに至る。

・**アナフィラキシー**

アレルギー物質を摂取したあとに生じる、皮膚症状、呼吸困難、血圧低下や腹痛など複数の臓器に強い症状が起こる。血圧低下や意識障害を伴うとアナフィラキシーショックという。死に至ることもある。

## 全身の診察

免疫疾患では全身のどこかが侵されることがあり全身をチェックすることが多い。

・**視診**

脱毛、皮疹、口腔内潰瘍などを見て観察する。爪の基部をライト付き拡大鏡で観察することもある。

・**聴診**

呼吸音や心臓の音、血管の雑音などを聴診器で聴取する。

・**関節の診察**

関節部位を指で触って痛む個所がどの関節で、全部でいくつあるか調べる。同時に腫れや変形の有無も調べる。

## 主な検査

・**血液検査**

白血球、赤血球、血小板数、肝機能、腎機能、甲状腺機能、炎症反応、補体、病気ごとに特徴的な自己抗体を調べる。

・**尿検査**

タンパク尿、円柱状の細胞の塊の有無などを顕微鏡で調べる。

・**肺の検査**

X線検査、胸部CT検査、呼吸機能検査。

・**心臓の検査**

心電図、心臓超音波検査。

・**関節の検査**

X線検査、関節超音波検査、関節MRI検査。

# 免疫の主な病気

🩺：診療　💊：治療　🚑：緊急

## 主な膠原病

### ■関節リウマチ　🩺中　💊中～💊高　🚑中

女性に多い。リウマトイド因子や抗CCP抗体などの自己抗体があらわれ、関節の内側をおおう滑膜に炎症が起こる。主に左右の末梢関節が痛んだり腫れたりする。進行すると関節が壊れるため生活に支障をきたす。肺にもさまざまな合併症を伴うことが多い。

治療：メトトレキサートを週に1回内服する。内服薬を使用しても軽快しない場合は、生物学的製剤を定期的に点滴または皮下注射すると有効である。

### ■関節リウマチ以外の関節炎を起こす疾患

#### ①リウマチ性多発筋痛症　🩺中　💊低　🚑中

高齢者に急に発症する。強い炎症と両肩や両股関節周囲が痛む。長く炎症が続くと体重が減ったり、抑うつ状態になったりする。後に述べる巨細胞性動脈炎を合併することがある。

#### ②RS3PE症候群　🩺中　💊低　🚑中

高齢者に急に発症する。手背や足背に押すとへこむ浮腫があらわれる。左右対称の手足関節の滑膜に炎症が起こる。

#### ③強直性脊椎炎　🩺中～🩺高　💊中～💊高　🚑中

仙腸関節炎から始まり脊椎炎から脊椎が年余にかけて強直（こわばって）していく。白血球の型であるHLA-B27が陽性であることが多い。アキレス腱などの痛みや腫れを伴うこともある。

#### ④乾癬性関節炎　🩺中～🩺高　💊中～💊高　🚑中

皮膚や爪の慢性の病気である乾癬に関節炎を生じることがある。第一関節の炎症が特徴。アキレス腱などの痛みや腫れを伴うこともある。

## ■ シェーグレン（Sjögren）症候群  中 ／低～／高 🚑低～🚑中

唾液腺や涙腺に炎症が生じて壊れることにより唾液や涙が出にくくなる。口が乾燥しビスケットが食べられなくなったり、眼が乾燥してゴロゴロしたり痛くなったりする。関節痛、甲状腺異常、肺病変、腎障害、皮疹、末梢神経障害など多彩な合併症を伴うことがある。

## ■ 全身性エリテマトーデス（SLE）  中～高 ／中～／高 🚑中～🚑高

若年女性に多い。両側頬部に赤い皮疹が生じたり（蝶形紅斑）、体に円板状の皮疹、日焼けするとやけどのようになる日光過敏症、口の中に潰瘍ができたり皮膚のトラブルから受診することが多い。白血球、赤血球、血小板が低下したり、腎臓に炎症が起きてタンパク尿が出たり、発熱関節痛、精神や神経の障害など全身に多彩な症状が現われることがある。血液検査で抗核抗体や抗DNA抗体などが検出される。流産を繰り返すこともある。

治療：副腎皮質ホルモン（ステロイド）を使用する。免疫抑制剤を追加することも多い。ステロイドも免疫抑制剤も副作用として感染症を起こしやすいので気をつける。抗リン脂質抗体症候群を合併する場合はワーファリンを内服する。

## ■ 抗リン脂質抗体症候群  中～高 ／中 🚑中～🚑高

動脈や静脈で血液が固まりやすくなり梗塞を起こす。若い女性では流産を繰り返す（3回以上）ことがある。抗カルジオリピン抗体や抗β2-GPI抗体が陽性になる。

## ■ 全身性強皮症  低 ／高 🚑中

手指の皮膚が中心に硬くなる限局型と、全身の皮膚が硬くなるびまん型がある。手が冷えると蒼白～紫色になるレイノー（Raynaud）症状が出やすい。間質性肺炎、肺高血圧症、強皮症腎、消化管硬化など併発すると治療が難しくなる。抗セントロメア抗体や抗Scl-70抗体が陽性になる。

## ■ 多発性筋炎／皮膚筋炎  中 ／中～／高 🚑中～🚑高

骨格筋に炎症が起こる。胴に近い部位の筋痛と筋力低下をきたし、筋肉が壊れるときに血中のCK（ク

レアチンキナーゼ）が高値になる。皮膚筋炎では皮膚と筋肉に症状がある。間質性肺炎、悪性腫瘍を伴うことがある。抗ARS抗体や抗Jo-1抗体などの抗体が陽性になる。

■ 混合性結合組織病　中　中～高　中～高

レイノー症状が現れたり、手指がソーセージのように腫れる。SLE、強皮症、多発性筋炎の一部の症状が混在した病態。間質性肺炎、肺高血圧に注意する。抗RNP抗体が陽性になる。

■ ベーチェット病　中　中～高　中～高

口腔潰瘍、外陰部潰瘍、結節性紅斑や毛囊炎様皮疹、眼のぶどう膜炎が4つの主な症状。関節炎、副睾丸炎（精巣上体炎）、消化管潰瘍、神経障害、血管炎などの症状を伴うこともある。

■ 血管炎

血液が流れる血管には、大血管から枝分かれした分枝血管、中型血管さらに小血管や顕微鏡レベルの血管まである。各種の血管炎では炎症によって血管が狭窄したり閉塞したりすることによる症状が現れ、どのサイズの血管に炎症が起こるかで症状が異なる。

治療：副腎皮質ホルモン（ステロイド）を使用する。免疫抑制剤を追加することも多い。

■ 高安動脈炎　中～高　中～高　中～高

大血管炎。進行すると脈が触れにくくなるため脈なし病とも言われた。50歳未満の若い人で、大血管とその分枝の血管に炎症が起こる。原因不明の炎症が続く場合はこの病気を疑う。

■ 巨細胞性動脈炎　中～高　中　中～高

大血管炎。50歳以上で頭蓋内の比較的大きな血管に炎症が起こる。眼動脈が障害されると失明することもあり治療が急がれる。

■ 結節性多発動脈炎　中　中～高　中～高

中血管炎。中型の血管が炎症を起こして閉塞するためさまざまな臓器に梗塞が生じたり、皮膚に潰瘍ができたりする。

■ 多発血管炎性肉芽腫症 [中] [中]～[高] [中]～[高]

小血管炎。鼻や耳、肺、腎臓に病変が現れることが多い。炎症によって腫瘍のような肉芽腫ができる。鼻血、難聴、血痰などの症状が現れる。C-ANCA（PR3-ANCA）という抗体が現れやすい。

■ 顕微鏡的多発血管炎 [中] [中]～[高] [中]～[高]

小血管炎。小さい血管に炎症が起きて、糸球体腎炎、間質性肺炎、末梢神経障害を起こす。神経が障害され麻痺を残すことがある。P-ANCA（MPO-ANCA）という抗体が現れやすい。

■ 好酸球性多発血管炎性肉芽腫症 [中] [中]～[高] [中]～[高]

小血管炎。気管支喘息やアレルギー性鼻炎などのアレルギーがあり、好酸球が増えて小血管に炎症が起こる。末梢神経障害、肺病変などが現れやすいが、神経が障害され麻痺を残すことがある。P-ANCA（MPO-ANCA）という抗体が現れやすい。

## 主なアレルギー疾患

■ 花粉症 [低] [低] [低]

地域によって異なるが、花粉が飛ぶ時期に鼻（くしゃみ、鼻水、鼻閉）や眼（かゆみ、目やに、充血）に症状が現れる。花粉に対するIgE抗体によって肥満細胞が刺激されて放出されるヒスタミンが症状の主な原因。

■ じんま疹 [低] [低] [低]

食べ物、薬、虫さされ、圧迫や寒冷、ストレスなどさまざまな原因で、肥満細胞が出すヒスタミンによってかゆみを伴う膨疹を生じる。皮膚の奥でじんま疹が起こると浮腫が現れる。多くは24時間以内に消える。

■ 食物アレルギー [低] [低]～[中] [低]～[高]

特定の食べ物を食べた後にじんま疹が出たり口の中が腫れたりする。腹痛、呼吸困難、血圧低下などの重い症状が現れることもある。乳児期では鶏卵、牛乳、小麦、学童期は乳製品、鶏卵、甲殻類、そばなど

が多い。ふだん何ともなくても、食後に運動するとアナフィラキシーが誘発されることもある（食物依存性運動誘発アナフィラキシー）。

### ■気管支喘息　低　低～中　低～高

息が吐きにくくなり苦しくなる。さまざまな程度の呼気性気流制限を伴う。悪くなったり治まったり、日にちや時間によって変化のある喘鳴、息切れ、胸部圧迫感、あるいはせきなどの呼吸器症状が現れる。気道に慢性炎症があり、狭くなったりたんが詰まったりして空気が流れにくくなる。重症だと窒息死することもあり治療が急がれる。

治療：発作が起きないように副腎皮質ホルモン（ステロイド）や気管支拡張剤を定期的に吸入する。発作が生じたときは臨時に気管支拡張剤を吸入したり、ステロイドを内服する。

### ■アナフィラキシー　低～中　中　高

アレルゲン（アレルギーの原因となる物質）が体に入ったあと、皮膚症状、呼吸困難、血圧低下や腹痛など複数の臓器に強いアレルギー症状が起こる。血圧低下や意識障害を伴うとアナフィラキシーショックという。死に至ることもある。アナフィラキシーを疑う場合は救急車を呼ぶ。

治療：急いでアドレナリンを筋肉注射する。

### ■好酸球増多症　低～中　低　中

血液中の好酸球数1,500個/mL以上が持続する場合好酸球増多症と言う。さまざまな原因で好酸球が増加する。薬が原因であることが最も多い。寄生虫感染やアレルギー疾患でも好酸球が増える。好酸球が末梢に浸潤すると足や手が腫れてしびれたり、肺に浸潤するとせきやたんが増える。

### ■IgG4関連疾患　中　低　低

IgG4を産生する形質細胞浸潤と線維化による腫瘤が、唾液腺や涙腺をはじめ膵臓、腎臓、肺、後腹膜などにみられる。がんとの鑑別が必要。

**解説**　楢崎雅司（大阪大学医学部附属病院 免疫内科副科長）

# 21 乳腺科

## 解剖と生理

　乳腺は、左右1対が胸部に存在する。それ以外に副乳として存在することもある。副乳は、多くの場合腋窩部にみられ、ほとんど乳頭だけのもの、脂肪組織を伴った乳腺で構成されるもの、およびその両者で構成されるもの、さらに片側だけに認めるものなどさまざまである。乳腺は、乳汁を分泌する小葉と、乳汁が乳頭まで通る乳管、そしてそれらの間を埋めている間質の3つの構造からなる。乳管は合流を繰り返し、最終的に15～20個が乳頭に開口する（図1）。乳腺は月経周期に伴い、増殖、充血、浮腫状になり、月経の開始とともに消退する。乳がん検診や検査に適している時期は、月経が終了するころから4～5日間。乳腺の発達は20～30歳ごろがピーク。その後徐々に萎縮し、脂肪組織へと置き換わり、閉経期を過ぎると萎縮、消退はさらに顕著になるが、その程度は個人差が大きい。

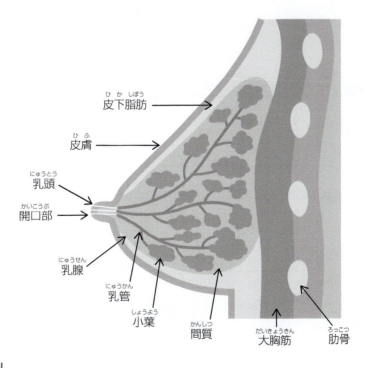

■図1　乳房の解剖

## 医師の専門領域

日本では乳腺外科医が診断、手術、薬物治療まで行うことが多い。しかし、乳房再建手術は基本的に形成外科医が行う。また、乳がんの薬物治療を専門に行う乳腺腫瘍内科医も存在するが非常に少ない。マンモグラフィーや乳腺MRI検査などの読影（診断）を専門にする放射線科（診断）医や、放射線治療を専門にする放射線治療医などが存在する。

## 主な症状

### ・腫瘤（しこり）の触知

乳腺内にできた腫瘤（しこり）を手で触れて分かること。しこりのように輪郭がはっきりしない場合は、硬結という。

### ・えくぼ症状

乳房を軽く持ち上げたときに、腫瘤のある部位の皮膚がえくぼのように陥没すること。

### ・乳房痛

乳房に生じる痛み。

### ・腋窩リンパ節の腫脹

腋窩部のリンパ節が腫れること。

### ・乳頭分泌

乳頭より分泌物が見られること。一つの開口部から見られるときは単孔性、複数のときは多孔性と呼ぶ。

### ・乳頭部びらん

乳頭部に生じた皮膚のただれ（びらん）。

## 診察手順

- 準備

上半身の着衣を脱いで裸になる。座った状態（座位）とあおむけに寝た状態（臥位）の両方で診察をする。

- 視診

乳房の形（膨隆、変形、左右差の有無）、皮膚や乳頭に発赤、湿疹、びらん（ただれ）などがないかチェックする。

- 触診

患者には両上肢を頭の後ろで組んでもらい、胸を張った状態で、両方の手の平で乳房を触知し、しこりがないか調べる。次に、手を下した状態で、腋窩や鎖骨上にリンパ節が腫れていないか調べる。続いて、ベッドにあおむけに寝た状態で、同様にして、乳房の触診を行う。

## 検査

- 画像検査

マンモグラフィー、超音波（エコー）検査、造影超音波検査、造影MRI検査。

- 病理検査

穿刺吸引細胞診、針生検、エコーガイド下あるいはステレオガイド下吸引補助下針生検、乳頭分泌液の細胞診。

## 乳腺の主な病気

：診療　：治療　：緊急

### ■ 乳がん　高　高　中

乳腺の悪性腫瘍（がん）。乳管からできる乳管がんと、小葉から発生する小葉がんからなるが、

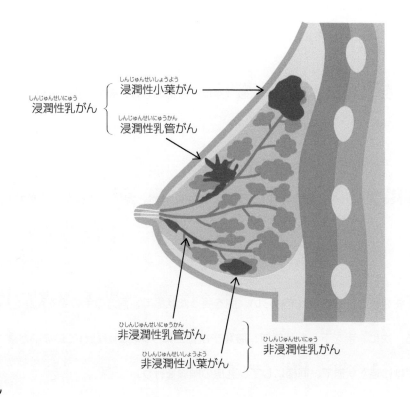

■図2 乳がん

日本人女性では前者が約90％を占める。それぞれ、がんが乳管内、小葉内にとどまっている非浸潤性乳がんと、それらの組織を越えて周囲の間質へ浸潤している浸潤性乳がんがある（**図2**）。症状の基本は腫瘤（しこり）の触知。腫瘤の増大や皮膚への進展に伴い、えくぼ症状、皮膚陥凹、皮膚結節（発疹の一つ）・びらんなどが見られる。がん自体は無痛性であるが、乳房痛はがんに関係なく一般的な症状であるため、痛みを症状として訴えることは多い。しかし、炎症性乳がんの場合は、炎症を伴い赤く腫れるので痛みが見られることもある。血性の乳頭分泌も重要な症状。

治療：手術が基本。手術方法には、乳房切除、温存手術、およびそれらに乳房再建を併用した方法などがある。腋窩に明らかなリンパ節転移を認めない場合は、センチネルリンパ節（見張りリンパ節）生検を行う。病理検査結果に基づいて、術後に再発予防のための治療（補助療法）として、抗がん剤治療、ホルモン治療、分子標的薬治療、放射線治療などが必要になる。進行乳がんでは、手術前に、先に抗がん剤治療やホルモン治療を行うことがある。

### ■乳腺症  中 低 低

　乳腺疾患の中で最も頻度が多い。Mastopathy とか fibrocystic disease（FCD）と呼ばれる。女性ホルモンのバランス異常、あるいは女性ホルモンに対する乳腺組織の反応性の異常から起こると考えられている。広義には、生理のある女性全般に起こる生理的な変化とも言える。30〜40歳代に症状が強く、閉経後に徐々に軽快する。症状は、典型的には、生理前に乳腺が張り疼痛を伴い、硬結様、時に腫瘤が出現したようになるが、生理後に軽快・消失する。しかし、生理との関係が不明瞭な場合や、症状が持続することもある。乳腺線維腺腫や乳腺嚢胞などの良性腫瘤も、乳腺症の症状の一つと考えられている。
　治療：必要になることはほとんどなく経過観察で十分であるが、乳がんとの鑑別が難しいことがある。

### ■葉状腫瘍  高 中 中

　主に線維性の間質が増殖した腫瘤である。明瞭なしこりとして触知し、時に巨大化する。治療は手術による摘出。病理検査で、良性、境界型、悪性と3つに分類される。悪性では乳腺外へ転移し死亡することもある。
　治療：良性の場合でも、乳腺内に再発する場合があり、乳房切除が必要になることもある。

### ■乳管内乳頭腫  高 中 低

　拡張した乳管内にみられる良性の腫瘤で、乳頭に近い比較的太い乳管にできることが多い。症状は、腫瘤触知のほかに、乳頭分泌物（特に血性）を認めることがある。全体が拡張し嚢胞状になった場合には、嚢胞内乳頭腫と呼ばれる。針生検でも乳がん（乳頭がん）との鑑別が困難なことがあり、治療を兼ねて手術による摘出が必要な場合がある。

### ■乳腺炎  低 低 高

　うっ滞性と化膿性乳腺炎があり、前者は授乳期に乳汁の排出が不十分なために起こる。後者も主に授乳期に起こるが、細菌が乳頭から入り込み感染が起こったため生じる。抗生物質による治療が必要である。膿瘍（膿の塊）を形成した場合は、切開排膿が必要。

## ■乳輪下膿瘍 低 中 中

乳輪の下に膿瘍ができ、しばしば皮膚に瘻孔（交通路のこと）ができ、膿の排出が見られる。乳管の閉塞と細菌感染が原因で、陥没乳頭に合併することが多い。また、喫煙者に多いと言われている。治療は、抗生物質に加え切開排膿が必要。しばしば、再発する。その場合は、膿瘍壁の摘出＋乳頭形成術などが必要。

**解 説** 金 昇晋（大阪大学医学部附属病院 乳腺内分泌外科准教授）

# 感染症内科

## 感染症に関する用語

- **感染症**

  細菌、ウイルス、真菌、寄生虫などの微生物（**表1**）がヒトの体表や体内に付着あるいは侵入して増殖し、その結果として引き起こされるさまざまな疾病。

- **細菌**：最小の生物で、ヒトに感染や定着するものは0.1～10μmくらいの大きさである。形態的には球状、こん棒状、らせん状などさまざまである。グラム染色という染色法により分類される。生物が生命活動を行ううえで必須の存在でもある。

- **ウイルス**：宿主となる細胞内でしか増殖できない、「偏性細胞内寄生体」である。

- **真菌**：大きく分けて糸状菌と酵母がある。環境中に広く分布し、通常はヒトに使用される多くの栄養成分を産生することが知られている。

- **寄生虫**：単細胞性の原虫と多細胞性の蠕虫がある。多くは自然環境でその重要な役割を担うとされており、ごく一部がヒトへの感染性を示す。

■表1　代表的な微生物

| 細菌 | | ブドウ球菌、レンサ球菌、肺炎球菌、結核菌、大腸菌、赤痢菌、サルモネラ、淋菌、スピロヘータ、マイコプラズマ、クラミジアなど |
|---|---|---|
| ウイルス | | インフルエンザウイルス、ヘルペスウイルス、ポリオウイルス、麻疹ウイルス、風疹ウイルス、A型肝炎ウイルス、狂犬病ウイルス、デングウイルス、ジカウイルスなど |
| 真菌 | | アスペルギルス、カンジダ、クリプトコッカス、ムーコル、ニューモシスチスなど |
| 寄生虫 | 原虫 | マラリア原虫、赤痢アメーバ、ランブル鞭毛虫、リーシュマニア、トリパノソーマ、膣トリコモナス、トキソプラズマ、クリプトスポリジウムなど |
| | 蠕虫 | 回虫、鉤虫、鞭虫、糞線虫、住血吸虫、裂頭条虫、肺吸虫、肝吸虫、フィラリア、顎口虫など |

- **宿主**

　本領域においては、微生物にとって栄養や生活維持に必要となる生物。宿主に対して病原性を発揮する微生物を、とくに病原性微生物と言う。

- **常在細菌叢**

　ヒトには特定の微生物が皮膚や腸管などの粘膜表面に定着している。こうした細菌叢がダメージを受けると、ヒトの生命活動に何らかの支障をきたす可能性がある。

- **保菌者（キャリア）**

　病原性微生物を体内に保有するが、臨床症状が出ていない者。他者へ感染させる可能性があるため、感染コントロールの観点からも重要。

- **潜伏期**

　病原性微生物がヒト体内に侵入した時点から最初の症状が現れるまでの期間。短いものでは数時間程度、長いものでは数カ月から数年に及ぶ。

- **感染経路**

　別個体の生物にある感染源から排出された病原性微生物が他の宿主に侵入して感染を引き起こす経路。主なものは下記のとおり（表2）。

- 飛沫核感染（空気感染）：空気中に漂う直径5μm以下の飛沫核を吸い込んで感染。
- 飛沫感染：病原性微生物を含む飛沫を吸い込んで感染。
- 経口感染：病原微生物を含む食物や飲料水などを経口摂取することによって感染。
- 性感染：性的行為や性行為によって感染。
- 媒介動物感染：動物にかまれたり、吸血昆虫に吸血されることなどによって感染。
- 母子感染（垂直感染）：胎盤を介して病原性微生物が胎児へ感染する経胎盤感染、分娩時に胎児が産道を通過する際に感染する産道感染、授乳により感染する母乳感染がある。

■表2 各種感染経路と主な疾病、病原性微生物

| 飛沫核感染 | | 結核、麻疹、水痘など |
|---|---|---|
| 飛沫感染 | | インフルエンザ、風疹、流行性耳下腺炎、肺炎、百日咳、髄膜炎菌性髄膜炎など |
| 経口感染 | | ロタウイルス感染症、食中毒、A型肝炎、腸チフス、赤痢、裂頭条虫症（サナダムシ）、アニサキス症など |
| 性感染 | | 梅毒、淋病、陰部ヘルペス、HIV感染症、膣トリコモナス症など |
| 媒介動物感染 | | 狂犬病、日本脳炎、マラリア、デング、黄熱、トリパノソーマ症、種々のフィラリア症など |
| 母子感染 | 経胎盤感染 | 風疹ウイルス、HIV、梅毒トレポネーマ、トキソプラズマなど |
| | 産道感染 | B型肝炎、HIV、ヒトパピローマウイルス、淋菌、B群レンサ球菌など |
| | 母乳感染 | ヒトT細胞性白血病ウイルス（HTLV-1）、HIVなど |

・**顕性感染／不顕性感染**

　病原性微生物による感染で症状が明らかに出現している状態を顕性感染と言い、感染しているにもかかわらず何も臨床症状が出ない状態を不顕性感染と言う。

・**日和見感染**

　宿主の免疫力が低下しているために、通常では病原性を発揮しないような病原体によって引き起こされる感染症。免疫抑制剤、ステロイドなどを服用している者、悪性腫瘍や免疫不全症、糖尿病や腎不全といった基礎疾患を有する者が易感染性宿主となる。主な起因菌としては表皮ブドウ球菌、緑膿菌、サイトメガロウイルス、カンジダ、ニューモシスチス・イロベチイ、クリプトコッカスがある。

## 医師の専門領域

　病原性微生物が感染しうるあらゆる臓器、器官での病態について診断・治療を行う。すなわち、頭のてっぺんからつま先まで全身の各所で病態がみられる。主な病態は、呼吸器感染症、消化器感染症、尿路感染症、性感染症、皮膚感染症、中枢神経系感染症である。

## 主な症状

- **発熱**

腋窩温で37℃以上を発熱とすることが多いが、臨床的には口腔温で37.8℃以上を指す。感染源により発熱はさまざまな特徴（熱型）を示す。感染以外の原因でもみられる。

- **悪寒**

発熱に伴ってみられることが多い。体温が上昇する数分前に起こる。身体の震えを伴うものを悪寒戦慄と言う。

- **全身倦怠感**

身体のだるさ。感染症が原因となる場合、急性に見られる場合と、慢性的に見られる場合がある。

- **咽頭痛**

咽頭炎や扁桃腺炎などによる疼痛（痛み）。飲食物などを飲み込んだときの痛みを嚥下痛と言う。

- **咳嗽**

気道内異物を排除する特有の呼吸で、気道の構造物や免疫系と共に肺における重要な防御機構である。喀痰（痰が出る）を伴わない乾性咳嗽と、喀痰を伴う湿性咳嗽がある。2週間以上持続する場合には肺結核の可能性がある。

- **喀痰**

気道の炎症などによって気道分泌量が増加した際に喀痰の排出がみられる。泡沫状のものや黄緑色の膿性のもの、血性、混合性のものがある。

- **扁桃肥大**

主に扁桃腺の炎症による。

- **水様性下痢**

文字どおり水のような液体状の下痢便を排泄。

- **右季肋部痛**

  右上腹部の痛み。胆嚢炎や胆石などでみられる。

- **排尿時痛**

  排尿時に起こる疼痛。尿道炎、膀胱炎など尿路感染症で多い。

- **項部硬直**

  仰臥位で頭部を持ち上げてつま先を見るようにすると、頚部の抵抗や疼痛のために遂行できない。髄膜炎の三徴の一つで、髄膜刺激症候の最も重要な所見。

- **意識障害**

  問いかけに応答できない、傾眠傾向、失神、せん妄など。種々の病原微生物（多くはウイルス性）による脳炎が重要な原因の一つ。

- **発疹（皮疹）**

  肉眼的に観察できる皮膚にみられる所見。皮膚の色調の変化（紅斑、紫斑）、隆起性変化（じんま疹、結節、腫瘤、水疱）、びらん（ただれ）・潰瘍（深部にまで及ぶ組織の欠損）、瘢痕（傷跡）、硬化など多彩。

- **リンパ節腫脹**

  局所性あるいは全身性にリンパ節が腫れる。体表から触知できる場合もあれば、表面からは触知できずX線写真や超音波検査などで検出される場合もある。

## 感染症の診察

- **視診**

  咽頭発赤、リンパ節腫脹、発疹などを観察する。

- **聴診**

  呼吸音、心音、腸管蠕動音を聴取する。

- 打診

  胸水貯留や叩打痛の有無、疼痛程度などを確認する。

- 触診

  腫脹や圧痛の程度、熱感などを確認する。圧排により膿汁排泄を試みることもある。

## 主な検査

- 血液検査

  末梢血血球数、白血球分画、生化学検査、炎症反応、各種抗体価

- 糞便検査

  細菌、寄生虫（虫体、虫卵、嚢子）、潜血反応

- 尿検査

  細菌、寄生虫卵（原虫、虫卵）

- 各種迅速検査

  インフルエンザウイルス、溶連菌、アデノウイルス、ロタウイルス

- 各種培養検査

  検体は血液、尿、便、喀痰、膿性分泌物など。

- 各種画像検査

  X線、CT、MRI、超音波

# 感染症の主な病気

:診療 :治療 :緊急

## 呼吸器感染症

### ■細菌性肺炎 低 中 中 ～ 高

下気道に起こる細菌感染症。幅広い年齢層でみられるが、とくに高齢者で重症化の危険性。主な起因菌としては肺炎球菌、インフルエンザ菌、肺炎桿菌などがある。発熱、悪寒、咳嗽、喀痰増量、倦怠感、食欲低下など呼吸器症状を中心に、全身性の症状がみられる。しかし、高齢者では症状が明らかでないことも珍しくない。胸部X線やCTで肺の画像上の変化が確認できる。肺炎は日本における死因の第3位。

治療：基本は抗菌薬の投与。高齢者や、糖尿病や免疫低下の可能性がある場合は、入院加療が検討される。

### ■誤嚥性肺炎、嚥下性肺炎 低 中 中 ～ 高

口腔内容物や逆流した胃内容物が下気道に流入して発症する肺炎。嚥下機能が低下している高齢者に主にみられる。うがいや歯磨きにより口腔衛生を保つことも重要。

治療：抗菌薬投与を柱として、口腔ケアの徹底や嚥下指導を行う。

### ■非定型肺炎 低 中 中 ～ 高

細菌性以外の病因で生じるものを非定型肺炎と言う。主な病因はマイコプラズマ、クラミジア、レジオネラが知られている。60歳未満の比較的若い年齢層で発症しやすい。

治療：抗菌薬投与が基本。

### ■気管支炎 低 中 中 ～ 高

病原性微生物の感染や喫煙・大気汚染などによる粉塵、もしくはアレルギーによって生じる気管支粘膜の炎症。原因としては、かぜ症候群を起こすウイルスによることが大半である。咳嗽や喀痰増量、発熱し肺炎と症状が相似するが、胸部X線やCTでは肺実質に画像上の変化は認めない。

治療：ウイルス性のものが多く、対症療法を行う。病原体によっては、抗ウイルス薬や抗菌薬も使用さ

れる。

### ■咽頭炎、扁桃腺　低　中　中～高

ウイルス性が多く、細菌性ではA群レンサ球菌が多い。発熱や咽頭痛（嚥下痛）、頸部リンパ節腫脹がみられる。性的行為による淋菌やクラミジア感染などが原因となる場合もある。

治療：対症療法が行われやすいが、抗ウイルス薬や抗菌薬が投与されることもある。膿瘍を形成した場合には切開排膿などの処置が必要となる。

### ■インフルエンザ（流行性感冒）　低　低～中　低～高

インフルエンザウイルスによる感染症。日本では冬季に大きな流行が見られるが、1年中感染の可能性はある。高熱、頭痛、倦怠感、関節痛・筋肉痛など全身症状が出やすい。鼻汁や咳嗽などもみられる。迅速検査キットが診断に際して実用的である。合併症として脳症や肺炎があり、致死的となる場合もある。ウイルスではない細菌の一つに「インフルエンザ菌」があり、混同しない。

治療：日本では抗インフルエンザ薬が投与されることが多いが、諸外国では対症療法で保存的治療が行われる場合も少なくない。

### ■かぜ症候群　低　低　低

最も頻度の高い呼吸器感染症。鼻咽頭での炎症が主体で、時に下気道まで波及することがある。原因の大半はウイルスである。鼻汁、鼻閉、くしゃみ、咽頭痛、咳嗽、発熱など多彩な臨床症状を起こす。

治療：対症療法が基本。

### ■肺結核　高　高　中～高

主な感染経路は飛沫核感染（空気感染）で、結核菌は全身の臓器・器官に感染しうるが、結核菌感染の多くは肺結核である。発熱や盗汗（大量の寝汗）、全身倦怠感・易疲労感、体重減少といった全身症状がみられ、呼吸器症状としては咳嗽、喀痰（時に血痰、喀血）、胸痛などがみられる。診断は容易ではなく、本疾患と疑われなければ確定診断に至るのは難しい。咳嗽や喀痰増加などの呼吸器症状が2週間以上持続する場合には本疾患の可能性を検討する必要があるが、明らかな症状がなく健診などの胸部

X線異常で偶然発見される場合もある。

治療：複数の抗結核薬を組み合わせて治療する。基本的な治療期間は6カ月である。

### ■ニューモシスチス肺炎　高　高　高

*Pneumocystis jirovecii*（ニューモシスチス・イロベチイ）による真菌感染症。代表的な日和見感染症（宿主の抵抗力が弱っているときに起こる感染症）であり、HIV感染者、AIDS患者、白血病、免疫抑制剤使用者など免疫能低下者で問題となる。突然の発熱、乾性咳嗽、息切れ・呼吸困難がみられる。死亡率は10〜40％程度とされる。

治療：ST合剤という抗菌薬が第1選択薬。

## 消化器感染症

### ■急性虫垂炎（盲腸）　低　低　〜　中　中　〜　高

虫垂に腸内の細菌（主に大腸菌）が感染して、虫垂が炎症を起こす。心窩部（鳩尾、胸のへこんだところ）辺りの痛みや不快感から始まり、数時間ほどで悪心（吐き気）や嘔吐がみられ、右下腹部の圧痛を認めるようになる。一般的には外科的虫垂切除術で治癒可能だが、強い炎症により虫垂に穴が開くと（穿孔）、腹膜炎を起こして緊急手術の適応となり重篤である。

治療：標準的治療は外科的虫垂切除術。症状の程度によっては抗菌薬投与で経過を追うこともある。

### ■ヘリコバクターピロリ感染症　低　低　〜　中　中

ピロリ菌（*Helicobacter pylori*）が胃内で持続感染することによって起こる。ピロリ菌感染によって胃炎、胃ポリープ、消化性潰瘍、胃がんなどの発症と関連があると考えられている。ただし、感染者すべてで発症するわけではない。

治療：抗菌薬2剤とプロトンポンプ阻害剤の併用療法を行う。

### ■感染性腸炎　低　低　〜　中　低　〜　中

病原性微生物による腸炎で、主症状は悪心、嘔吐、腹痛、下痢、発熱である。日本の感染症法では4

類感染症に分類される。小児ではロタウイルス、ノロウイルスによるものが多く、毎年秋から冬にかけて流行する。下痢原性大腸菌やカンピロバクター、サルモネラといった細菌性のものもある。まれにランブル鞭毛虫やクリプトスポリジウムなどの寄生虫が検出される。

治療：対症療法で治るものもあるが、病原体によっては抗菌薬や抗寄生虫薬投与も行われる。

### ■ ウイルス性肝炎 低 低 ～ 中 中

種々の肝炎ウイルス（主にA型、B型、C型、D型、E型）によって引き起こされる肝炎。経口感染性のものはA型とE型で、血液や体液の接触（性行為を含む）、針刺し事故や輸血で感染するのがB型、C型、D型である。潜伏期間が数週間から数カ月に及ぶこともあり、感染機会の特定が難しい。発症初期は全身倦怠感・易疲労感、食欲低下、発熱、下痢などがみられ、時間の経過とともに黄疸や肝腫大などが出現する。A型とB型に対しては有効なワクチンがある。

治療：病因ウイルスにより異なる。対症療法、食事療法、インターフェロン療法など種々のものがある。

### ■ 胆道感染症 中 中 ～ 高 中 ～ 高

胆嚢炎と胆管炎は合併することが多く、総称して胆道感染症と言う。腸内細菌による感染が多く、大腸菌が50～80％を占める。悪寒戦慄（ぞくぞくとした不快な寒けをいう）を伴う発熱、右季肋部痛、心窩部痛がみられ、黄疸を伴うことがある。胆管炎は重症度が高い傾向にあり、状態に応じて緊急処置が必要となる。

治療：入院して絶食のうえで抗菌薬治療を行う。手術適応やドレナージの必要性についての評価が重要。

## ‖尿路感染症‖

### ■ 膀胱炎 低 低 低 ～ 中

細菌感染による膀胱の炎症。多くが腸管由来の細菌（大腸菌が多い）で、尿道が短い女性で起こりやす

い。頻尿、排尿時痛、混濁尿（膿尿、細菌尿）が三徴である。

治療：抗菌薬治療が基本。

### ■ 腎盂腎炎 🩺中 💊中 🚑中

腎実質、腎盂・腎杯での細菌感染による炎症。大腸菌感染が多い。悪寒戦慄を伴う高熱や腰背部痛がみられる。肋骨脊柱角叩打痛が特徴。

治療：抗菌薬治療が基本。菌血症を起こすなどして重症化するケースがあるので入院も検討される。

### ■ 前立腺炎 🩺低 💊低 ～ 💊中 🚑低

感染性と非感染性とがある。感染性の場合は大腸菌、淋菌、ブドウ球菌などが起因菌として多い。頻尿、排尿時痛、排尿困難、会陰部や下腹部の不快感などがみられる。

治療：感染性のものは抗菌薬。

## 性感染症

### ■ 尿道炎 🩺低 💊低 🚑低

淋菌やクラミジア感染によるものが多い。淋菌感染では潜伏期間が2〜7日くらいだが、淋菌以外の場合は1〜3週間と比較的長いのが特徴。排尿時痛、尿道口からの多量の膿性分泌物の排出がみられる。男性では精巣上体炎、女性では子宮頸管炎を合併して不妊の原因となることもある。

治療：抗菌薬が基本。性的パートナーも要検査。

### ■ 梅毒 🩺低 💊低 ～ 💊中 🚑中

梅毒トレポネーマ（*Treponema pallidum*）による感染症。性感染による後天梅毒と、母子感染による先天梅毒がある。梅毒トレポネーマが性的行為、性行為により皮膚や粘膜から感染し、全身に広がる。病期は3つに分けられ、第1期は陰茎や陰唇に無痛性の硬結（ゴリゴリした塊）や潰瘍、鼠径リンパ節の腫脹がみられる。第2期には全身に多彩な皮疹がみられ、微熱や倦怠感などの全身症状がみられる。第3期では顔面に結節（発疹）が複数みられたり、大動脈炎や動脈瘤などの血管病変がみられるように

なる。HIV 感染症との合併が多い。

治療：抗菌薬が基本。性的パートナーの感染の有無を必ず確認すべきである。

■陰部疱疹（性器ヘルペス） 低 低 中

単純ヘルペスウイルスによる感染。外陰部に有痛性の水疱ができる。

治療：抗ウイルス薬（アシクロビル）投与。性的パートナーも要検査。

■HIV（human immunodeficiency virus）感染症 高 高 高

ヒト免疫不全ウイルスの感染によりヘルパーT細胞が激減し、進行すると後天性免疫不全症候群（AIDS：acquired immunodeficiency syndrome）を発症する。性感染が主であるが、その他の感染経路としては針刺し事故、注射打ち回し、母子感染がある。発熱やリンパ節腫脹、倦怠感、かぜをひきやすいなどの非特異的症状がみられる。

治療：抗HIV薬の多剤併用療法。

## 中枢神経系感染症

■髄膜炎 高 中 ～ 高 高

くも膜、軟膜、くも膜下腔に起きる炎症で、内科的緊急疾患である。頭部外傷や中耳炎などから直接的に炎症が波及する場合と、呼吸器感染症などから血行性に感染する場合がある。頭痛や悪心、嘔吐、発熱、項部硬直がみられ、意識障害がみられることもある。いわゆる三徴は、発熱、意識障害、項部硬直である。

治療：病原体により抗ウイルス薬、抗菌薬などが選択される。本疾患が疑われる場合には、すみやかに治療を開始する。

■脳炎 高 高 高

多くがウイルス感染である。日本脳炎、単純ヘルペス脳炎のようにウイルスが脳組織に直接感染して脳炎を起こすタイプと、インフルエンザや麻疹などのように脳以外の臓器に感染した後に二次的に脳炎を

引き起こすタイプがある。発熱、頭痛、嘔吐、意識障害、麻痺、痙攣など重篤な症状がみられ、予後もきわめて不良である。

治療：頭蓋内圧のコントロールや、発熱・けいれんなどに対する対症療法。

## 感覚器官感染症

### ■中耳炎　低　中　中

多くは上気道感染に続発する。耳痛、耳閉塞感、発熱がみられ、難聴や耳鳴りを認めることもある。鼓膜穿孔を起こすと耳だれ（耳漏）がみられる。

治療：抗菌薬投与。病状に応じて鼓膜切開が必要になることもある。

### ■副鼻腔炎　中　中　中

上気道感染に続発することが多い。前頭部痛、頭重感、鼻閉、膿性鼻漏、歯痛、嗅覚障害などがみられる。

治療：抗菌薬による内服療法。状態によっては内視鏡手術なども行う。

### ■結膜炎　低　中　中

感染性と非感染性とがある。感染性のものとしては、アデノウイルスによる流行性角結膜炎や咽頭結膜熱、ブドウ球菌などによるカタル性結膜炎などがあり、ウイルス性のものは伝染性が強い。結膜充血、眼内異物感、眼脂（目やに）などの症状がみられる。

治療：対症療法。病原体によっては抗菌薬の点眼を行う。

## その他の感染症

### ■麻疹（はしか）　中　中　中 ～ 高

麻疹ウイルスの飛沫核感染（空気感染）による、きわめて伝染力の強い感染症。38℃前後の発熱、咳嗽、鼻汁、くしゃみ、結膜充血などがみられ、頬粘膜に特有の皮疹（コプリック斑）を認める。いった

ん解熱した後、再び発熱して身体の各所（耳後部、頚部、顔面、四肢、体幹）に発疹が出現する。発熱前日から最終的に解熱したあと3日間までは感染性を有する期間として注意を要する。有効な生ワクチンがある。

　治療：対症療法。脳炎などの合併症に注意。

### ■風疹（三日はしか）　中　中　中　～　高

　風疹ウイルスの飛沫・接触感染による。発熱と発疹を特徴とするが、3日程度で終息することから「三日はしか」とも言う。妊婦が本症に罹患すると、児に先天性風疹症候群をきたすことがあり要注意。有効な生ワクチンがある。

　治療：対症療法

### ■流行性耳下腺炎（おたふくかぜ）　低　低　～　中　中

　ムンプスウイルスの飛沫・接触感染。唾液腺（とくに耳下腺）の腫脹と圧痛、嚥下痛、発熱がみられる。時に無菌性髄膜炎を合併する。有効な生ワクチンがある。

　治療：対症療法。髄膜炎のほかに精巣（睾丸）炎、難聴などの合併症も注意。

### ■水痘（水ぼうそう）　低　中　中

　水痘・帯状疱疹ウイルスによる飛沫核感染（空気感染）。水疱は体幹部から始まり、全身に波及する。毛髪部の皮膚にも水疱ができるのが特徴である。学童に多い感染症で、すべての水疱が痂皮化（かさぶたになる）するまで出席停止と学校保健安全法で規定されている。有効な生ワクチンがある。

　治療：抗ウイルス薬（アシクロビル）が有効。

### ■マラリア　中　中　～　高　高

　ハマダラカ（Anopheles）による吸血でヒトに感染する蚊媒介性寄生虫感染症で、内科的緊急疾患である。熱帯・亜熱帯地方で毎年数十万人の命を奪っている。ヒトに感染するマラリア原虫は4種知られている。突然の悪寒戦慄と高熱で始まり、周期的に解熱と発熱を繰り返す。三徴は発熱、貧血、脾腫である。ワクチンは実用化されていないが、予防内服薬がある。

治療：各種抗マラリア薬を投与。日本で流通するマラリア薬は限られている。

**解説**　三島伸介（関西医科大学総合医療センター 海外渡航者医療センター副センター長／りんくう総合医療センター総合内科・感染症内科）

# 23 救急

## 一般的な診療と救急医療との違い

### 1 一般的な診療

患者本人の主訴に対して、既往歴（これまでにかかった病気）や家族歴（患者の家族や近親者のこれまでにかかった病気）を参考に本人と相談しながら、少しは時間的な余裕がある状態で検査を進めて診断と治療につなげる。

### 2 救急医療

意識障害があれば、主訴（主要な症状についての訴え）、既往歴や家族歴が不明である。そのため、医療スタッフは、現場の状況（つまり救急隊や近くにいた人たちからの情報）と傷病者の意識レベル、バイタルサイン（後述）と血液検査や画像検査から異常を見つけ出し、迅速な診断と治療につなげる。

**通訳上の注意**

■ **患者情報は多いほうが治療に有利**

患者情報は、少しでも多く集められたほうが治療に有利です。通訳の皆さんは、是非このことに留意してください。患者が意識障害を呈する前に訴えていた主訴、既往歴、家族歴、現場の情報などを少しでも多く集める努力をしていただけると、医療スタッフは大変助かるのです。

## 正常な機能と障害された場合の優先度

- 気道（Airway：A）：人間は口腔や鼻腔から咽頭、喉頭を経て酸素を取り入れる。
- 呼吸（Breathing：B）：酸素は気管支から気管支を経て左右の肺に取り入れられる。
- 循環（Circulation：C）：肺胞で血液中の赤血球内のヘモグロビン（通常略してHb）に結合した酸素が、ブドウ糖とともに血流に乗って全身の臓器へ運ばれる。

これらABCが障害された場合、正常化しなければならない優先度は、この順（Aが最も緊急度が高い）である。脳細胞は5分以上酸素が届かなかった場合、不可逆的に変性してしまうと言われているので、救急医療では時間との闘いが重要視される。ABCの異常を示す情報として、バイタルサインがある。バイタルサインとは、生命の基本的な徴候である血圧、脈拍（または心拍数）、呼吸数、体温の4項目が一般的だが、意識レベルと動脈血酸素飽和度（SpO₂）の2項目を加えることもある。特に状態が悪い傷病者の情報を、これら6項目を把握することだけで傷病者の緊急度が評価できる、ということをぜひ知っておいていただきたい。

---

**COLUMN**

**患者ではなく傷病者**

　病院前医療では、「患者」と言わず、「傷病者」と言います。これは、病院前医療では、ドクターヘリやドクターカーなどの特殊な場合を除いて、まだ医師が診察していないため、患者とは呼ばないからです。また、外傷（いわゆる"けが"）と疾病（いわゆる"病気"）の両方の可能性があるため、傷病者と呼んでいるのです。

---

## ABCに関連する言葉

### 1 A：Airway

- 気道：鼻腔、口腔から肺胞に至るまでの空気の通り道。

- 舌根沈下：意識レベル低下により、舌が重力で落ち込むこと。この場合気道を閉塞するリスクが高まる。

- 気道緊急：器具を用いた気道確保が必要な緊急事態。

- 喉頭浮腫：声帯や喉頭蓋など喉頭周囲の粘膜が感染やアナフィラキシー、外傷などで浮腫状態となること。気道確保が不可能となれば、輪状甲状靱帯切開を要する。

## 2 B：Breathing

- 気管挿管（今は気管内挿管とは言わない）：気管内にチューブを入れて気道を確保すること。
- 抜管：呼吸状態が安定して、気管内のチューブを抜くこと。
- 気管切開：意識レベルが回復せず、長期の人工呼吸器が必要な場合、気管に切開を入れて気管切開専用のチューブを切開部より挿入し、人工呼吸器を装着する。
- 呼吸器離脱：意識障害が短期間で回復し、人工呼吸器の補助が不要になり、呼吸器から外れること
- 気胸：胸腔（肺の外側）に空気がたまった状態。自然気胸や外傷性の気胸がある。
- 緊張性気胸：胸腔に空気の流入が続き、胸腔の内圧が高くなりすぎて心臓を反対側に押したり、全身の静脈還流を阻害したりして、心臓が十分な血液を流出できなくなる状態。
- 胸腔ドレナージ：肺の外側の空気を外に吸い出して肺が膨らむようにする処置。

---

### ＼押さえておきたい／ 重要専門用語

● ドレナージ

ドレナージとは、「drainage＝外に出す」という意味です。胸腔ドレナージ、腹腔ドレナージ、脳室ドレナージなどがあります。ちなみに、ヘルニアとは、herniation に由来しており、組織が本来の場所から飛び出している、という意味です。鼠径ヘルニア、椎間板ヘルニア、食道裂孔ヘルニア、脳ヘルニアなどがあります。

## 3 C：Circulation

- ショック：循環の急激な変調に伴い、重要な臓器への血流の供給が減り、組織における正常な代謝や細胞機能が維持できなくなった状態。よく、血圧が下がったことだけをショックだと誤解されている。

## ‖いろいろなショック‖

### 1 心原性ショック

　心損傷（外傷）、心筋梗塞（疾病）によるポンプ不調。必要時には、一時的にPCPS（経皮的心肺補助法）で心機能をカバーしながら、心損傷には縫合、心筋梗塞には心臓カテーテル治療などを行う。

### 2 敗血症性ショック

　感染や細菌の毒素に対する生体の反応により、全身の血管抵抗が減少する（血管の周囲の筋肉が緩む）ことにより、相対的に循環血漿量が不足してショックとなる。感染の制御やカテコールアミンによる循環サポートが必要となる。

### 3 アナフィラキシーショック

　食物、薬剤、ハチ毒などに暴露されてから数分～数時間で血管性浮腫や喉頭浮腫、循環虚脱の状態を表し、体内の血液の分布異常が生じる。輸液とカテコールアミン投与を中心とした治療が必要となる。

### 4 神経原性ショック

　脊髄損傷に伴い交感神経の緊張が消失することで、全身の血管抵抗が減弱し血圧が下がるが、心臓への交感神経の作用も障害されているため脈拍が増加できず、心拍出量が低下してショックとなる。輸液とカテコールアミン投与を中心とした治療が必要となる。

### 5 出血性ショック

　大量出血により循環不全に陥る。大量の輸液や輸血とともに、原因となる出血原因を大至急検索し、止血を試みなければならない。

### 6 心外閉塞性ショック（肺血栓塞栓症、緊張性気胸など）と拘束性ショック（心タンポナーデ）

　胸腔内圧の上昇（前者）や心臓の拡張障害（後者）により最終的に心臓への血液還流が阻害され、心臓が十分拍出できず、ショックとなる。それぞれ、肺血栓塞栓の除去、気胸に対する胸腔ドレナージ、心囊

ドレナージが必要となる。

※参考:脊髄ショック

脊髄損傷後、一過性に損傷した脊髄レベル以下のすべての脊髄機能が消失することである。ここで使われているショックという言葉は、循環不全を意味するショックの意味ではない。

引用・参考文献
1)坂本哲也, 畑中哲生編. 救急用語辞典. 改訂第2版. 東京, ぱーそん書房, 2017, 1381p.

解説　入澤太郎（大阪大学医学部附属病院　高度救命救急センター助教）

# 24 災害

## 災害とは

　災害とは、「突然発生した異常な自然現象や人為的な原因により人間の社会的生活や生命と健康に受ける被害」とされており、大事故災害は「発生場所、生存被災者の数、重症度または種類という点から、特別な人的・物的資源を必要とする事故災害」とされている。とくに問題となる災害は、普段の対応では全く対応しきれない大事故災害（major incident）なので、以下、大事故災害について述べる。ただ、災害対応はあくまでも日ごろの医療活動が問題なく行われるうえに成り立つものである。日ごろの医療活動（診断、治療、患者説明、カルテ記載、チーム内外とのコミュニケーションなど）が満足に行えない医療スタッフが災害時だけ他のスタッフと共に効果的な災害対応ができるとはとうてい考えられない。

## 日本における災害対応

　近年の日本における災害対応について大きな影響を及ぼした大事故災害は、1995年1月17日に発生したマグニチュード7.3、震度7の阪神・淡路大震災である。人口密集地の直下型地震で多くの建物が倒壊し、6,434人の死者が発生した。この震災では、助け出されるまでは元気だったにもかかわらず、救出後の搬送中もしくは近隣の病院に搬送後早い段階で死亡した、クラッシュ症候群やそのほか外因死が多く含まれていた。この震災を踏まえて、現場での適切な医療介入や後方病院への速やかな搬送が行われていたら、避けられた可能性がある災害死、すなわち防ぎえた災害死（preventable disaster death）について議論されるようになり、そのために必要な、災害拠点病院の設定、広域災害救急医療情報システム（EMIS）、現場への医療チームの派遣（DMAT）、救急医療ヘリコプター（ドクターヘリ）などが整備された。

## 1 DMAT（disaster medical assistance team）

　阪神・淡路大震災では、防ぎえた災害死が500人ほどいたと推定されている。しかるべきトレーニングを受けた医療チームが可及的早期に被災地に出向き救命医療を展開することが、防ぎえた災害死の回避につながると考えられ、2001年の厚生科学特別研究では、DMATの定義を「大規模事故災害、広域地震災害などの際に、災害現場・被災地域内で迅速に救命医療を行えるための専門的な訓練を受けた、機動性を有する災害派遣医療チーム」であるとした。DMATは、基本構成は医師1人、看護師2人、業務調整員（チームの移動や宿泊など医療活動のための環境を調整・提供する役割）1人から構成され、比較的早期（発生からおおむね48時間後から72時間まで）に医療活動する。

## 2 CSCATTT

　医療スタッフが実際に医療チームとして災害対応を経験することは少ないため、普段から災害時の対応に関する知識を共有する必要がある。DMATの根本的な考え方は、英国の標準的な災害対応教育プログラムMIMMS（Major Incident Medical Management and Support）のコンセプトを採用している。MIMMSは、大災害時の医療にかかわる警察、消防、救急、医療機関、ボランティア、行政担当者を対応とした各部門の役割と責任、組織体系、連携や装備についての考え方を示すものである。このなかで、突然発生する災害について系統立てて対応できるような基本コンセプトをCSCATTTで示している。

---

**COLUMN**

**防ぎえた災害死**

　田中らのデータによると、阪神・淡路大震災の被災地内の病院で病気で亡くなった患者の割合は、後方病院で亡くなった患者の割合と同じ10%程度であったが、外因による死亡は被災地内では6.5%だが後方病院では2.2%、圧挫（症候群）による死亡は被災地内の病院では18.4%だが後方病院では8.0%と、明らかな差があった。このことは、阪神・淡路大震災において、防ぎえた災害死が多数存在していたことを示している。

（田中裕."阪神・淡路大震災時の疾病構造—調査方法および結果の概要". 集団災害医療マニュアル—阪神・淡路大震災に学ぶ新しい集団災害への対応吉岡敏治. 田中裕、松岡哲也ほか編, 東京, へるす出版, 2000, 181p.）

CSCATTTはそれぞれ、前半のCSCAを医療管理（medical management）、後半のTTTを医療支援（medical support）としており、下記のような意味を持つ。

- C：Command and Control……最初に縦の指揮系統と横の統制（調整）を整備する組織づくりを行うこと
- S：Safety……自分と現場と生存者の安全—をこの順番に考えること
- C：Communication……組織内および組織間での連絡体制の確立
- A：Assessment……活動について適宜評価を行うこと
- T：Triage……救出、現場処置、搬送の優先順位をつけること
- T：Treatment……治療。平時に病院で行われるような根治的な治療とは異なり、あくまでも搬送を安全に行うための現場での最小限の処置
- T：Transport……「適切な患者」を「適切な医療機関」へ「できるだけ迅速」に安全に搬送する

## 3 トリアージ

トリアージとは、フランス語のコーヒー豆やブドウを選り分けるという意味のtrierを語源とする言葉で、現場で多数傷病者の緊急度や重症度を迅速に評価して、処置や搬送の優先順位をつける、という意味である。

トリアージには、一次トリアージと二次トリアージがある**（図1、表）**。一次トリアージの区分は1〜4まである。急ぐものは赤（区分Ⅰ）、その次に急ぐものは黄（区分Ⅱ）あまり急がないものは緑（区分

---

**COLUMN**

**トリアージ**

トリアージは、ナポレオン軍の軍医総監のドミニク・ジャン・ラーレ（Dominique Jean Larrey）男爵によって最初に記述された。彼は、戦場の応急救護所で傷病者を選別するシステムを導入した。目的は医学的というより軍事的で、軽傷で最小限の治療で前線へ復帰させることができる兵士が最優先に処置された、とされている。

Ⅲ）、呼吸停止や心停止などの救命不能で、治療や搬送の適応にならないものは黒（区分Ⅳ）、と色分けされている。黒は現場で医師による死亡診断が行われていない限り、死亡ではない。一次トリアージは、一度に大量の傷病者への対応の優先順位をつけなければならない状況が前提であるため、簡単に、迅速に行えなければならない。日本で広く使われているトリアージはSTART法（Simple Triage And Rapid Treatment）である。

二次トリアージは、一次トリアージでふるい分けられた主に赤の傷病者のなかで、さらに処置や治療、搬送を行う優先順位をつけるために選別するために用いられる。主に現場救護所などで行われることが多く、生理学的および解剖学的な評価に基づいて行われる。

日本では1996年以降おおむねトリアージラベルの形式が標準化され、トリアージタグと呼ばれるようになった**（図2）**。トリアージされた傷病者には、その区分の色が最下端になるように不要な色がもぎり取られたタグが主に右手首などにかけられる。

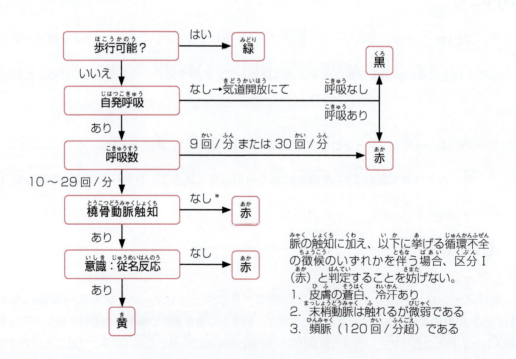

■図1 一次トリアージ

■表　生理学的・解剖学的評価（Physiological and Anatomical Triage：PAT）による二次トリアージ

| 区分 | 評価内容 | 傷病状態/病態 | 優先順位の判断（トリアージ） |
|---|---|---|---|
| 第1段階 | 生理学的評価 | 意識：JCS2桁以上、GCS 8以下、呼吸：9回/分以下又は30回/分以上、脈拍：120回/分以上または50回/分未満、血圧：収縮期血圧90mmHg未満または200mmHg以上、$SpO_2$：90%未満、その他：ショック症状、低体温（35℃以下） | 左記に該当する場合には、赤（区分Ⅰ）と判断する |
| 第2段階 | 解剖学的評価 | （開放性）頭蓋骨骨折、頭蓋底骨折、顔面・気道熱傷、緊張性気胸・気管/気道損傷、心タンポナーデ・気胸・血気胸、フレイルチェスト、開放性気胸、腹腔内出血・腹部臓器損傷、骨盤骨折、両側大腿骨骨折、頸髄損傷（四肢麻痺）、デグロービング損傷、圧挫（クラッシュ）症候群、重要臓器・大血管損傷に至る穿通性外傷、専門医の治療を要する切断肢、専門医の治療を要する重症熱傷 | |
| 第3段階 | 受傷機転 | 体幹部の挟圧、1肢以上の挟圧（4時間以上）、爆発、高所墜落、異常温度環境、有毒ガスの発生、特殊な汚染（NBC） | 左記に該当する場合には、一見軽症のようであっても黄（区分Ⅱ）と判断する |
| 第4段階 | 災害時要援護者（災害弱者）の扱い | 小児、妊婦、基礎疾患のある患者、高齢者、旅行者、外国人（言葉の通じない） | 左記に該当する場合には必要に応じて黄（区分Ⅱ）と判断する |
| | | | 上記以外を緑（区分Ⅲ）と考える |

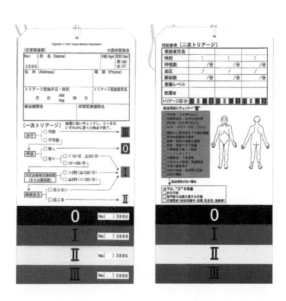

■図2　トリアージタグ例

**引用・参考文献**

1) Advanced Life Support Group. MIMMS 日本委員会訳. MIMMS 大事故災害への医療対応―現場活動における実践的アプローチ. 第3版. 東京, 永井書店, 2013, 185p.
2) Simon,C. ほか. ホスピタル MIMMS 大事故災害への医療対応―病院における実践的アプローチ. MIMMS 日本委員会監訳. 東京, 永井書店, 2009, 156p.
3) 改訂第2版 DMAT 標準テキスト. 東京, へるす出版, 353p.

**解説** 入澤太郎（大阪大学医学部附属病院 高度救命救急センター助教）

# 4章
# 薬に関する基礎知識

# 薬の知識

## 医薬品の区別

### ■医薬品
薬物のうち疾病の診断・治療・予防のためのものや、身体の構造・機能に影響を及ぼすためのもの。

### ■医療用医薬品
医師または歯科医師によって使用されること、あるいは、医師または歯科医師が出す処方箋または指示によって使用されることを目的として供給される医薬品。

### ■一般医薬品
一般の患者あるいはその家族らが医師の診断によらず、自覚症状に基づいてみずからの判断で使用することを目的として供給され、風邪薬など患者が薬局・薬店、ドラッグストアなどで購入し使用することのできる医薬品。一般用医薬品は医師の処方がなくても購入できるため、有効性とともに安全性を重視して成分や分量が決められている。

■表1　薬のおもな剤形（使用しやすいように適切な形状に加工した形態）

| 経口投与する製剤 | 口腔内に適用する製剤 | 注射により投与する製剤 |
|---|---|---|
| 錠剤 | 口腔用錠剤 | 注射剤 |
| カプセル剤 | | |
| 顆粒剤 | | |
| 散剤 | | |
| シロップ剤 | | |

| 気管支・肺に適用する製剤 | 目に投与する製剤 | 耳に投与する製剤 |
|---|---|---|
| 吸入剤 | 点眼剤 | 点耳剤 |
| | 眼軟膏剤 | |

| 鼻に適用する製剤 | 直腸に適用する製剤 | 皮膚などに適用する製剤 |
|---|---|---|
| 点鼻剤 | 坐剤 | 軟膏剤 |
| | | クリーム剤 |
| | | 貼付剤 |

■表2　おもな薬の分類と種類

| 消化器系の薬 | 循環器・血液系の薬 | 代謝・内分泌系の薬 |
|---|---|---|
| 潰瘍治療薬 | 高血圧症治療薬 | 内分泌疾患（ホルモン異常）治療薬 |
| ピロリ菌治療薬 | 貧血治療薬 | 脂質異常症治療薬 |
| 炎症性腸疾患の治療薬 | 心筋梗塞・狭心症治療薬 | 糖尿病薬 |
| 機能性疾患の治療薬 | 心不全治療薬 | 骨粗鬆症治療薬 |
| 肝臓胆道疾患の治療薬 | 不整脈治療薬 | 痛風治療薬 |
| 下痢・便秘の治療薬 | 利尿薬 | |
| | 脳血管障害治療薬 | |

| 呼吸器系、アレルギーの薬 | 脳神経系、精神神経系の薬 | 末梢神経系の薬 |
|---|---|---|
| 非ステロイド性抗炎症薬 | 統合失調症治療薬 | 交感神経系薬物 |
| アスピリン | うつ病治療薬 | 副交感神経系薬物 |
| 抗アレルギー薬 | 躁病薬 | 骨格筋作用薬 |
| 気管支喘息の治療薬 | 抗不安薬・催眠薬 | |
| 咳・痰の治療薬 | 認知症治療薬 | |
| | 片頭痛治療薬 | |
| | 抗てんかん薬 | |
| | 抗パーキンソン病薬 | |

| がんの薬 | 感染症の薬 | その他の薬 |
|---|---|---|
| 増殖細胞標的型（従来型） | 抗菌薬 | 眼科疾患治療薬 |
| 抗がん薬 | 抗ウイルス薬 | 皮膚科疾患治療薬 |
| 分子標的薬（特異的がん細胞標的薬） | 抗真菌薬 | 麻薬性鎮痛薬 |
| 免疫活性化薬 | 消毒薬 | 麻酔薬 |
| 免疫抑制薬 | | 生活改善薬 |
| | | 漢方薬とサプリメント |
| | | 造影剤 |

## 関連法など

### ■薬剤師法

薬剤師の免許、試験、業務について規定されている。

### ■薬事法

日本における医薬品、医薬部外品、化粧品及び医療機器に関する製造、販売、基準・検定、取り扱い、広告規制などについて規定した法律。2014年（平成26年）に改正法が施行され、法律の名称も

「医薬品、医療機器等の品質、有効性及び安全性の確保等に関する法律（略称：医薬品医療機器等法）」に改正された。薬機法と呼ばれることもある。

### ■日本薬局方
医療上重要と認められる医薬品などの性状および品質に関する国定の規格書。

## 基本用語

### ■薬価
厚生労働省により定められた医薬品の価格であり、医薬品の品目ごとに規格や単位、薬価を示した価格表である薬価基準に掲載されている。保険医療機関や保険薬局で医療費の算定を行う場合に利用される。

### ■医薬品添付文書
薬事法に規定された医療用医薬品の製品説明書で、医師、歯科医師、薬剤師に対する基本情報を製薬企業が作成し、医薬品の販売包装単位ごとに添付（封入）されることが義務付けられている。組成、用法・用量、薬効薬理、体内薬物動態、副作用、使用上の注意などが記載されている。

### ■一般名と商品名
一般名：医薬品の有効成分そのものを指す「有効成分名」。
商品名：製薬企業が商標登録した「ブランド名」。
商品名が異なっている場合でも、同じ有効成分の医薬品である場合、一般名は同じである。

### ■ジェネリック（generic）医薬品
新薬と同じ有効成分で作られ、「医薬品、医療機器等の品質、有効性及び安全性の確保等に関する法律」に基づくいろいろな厳しい基準や規制をクリアした医療用医薬品。効き目や安全性が新薬と同じだと認められてから発売される。開発にかかる期間が新薬と比べて短いぶん費用が安くて済むため、価格を安くすることができる。新規成分の医薬品が先発医薬品と呼ばれるのに対して後発医薬品と呼ばれる。

### ■バイオシミラー（biosimilar）
すでに販売承認が与えられているバイオテクノロジー応用医薬品と同等・同質の品質、安全性、有効性を有する医薬品。化学合成品からなるジェネリック医薬品と異なり、既存薬との有効成分の同一性を実証することが困難なため、バイオ後続品の承認の際には、非臨床試験および臨床試験による安全性の確認とともに、先行バイオ医薬品との直接比較による薬理作用や臨床的有効性の同等性・同質性の確認が必要となる。

### ■調剤
医師の処方箋に基づき薬剤を調合する。

### ■処方箋
医師が特定の患者の疾病に対して、治療に必要な医薬品を選定し、その分量および用法用量ならびに

使用期間を定めた内容（処方）を記載したもの。薬剤師に対して、その処方に従って医薬品を整えることを要求するための文書。

## ■医薬分業

医薬品の処方と調剤を分離し、それぞれを医師、薬剤師という専門家が分担して行うこと。処方せんに対し、医師と薬剤師双方が専門性を生かしたチェック機能を持つことで、患者にとって安全で効果的な薬物療法が可能となる。また、薬剤師が服薬指導を担当することで、医師は診療に専念することができる。

## ■インフォームド・コンセント（informed consent）

説明と同意。医療における患者の自己決定を実現し、その利益を保護するための過程。

# 2 薬の作用と使用法

## ■薬物療法
薬物によって病気の原因を取り除く原因療法、病気による不快な症状を薬物によって抑える対症療法、体の機能維持に必要な物質が不足して起こる病気に対してその物質を補充する補充療法、ワクチンなどによる予防療法がある。

## ■薬理作用
薬物による生体の生理機能の変化。

## ■最小有効量
生理学的効果を及ぼす最小の量。

## ■極量
医薬品の過剰投与による副作用、毒性発現の危険を防止するために日本薬局方で定めた成人に対する最大経口投与量。

## ■薬用量（治療量）
医薬品の薬効を期待して用いる量。

## ■主作用
薬物のもつ作用のうち、治療目的に利用される作用。

## ■副作用
薬物投与時にみられる治療上の目的となる主作用に対して、治療上目的としない、不必要な、あるいは障害となる主作用以外の作用。

## ■薬物受容体
標的となる細胞には、特定の刺激伝達物質にだけ結合する部分が備わっており、この特定の物質に選択的に結合する部位を（薬物）受容体と言う。

## ■アゴニスト（agonist）
受容体と結合し、受容体の機能的特性を直接変化させて効果を現す薬物（作用薬、作動薬）。

## ■アンタゴニスト（antagonist）
受容体と結合するが、それ自体は固有活性を有せず、特定の作用薬の作用を抑制することにより効果を引き起こす薬物（拮抗薬）。

## ■吸収
投与された薬物が、全身循環血液中に移行する過程。

■**分布**
　薬物が、血液中から組織へ移行する現象。薬物分布は、血液灌流や組織におけるタンパク質との結合、部位のpH、細胞膜の透過性により影響を受ける。

■**代謝**
　薬物のような異物が体内に入ってきた場合、生体はできるだけ早くこれを処理して体外に排出しようとする。薬物の多くは肝臓で代謝を受け、その活性（薬物としての効力）を失う。

■**排泄**
　薬物またはその代謝物が、体内から除去される過程。おもな経路は尿と胆汁であるが、揮発性の麻酔薬の呼気中への排泄もある。

■**バイオアベイラビリティ（bioavailability，生物学的利用能）**
　投与された薬物（製剤）が、どれだけ全身循環血中に到達し作用するかの指標。

■**初回通過効果**
　消化管で吸収された薬物は門脈を通り、かならず肝臓を通過する。多くの薬物では吸収された一部分が腸管・肝臓で代謝を受ける。この現象を初回通過効果と言う。

■**薬物間相互作用**
　複数の薬物を併用した場合に、薬効が減弱あるいは増強されたり、有害作用が起こること。

■**シトクロムP450（cytochrome P450）**
　細菌から植物、哺乳動物に至るまでのほとんどすべての生物に存在する、分子量約45,000から60,000の酸化酵素で、異物（薬物）代謝においては主要な第一相反応の酵素。

■**（消失）半減期**
　薬の全体量が半分になるまでの時間。

■**薬物治療モニタリング（monitoring）**
　薬物には体内で効果を発揮するための有効治療濃度範囲がある。患者の薬物血中濃度を測定し、薬物動態学的な解析を基に最適な薬用量、投与法を設定する手法。

■**コンプライアンス（compliance）**
　患者が、医師・薬剤師などの指示どおり服薬すること。

■**アドヒアランス（adherence）**
　患者が積極的に治療方針の決定に参加し、その決定に従って治療を受けることを意味する。近年では、患者の意思、治療への協力などを主体にした「アドヒアランス」の概念に移行していっている。

■**プラセボ（placebo，偽薬）**
　薬効評価の対照に用いられる、あるいは症状を解消したり患者の要求に応えるために処方される、薬理学的活性がないとされる物質。

# 3 薬の開発

## 臨床試験

　医学の進歩や新しい治療法の確立を目的にヒトを対象として行う試験であり、科学的かつ倫理的な配慮が重要となる。薬事法上の製造販売承認を得る目的で、医薬品・医療機器の有効性・安全性をヒトで評価するための臨床試験が治験である。臨床試験はその目的から、安全性や体内動態を中心に調べる臨床薬理試験（第一相）、安全性を確認しつつ有効性の瀬踏みをする探索的臨床試験（第二相）、それまでに得られた有効性・安全性の仮説を検証する検証的試験（第三相）に分類され、通常この順番で展開される。また、市販後に行う市販後臨床試験（第四相）は、承認された適応、用法・用量の範囲内で行うため、治療的使用に分類され、有効性と安全性に関わるさらなる情報の収集を目的とする。

## 医薬品医療機器総合機構

　厚生労働省管轄の独立行政法人で、医薬品・医療機器などの審査関連業務などを行う。医薬品の承認についても、医薬品医療機器総合機構（Pharmaceuticals and Medical Devices Agency：PMDA）が担う。

## 医薬品副作用救済制度

　健康被害を受けた本人（または遺族）などによる給付の請求に対して、厚生労働大臣が薬事・食品衛生審議会（副作用被害判定部会）の意見に基づいた医学的薬学的な判定を行い、最終的に医薬品医療機器総合機構（PMDA）が給付を決定する。

# 薬の管理

## お薬手帳

医療機関で処方された医薬品名や用法・用量、常用している一般用医薬品（OTC医薬品）やサプリメント、副作用やアレルギー歴などの情報（薬歴）を記録する手帳。患者みずからが携行してそれぞれの医療機関で提示し、経時的に記録していくことにより薬の適正使用に必要な患者情報の一元管理が可能となる。薬の重複投与や相互作用、副作用などの危険性を回避するために役立てることを目的としている。

## 薬歴

薬が安全かつ有効に使用されるために、患者の薬物療法の実際の内容や薬学的問題を整理した資料。

### 引用・参考文献

1) 伊藤正男編．医学書院医学大辞典．第2版，東京，医学書院，2004，3560p．
2) 丸山敬．史上最強図解 これならわかる！薬理学．東京，ナツメ社，311p．
3) 沢井製薬．ジェネリック医薬品用語集．https://www.sawai.co.jp/generic/glossary/（2017年8月参照）
4) 政府広報オンライン．http://www.gov-online.go.jp/（2017年8月参照）
5) 日本薬剤師会編．第13改訂調剤指針，増補版，東京，薬事日報社，2011，500p．
6) 日本医療薬学会用語集編集委員会編．日本医療薬学会 医療薬学用語集，東京，廣川書店，2014，138p．
7) （社）日本薬学会編．薬学用語解説．http://www.pharm.or.jp/dictionary/（2017年8月参照）
8) 安原一，小口勝司編．わかりやすい薬理学．第3版，東京，ヌーヴェルヒロカワ，2014，304p．

**解説** 山本智也（大阪大学医学部附属病院 薬剤部副薬剤部長）

# INDEX

## 数字（すうじ）

- 1がたとうにょうびょう／1型糖尿病 …………… 107, 210
- 2がたとうにょうびょう／2型糖尿病 …………… 108, 210
- 5ばんたんわんぶぶんけっそんしょうこうぐん／
  5番単腕部分欠損症候群 ……………………………… 106
- 13とりそみーしょうこうぐん／13トリソミー症候群 …… 106
- 18とりそみーしょうこうぐん／18トリソミー症候群 …… 106
- 22q11.2けっしつしょうこうぐん／
  22q11.2欠失症候群 …………………………………… 109

## 欧文（おうぶん）

- ABC／ABC ……………………………………………… 305
- Addisonびょう／Addison病 ………………………… 206
- ADHD／ADHD ………………………………………… 123
- adherence／adherence ………………………………… 321
- agonist／agonist ………………………………………… 320
- AIDS／AIDS ……………………………………………… 300
- Airway／Airway …………………………………… 304, 305
- AKI／AKI ………………………………………………… 174
- ANCAかんれんけっかんえん／ANCA関連血管炎 ……… 175
- antagonist／antagonist ………………………………… 320
- Aぐんβようけつせいれんさきゅうきんかんせんしょう／
  A群β溶血性レンサ球菌感染症 ……………………… 113
- Basedowびょう／Basedow病 ………………………… 202
- bioavailability／bioavailability ………………………… 321
- biosimilar／biosimilar …………………………………… 318
- Breathing／Breathing …………………………… 304, 306
- Bがたかんえん／B型肝炎 ……………………………… 106
- Bぐんようけつせいれんさきゅうきんかんせんしょう／
  B群溶血性レンサ球菌感染症 ………………………… 113
- Chediak-Higashiしょうこうぐん／
  Chediak-Higashi症候群 ………………………………… 108
- Churg-Straussしょうこうぐん／
  Churg-Strauss症候群 …………………………………… 164
- Circulation／Circulation ………………………… 304, 306
- CKD／CKD ……………………………………………… 174
- compliance／compliance ……………………………… 321
- COPD／COPD …………………………………………… 64
- CPAP／CPAP ……………………………………………… 65
- Crigler-Najjarしょうこうぐん／
  Crigler-Najjar症候群 …………………………………… 107
- CSCATTT／CSCATTT …………………………………… 311
- CT／CT ……………………………………………… 97, 259
- Cushingしょうこうぐん／Cushing症候群 …… 197, 205
- Cushingびょう／Cushing病 …………………………… 199
- cytochromeP450／cytochromeP450 ………………… 321
- DiGeorgeしょうこうぐん／DiGeorge症候群 ……… 109
- DMAT／DMAT …………………………………………… 310
- Fabryびょう／Fabry病 ………………………………… 177
- FD／FD …………………………………………………… 76
- G6PDけっそん／G6PD欠損 …………………………… 106
- Gaucherびょう／Gaucher病 …………………………… 107
- GBS／GBS ……………………………………………… 113
- genericいやくひん／generic医薬品 …………………… 318
- GERD／GERD …………………………………………… 74
- Gilbertしょうこうぐん／Gilbert症候群 ……………… 107
- Guillain-Barréしょうこうぐん／
  Guillain-Barré症候群 …………………………………… 54
- GVHD／GVHD …………………………………………… 273
- Hirschsprungびょう／Hirschsprung病 ……………… 117
- HIVかんせんしょう／HIV感染症 ……………………… 300
- Hunterしょうこうぐん／Hunter症候群 ……… 106, 107
- Hurlerしょうこうぐん／Hurler症候群 ……………… 107
- IgAじんしょう／IgA腎症 ……………………………… 176
- IgG4かんれんしっかん／IgG4関連疾患 ……………… 282
- informed consent／informed consent ……………… 322
- JIA／JIA ………………………………………………… 110
- Klinfelterしょうこうぐん／Klinfelter症候群 ………… 207
- Klippel-Feilしょうこうぐん／Klippel-Feil症候群 …… 125
- LD／LD …………………………………………………… 123
- Lesch-Nyhanしょうこうぐん／
  Lesch-Nyhan症候群 …………………………………… 107
- Mallory-Weissしょうこうぐん／
  Mallory-Weiss症候群 …………………………………… 76
- MCLS／MCLS …………………………………………… 110
- MEN／MEN ……………………………………………… 208
- Menkesびょう／Menkes病 …………………………… 107
- MIMMS／MIMMS ……………………………………… 311
- monitoring／monitoring ……………………………… 321
- MRI／MRI …………………………………………… 97, 259
- Niemann-Pickびょう／Niemann-Pick病 …………… 107
- OCA／OCA ……………………………………………… 167
- OCT／OCT ……………………………………………… 239
- PAT／PAT ………………………………………………… 313
- PCA／PCA ……………………………………………… 272
- PDD／PDD ……………………………………………… 123
- PET／PET ………………………………………………… 260
- placebo／placebo ……………………………………… 321
- Plummerびょう／Plummer病 ………………………… 202
- PMDA／PMDA ………………………………………… 322
- POS／POS ………………………………………………… 30
- Raynaudしょうじょう／Raynaud症状 ……………… 276
- RI／RI …………………………………………………… 260
- RS3PEしょうこうぐん／RS3PE症候群 ……………… 278
- RSういるすかんせんしょう／RSウイルス感染症 …… 112
- SAS／SAS ………………………………………………… 65
- Schonlein-Henochしはんびょう／
  Schonlein-Henoch紫斑病 …………………………… 109
- SCID／SCID ……………………………………………… 109
- SIADH／SIADH ………………………………………… 200
- Sjögrenしょうこうぐん／Sjögren症候群 …… 165, 279
- SLE／SLE ………………………………………………… 279
- $SpO_2$／$SpO_2$ ……………………………………… 305
- STARTほう／START法 ………………………………… 312
- Stevens-Johnsonしょうこうぐん／
  Stevens-Johnson症候群 ……………………………… 163
- Tay-Sachsびょう／Tay-Sachs病 ……………………… 107
- TORCHしょうこうぐん／TORCH症候群 …………… 106
- Turnerしょうこうぐん／Turner症候群 ……………… 207

324

|  |  |
|---|---|
| Wilson びょう／Wilson 病 | 107 |
| Wiskott-Aldrich しょうこうぐん／Wiskott-Aldrich 症候群 | 109 |
| X れんさせいむγぐろぶりんけっしょう／X 連鎖性無γグロブリン血症 | 106, 109 |

## 和文（わぶん）

### ◆あ◆

|  |  |
|---|---|
| あえんたいしゃいじょう／亜鉛代謝異常 | 107 |
| あからしあ／アカラシア | 74 |
| あきゅうせいこうじょうせんえん／亜急性甲状腺炎 | 203 |
| あくせいこうねつしょう／悪性高熱症 | 271 |
| あくせいこくしょくしゅ／悪性黒色腫 | 169 |
| あくせいしゅようしっかん／悪性腫瘍疾患 | 221 |
| あくせいひふしゅよう／悪性皮膚腫瘍 | 169 |
| あくせいりんぱしゅ／悪性リンパ腫 | 105, 120, 222 |
| あごにすと／アゴニスト | 320 |
| あじそんびょう／アジソン病 | 206 |
| あつざしょうこうぐん／圧挫症候群 | 310 |
| あどひあらんす／アドヒアランス | 321 |
| あとぴーせいひふえん／アトピー性皮膚炎 | 161 |
| あなふぃらきしー／アナフィラキシー | 270, 276, 282 |
| あなふぃらきしーしょっく／アナフィラキシーショック | 307 |
| あなふぃらくといどしはん／アナフィラクトイド紫斑 | 164 |
| あぽくりんせん／アポクリン腺 | 153 |
| あみのさんたいしゃいじょう／アミノ酸代謝異常 | 106 |
| あみろいどじんしょう／アミロイド腎症 | 177 |
| あるこーるせいかんしょうがい／アルコール性肝障害 | 80 |
| あるつはいまーがたにんちしょう／アルツハイマー型認知症 | 45 |
| あれるぎーけんさ／アレルギー検査 | 158, 249 |
| あれるぎーせいしはんびょう／アレルギー性紫斑病 | 109 |
| あれるぎーせいにくがしゅせいけっかんえん／アレルギー性肉芽腫性血管炎 | 164 |
| あれるぎーせいびえん／アレルギー性鼻炎 | 251 |
| あんたごにすと／アンタゴニスト | 320 |
| い／胃 | 69 |
| いえん／胃炎 | 75 |
| いかいよう／胃潰瘍 | 75 |
| いがん／胃がん | 75 |
| いきぎれ／息切れ | 59 |
| いしきしょうがい／意識障害 | 140, 293 |
| いしゅく／萎縮 | 155 |
| いしょくどうぎゃくりゅうしょう／胃食道逆流症 | 74 |
| いしょくへんたいしゅくしゅびょう／移植片対宿主病 | 273 |
| いしょせいにんしん／異所性妊娠 | 230 |
| いちじせいねふろーぜしょうこうぐん／一次性ネフローゼ症候群 | 122 |
| いちじとりあーじ／一次トリアージ | 311 |
| いっぱんいやくひん／一般医薬品 | 316 |
| いっぱんめい／一般名 | 318 |
| いでんしいじょう／遺伝子異常 | 106 |
| いでんしがくてきけんさ／遺伝子学的検査 | 196 |
| いでんせいきゅうじょうせっけっきゅうしょう／遺伝性丘状赤血球症 | 120 |
| いぽりーぷ／胃ポリープ | 76 |
| いやくひん／医薬品 | 316 |
| いやくひんいりょうききそうごうきこう／医薬品医療機器総合機構 | 322 |
| いやくひんてんぷぶんしょ／医薬品添付文書 | 318 |
| いやくひんふくさようきゅうさいせいど／医薬品副作用救済制度 | 322 |
| いやくぶんぎょう／医薬分業 | 319 |
| いりょうあんぜん／医療安全 | 29 |
| いりょうきかんのぎむ／医療機関の義務 | 28 |
| いりょうつうやくしゃ／医療通訳者 | 17, 20 |
| いりょうつうやくりんり／医療通訳倫理 | 21 |
| いりょうよういやくひん／医療用医薬品 | 316 |
| いりょうりんり4げんそく／医療倫理4原則 | 28 |
| いれうす／イレウス | 76 |
| いんこうとう／咽喉頭 | 248 |
| いんすりのーま／インスリノーマ | 208 |
| いんとう／咽頭 | 56, 57, 246 |
| いんとうえん／咽頭炎 | 296 |
| いんとうがん／咽頭がん | 254 |
| いんとうけつまくねつ／咽頭結膜熱 | 112 |
| いんとうつう／咽頭痛 | 292 |
| いんとうなんかしょう／咽頭軟化症 | 118 |
| いんふぉーむど・こんせんと／インフォームド・コンセント | 319 |
| いんぶほうしん／陰部疱疹 | 300 |
| いんふるえんざ／インフルエンザ | 61, 112, 296 |
| いんふるえんざきんかんせんしょう／インフルエンザ菌感染症 | 115 |
| うぃすこっと・おるどりっちしょうこうぐん／ウィスコット・オルドリッチ症候群 | 109 |
| ういるす／ウイルス | 289 |
| ういるすかんせん／ウイルス感染 | 111 |
| ういるすせいかんえん／ウイルス性肝炎 | 79, 298 |
| うぃるそんびょう／ウィルソン病 | 107 |
| うしゅきかんし／右主気管支 | 56 |
| うしょく／う蝕 | 98 |
| うったいせいひふえん／うっ滞性皮膚炎 | 162 |
| うつびょう／うつ病 | 41 |
| うはい／右肺 | 56 |
| うんどうしょうがい／運動障害 | 140 |
| えいん／会陰 | 227 |
| えきかりんぱせつ／腋窩リンパ節 | 284 |
| えきせいめんえきさいぼう／液性免疫細胞 | 108 |
| えくぼしょうじょう／えくぼ症状 | 284 |
| えくりんせん／エクリン腺 | 153 |
| えこーけんさ／エコー検査 | 259 |
| えなめるしつ／エナメル質 | 94 |
| えりてまとーです／エリテマトーデス | 164 |
| えんけいだつもうしょう／円形脱毛症 | 168 |
| えんげこんなん／嚥下困難 | 71 |
| えんげせいはいえん／嚥下性肺炎 | 295 |
| えんげつう／嚥下痛 | 71 |

|  |  |
|---|---|
| えんしょうせいかくかしょう／炎症性角化症 | 166 |
| えんしょうせいちょうしっかん／炎症性腸疾患 | 77 |
| えんじんたい／円靱帯 | 227 |
| えんずい／延髄 | 47 |
| えんばんじょうえりてまとーです／円板状エリテマトーデス | 165 |
| おうかくまく／横隔膜 | 56 |
| おうかくまくへるにあ／横隔膜ヘルニア | 118 |
| おうだん／黄疸 | 72 |
| おうと／嘔吐 | 71, 116 |
| おうはん／黄斑 | 237 |
| おかん／悪寒 | 292 |
| おくすりてちょう／お薬手帳 | 323 |
| おしん／悪心 | 71 |
| おたふくかぜ／おたふくかぜ | 111, 256, 302 |
| おやしらず／親知らず | 100 |

◆か◆

|  |  |
|---|---|
| がいいんぶ／外陰部 | 226, 227 |
| かいぎつうやく／会議通訳 | 12, 14 |
| かいこうしょうがい／開口障害 | 96 |
| がいじ／外耳 | 245 |
| がいじえん／外耳炎 | 249 |
| がいじどう／外耳道 | 245 |
| がいそう／咳嗽 | 59, 292 |
| がいてんしんけい／外転神経 | 138 |
| かいてんせいめまい／回転性めまい | 247 |
| がいどらいん／ガイドライン | 31 |
| がいにょうどうこう／外尿道口 | 227 |
| がいび／外鼻 | 246 |
| がいぶしょうしゃ／外部照射 | 261 |
| かいもうぶ／回盲部 | 70 |
| かいよう／潰瘍 | 156 |
| がいようりょうほう／外用療法 | 158 |
| かいんとうがん／下咽頭がん | 254 |
| かがくりょうほう／化学療法 | 218 |
| かかつどうぼうこう／過活動膀胱 | 184 |
| かかんきしょうこうぐん／過換気症候群 | 64, 123 |
| かきどう／下気道 | 56, 59 |
| かぎゅう／蝸牛 | 245 |
| かくいがく／核医学 | 258, 260 |
| がくかんせつしょう／顎関節症 | 101 |
| がくしゅうしょうがい／学習障害 | 123 |
| かくせいちえん／覚醒遅延 | 271 |
| かくたん／喀痰 | 59, 292 |
| がくどうき／学童期 | 104 |
| かくまく／角膜 | 236, 241 |
| かすいたい／下垂体 | 189 |
| かすいたいせんしゅ／下垂体腺腫 | 146, 201 |
| かすいたいぜんようきのうていかしょう／下垂体前葉機能低下症 | 200 |
| がすとりのーま／ガストリノーマ | 208 |
| かぜしょうこうぐん／かぜ症候群 | 61, 296 |
| がぞうけんさ／画像検査 | 50, 129, 142 |
| かだいじょうみゃく／下大静脈 | 170 |

|  |  |
|---|---|
| かたかんせつしゅういえん／肩関節周囲炎 | 131 |
| かたけんばんだんれつ／肩腱板断裂 | 131 |
| かっけつ／喀血 | 60 |
| がっこうでんせんびょうだい２しゅ／学校伝染病第２種 | 104 |
| かっしゃしんけい／滑車神経 | 138 |
| かっしょくさいぼうしゅ／褐色細胞腫 | 185, 198, 205 |
| かどういきけんさ／可動域検査 | 128 |
| かひ／痂皮 | 155 |
| かびんせいちょうしょうこうぐん／過敏性腸症候群 | 78 |
| かびんせいはいえん／過敏性肺炎 | 66 |
| かぷせるざい／カプセル剤 | 316 |
| かふんしょう／花粉症 | 281 |
| かへいじょうしっしん／貨幣状湿疹 | 162 |
| がらくとーすけっしょう／ガラクトース血症 | 106 |
| かりえす／カリエス | 98 |
| かりゅうざい／顆粒剤 | 316 |
| かれいおうはんへんせいしょう／加齢黄斑変性症 | 243 |
| かわさきびょう／川崎病 | 110 |
| がんあつけんさ／眼圧検査 | 238 |
| かんかくきかんかんせんしょう／感覚器官感染症 | 301 |
| かんかくしんけい／感覚神経 | 140 |
| かんがしゅ／肝芽腫 | 105 |
| がんかふきぬけこっせつ／眼窩吹き抜け骨折 | 252 |
| かんきのうていか／肝機能低下 | 223 |
| がんきゅう／眼球 | 236 |
| がんきゅううんどうしょうがい／眼球運動障害 | 141 |
| がんきゅうけつまく／眼球結膜 | 241 |
| かんこうへん／肝硬変 | 79 |
| かんじだかんせんしょう／カンジダ感染症 | 115 |
| かんしつせいはいえん／間質性肺炎 | 66 |
| かんしつせいぼうこうえん／間質性膀胱炎 | 188 |
| かんじゃせいぎょちんつうほう／患者制御鎮痛法 | 272 |
| かんじょうこうはん／環状紅斑 | 163 |
| かんせつ／関節 | 127 |
| かんせつつう／関節痛 | 276 |
| かんせつりうまち／関節リウマチ | 132, 278 |
| かんせん／乾癬 | 166, 279 |
| かんせんけいろ／感染経路 | 290 |
| かんせんしょう／感染症 | 61, 289 |
| かんせんしょうせいしっかん／感染症性疾患 | 221 |
| かんせんせいかんせつえん／乾癬性関節炎 | 278 |
| かんせんせいしっかん／感染性疾患 | 54 |
| かんせんせいしんないまくえん／感染性心内膜炎 | 92 |
| かんせんせいちょうえん／感染性腸炎 | 77, 298 |
| かんぞう／肝臓 | 70, 191 |
| かんぞうがん／肝臓がん | 79 |
| がんてい／眼底 | 237 |
| がんていけんさ／眼底検査 | 238 |
| かんどうみゃく／冠動脈 | 84 |
| がんなんこうざい／眼軟膏剤 | 316 |
| かんのう／間脳 | 47 |
| かんぱん／肝斑 | 168 |
| がんひふはくひしょう／眼皮膚白皮症 | 167 |

|  |  |
|---|---|
| かんぴろばくたーかんせんしょう／カンピロバクター感染症 | 114 |
| かんぼう／感冒 | 252 |
| がんめんけいれん／顔面けいれん | 147 |
| がんめんしんけい／顔面神経 | 138 |
| がんめんしんけいまひ／顔面神経麻痺 | 251 |
| がんめんつう／顔面痛 | 248 |
| きおくしょうがい／記憶障害 | 140 |
| きかん／気管 | 56 |
| きかんしえん／気管支炎 | 295 |
| きかんしぜんそく／気管支喘息 | 63, 109, 282 |
| きかんしゅきかんし／気管主気管支 | 57 |
| きかんせっかい／気管切開 | 306 |
| きかんそうかん／気管挿管 | 271, 306 |
| ききょう／気胸 | 68, 306 |
| きざこきゅう／起座呼吸 | 86 |
| きせいちゅう／寄生虫 | 289 |
| きせいちゅう、げんちゅうしょう／寄生虫、原虫症 | 115 |
| きそたいおん／基礎体温 | 227 |
| きつぎゃく／吃逆 | 71 |
| きっこうやく／拮抗薬 | 270 |
| きていさいぼうがん／基底細胞がん | 169 |
| きどう／気道 | 304, 305 |
| きどうきんきゅう／気道緊急 | 305 |
| きのうせいでぃすぺぷしあ／機能性ディスペプシア | 76 |
| きぶんこうよう／気分高揚 | 38 |
| ぎやく／偽薬 | 321 |
| きゃりあ／キャリア | 290 |
| きゅうかくしょうがい／嗅覚障害 | 248 |
| きゅうきゅういりょう／救急医療 | 304 |
| きゅうきゅういりょうへりこぷたー／救急医療ヘリコプター | 310 |
| きゅうしゅう／吸収 | 320 |
| きゅうしゅうふりょうしょうこうぐん／吸収不良症候群 | 78 |
| きゅうしん／丘疹 | 154 |
| きゅうしんけい／嗅神経 | 138 |
| きゅうせいいんとうえん／急性咽頭炎 | 118 |
| きゅうせいいんとうがいえん／急性咽頭蓋炎 | 118, 253 |
| きゅうせいかのうせいじかせんえん／急性化膿性耳下腺炎 | 255 |
| きゅうせいかんふぜん／急性肝不全 | 79 |
| きゅうせいげり／急性下痢 | 116 |
| きゅうせいさいきかんしえん／急性細気管支炎 | 119 |
| きゅうせいしっしん／急性湿疹 | 162 |
| きゅうせいじんうじんえん／急性腎盂腎炎 | 182 |
| きゅうせいしんきんこうそく／急性心筋梗塞 | 88 |
| きゅうせいじんしょうがい／急性腎障害 | 174 |
| きゅうせいすいえん／急性膵炎 | 81 |
| きゅうせいせいもんかこうとうえん／急性声門下喉頭炎 | 118 |
| きゅうせいちゅうじえん／急性中耳炎 | 249 |
| きゅうせいちゅうすいえん／急性虫垂炎 | 117, 297 |
| きゅうせいびえん／急性鼻炎 | 251 |
| きゅうせいふくびくうえん／急性副鼻腔炎 | 251 |
| きゅうせいへんとうえん／急性扁桃炎 | 253 |
| きゅうせいぼうこうえん／急性膀胱炎 | 182 |
| きゅうそくしんこうせいしきゅうたいじんえん／急速進行性糸球体腎炎 | 174 |
| きゅうちゅうしょう／吸虫症 | 115 |
| きゅうにゅうざい／吸入剤 | 316 |
| きゅうにゅうますい／吸入麻酔 | 267 |
| きょう／橋 | 47 |
| きょうかく／胸郭 | 58 |
| きょうかくでぐちしょうこうぐん／胸郭出口症候群 | 135 |
| きょうくう／胸腔 | 58 |
| きょうくうどれなーじ／胸腔ドレナージ | 306 |
| きょうけつしゃ／供血者 | 223 |
| ぎょうこいんしていか／凝固因子低下 | 217 |
| きょうしんしょう／狭心症 | 88 |
| きょうしんつう／狭心痛 | 86 |
| きょうすいけんさ／胸水検査 | 61 |
| きょうせん／胸腺 | 216 |
| きょうせんがん／胸腺がん | 66 |
| きょうちょくせいせきついえん／強直性脊椎炎 | 278 |
| きょうつう／胸痛 | 59 |
| きょうはくせいしょうがい／強迫性障害 | 44 |
| きょうひしょう／強皮症 | 165 |
| きょうぶたんじゅんＸせん／胸部単純Ｘ腺 | 88 |
| きょうへき／胸壁 | 58 |
| きょうまく／胸膜 | 58 |
| きょうまく／強膜 | 237, 241 |
| きょうまくえん／胸膜炎 | 62 |
| きょうまくくう／胸膜腔 | 58 |
| きょうまくじょうみゃくどう／強膜静脈洞 | 241 |
| きょうまくちゅうひしゅ／胸膜中皮腫 | 65 |
| きょくしょしんじゅんますい／局所浸潤麻酔 | 268 |
| きょくしょますい／局所麻酔 | 268 |
| きょくしょますいやく／局所麻酔薬 | 269 |
| きょくりょう／極量 | 320 |
| きょけつせいしんしっかん／虚血性心疾患 | 86 |
| きょけつせいだいちょうえん／虚血性大腸炎 | 78 |
| きょさいぼうせいどうみゃくえん／巨細胞性動脈炎 | 280 |
| きょせきがきゅうせいひんけつ／巨赤芽球性貧血 | 219 |
| ぎらん・ばれーしょうこうぐん／ギラン・バレー症候群 | 54 |
| きれつ／亀裂 | 156 |
| きん／筋 | 48 |
| きんいしゅくせいそくさくこうかしょう／筋萎縮性側索硬化症 | 52 |
| きんきょうちょくせいじすとろふぃー／筋強直性ジストロフィー | 124 |
| きんきんちょう／筋緊張 | 49 |
| きんきんちょうせいじすとろふぃー／筋緊張性ジストロフィー | 124 |
| きんしかん／筋弛緩 | 267 |
| きんしかんやく／筋弛緩薬 | 270 |
| きんじすとろふぃー／筋ジストロフィー | 53 |
| きんしっかん／筋疾患 | 53 |
| きんせいけん／筋生検 | 51 |

| | |
|---|---|
| きんちょうせいききょう／緊張性気胸 | 306 |
| きんにく／筋肉 | 127 |
| くしゃみ／くしゃみ | 247 |
| くっしんぐしょうこうぐん／クッシング症候群 | 185, 197, 205 |
| くっしんぐびょう／クッシング病 | 199 |
| くもまくかしゅっけつ／くも膜下出血 | 144 |
| くらいんふぇるたーしょうこうぐん／クラインフェルター症候群 | 207 |
| くらっしゅしょうこうぐん／クラッシュ症候群 | 310 |
| くりーむざい／クリーム剤 | 316 |
| くりおぐろぶりんけっしょうせいじんえん／クリオグロブリン血症性腎炎 | 176 |
| くりぐらー・なじゃーしょうこうぐん／クリグラー・ナジャー症候群 | 107 |
| くりっぺる・ふぁいるしょうこうぐん／クリッペル・ファイル症候群 | 125 |
| くるーぞんしょうこうぐん／クルーゾン症候群 | 106 |
| くるーぷしょうこうぐん／クループ症候群 | 112, 118 |
| ぐるこーす-6-りんさんだっすいそこうそけつぼうしょう／グルコース-6-リン酸脱水酵素欠乏症 | 106 |
| けいかん／頸管 | 227 |
| けいがん／鶏眼 | 155 |
| けいかんねんえきけんさ／頸管粘液検査 | 229 |
| けいこうかんせん／経口感染 | 291 |
| けいこうとうよ／経口投与 | 316 |
| けいしゅく／痙縮 | 148 |
| けいたいばんかんせん／経胎盤感染 | 291 |
| けいついしょう／頸椎症 | 149 |
| けいついしょうせいせきずいしょう／頸椎症性脊髄症 | 130 |
| けいびてききどうじぞくようあつほう／経鼻的気道持続陽圧法 | 65 |
| けいぶりんぱせつえん／頸部リンパ節炎 | 255 |
| けいぶりんぱせつてんい／頸部リンパ節転移 | 257 |
| けいれん／けいれん | 122 |
| げかはいしっかん／外科肺疾患 | 119 |
| げきしょうかんえん／劇症肝炎 | 79 |
| けつえきけんさ／血液検査 | 50, 73, 88, 98, 129, 142, 294 |
| けっかく／結核 | 62, 115 |
| けっかんえん／血管炎 | 280 |
| げっけい／月経 | 226 |
| げっけいこんなんしょう／月経困難症 | 234 |
| げっけいぜんしょうこうぐん／月経前症候群 | 234 |
| げっけいふじゅん／月経不順 | 234 |
| けつごうそしきせいもうほう／結合組織性毛包 | 152 |
| けっしょう／血漿 | 215 |
| けっしょうばん／血小板 | 215 |
| けっしょうばんきのういじょう／血小板機能異常 | 121 |
| けっしょうばんげんしょう／血小板減少 | 217 |
| けっしょうばんげんしょうせいしはんびょう／血小板減少性紫斑病 | 220 |
| けっしょうばんぞうた／血小板増多 | 217 |
| けっせいしっかん／血性疾患 | 120 |
| けっせつ／結節 | 154 |
| けっせつせいこうかしょう／結節性硬化症 | 106 |
| けっせつせいたはつどうみゃくえん／結節性多発動脈炎 | 164, 280 |
| けったい／結滞 | 87 |
| けったん／血痰 | 60 |
| けつにょう／血尿 | 171, 180 |
| けつまくえん／結膜炎 | 301 |
| けつゆうびょう／血友病 | 106, 121, 221 |
| けろいど／ケロイド | 155 |
| けん／腱 | 127 |
| げんかく／幻覚 | 38 |
| げんきょくせいきょうひしょう／限局性強皮症 | 165 |
| けんこうなんざん／肩甲難産 | 232 |
| げんごしよういき／言語使用域 | 14 |
| けんせいかんせん／顕性感染 | 291 |
| げんちゅう／原虫 | 289 |
| げんちょう／幻聴 | 40 |
| けんとうしきしょうがい／見当識障害 | 39, 140 |
| げんぱつせいあるどすてろんしょう／原発性アルドステロン症 | 185, 197, 205 |
| げんぱつせいのうしゅよう／原発性脳腫瘍 | 146 |
| げんぱつせいめんえきふぜんしょうこうぐん／原発性免疫不全症候群 | 108 |
| げんぱつせこつしゅよう／原発背骨腫瘍 | 133 |
| けんびきょうてきたはつけっかんえん／顕微鏡的多発血管炎 | 281 |
| けんぼう／健忘 | 39 |
| げんほっしん／原発疹 | 154 |
| こういきさいがいきゅうきゅういりょうじょうほうしすてむ／広域災害救急医療情報システム | 310 |
| こういたいけん／行為体験 | 40 |
| こういるすやく／抗ウイルス薬 | 159 |
| こうおんしょうがい／構音障害 | 49, 141 |
| こうがい／口蓋 | 93 |
| こうがいすい／口蓋垂 | 94 |
| こうかつ／口渇 | 194 |
| こうかるしうむけつしょう／高カルシウム血症 | 195 |
| こうがんぼう／後眼房 | 241 |
| こうきんやく／抗菌薬 | 159 |
| こうくう／口腔 | 56, 248 |
| こうくうかんじだしょう／口腔カンジダ症 | 101 |
| こうくうかんそうしょう／口腔乾燥症 | 102 |
| こうくうないじょうざい／口腔内錠剤 | 316 |
| こうけつあつ／高血圧 | 172, 193 |
| こうけっとうこうしんとうあつしょうこうぐん／高血糖高浸透圧症候群 | 213 |
| こうげんびょう／膠原病 | 164, 278 |
| こうごうせいがいしょう／咬合性外傷 | 98 |
| こうさい／虹彩 | 237, 241 |
| こうさいかくまくかく／虹彩角膜角 | 241 |
| こうさんきゅうせいたはつけっかんえんせいにくげしゅしょう／好酸球性多発血管炎性肉芽腫症 | 281 |
| こうさんきゅうせいはいえん／好酸球性肺炎 | 67 |

|  |  |  |
|---|---|---|
| こうさんきゅうぞうたしょう | 好酸球増多症 | 282 |
| こうしけつしょう | 高脂血症 | 214 |
| こうじょうせん | 甲状腺 | 189 |
| こうじょうせんがん | 甲状腺がん | 256 |
| こうじょうせんきのうていか | 甲状腺機能低下 | 223 |
| こうじょうせんきのうていかしょう／甲状腺機能低下症 | | 202 |
| こうじょうせんしっかん | 甲状腺疾患 | 197 |
| こうじょうせんしゅよう | 甲状腺腫瘍 | 203 |
| こうじょうせんちゅうどくしょう | 甲状腺中毒症 | 202 |
| こうじょうせんりょうせいしゅよう | 甲状腺良性腫瘍 | 256 |
| こうしん | 口唇 | 93 |
| こうしんきんやく | 抗真菌薬 | 159 |
| こうせんかびんけんさ | 光線過敏検査 | 158 |
| こうせんりょうほう | 光線療法 | 160 |
| こうそくせいしょっく | 拘束性ショック | 307 |
| こうてんせいけつゆうびょう | 後天性血友病 | 220 |
| こうてんせいめんえきふぜんしょうこうぐん／後天性免疫不全症候群 | | 300 |
| こうとう | 喉頭 | 56, 57, 246 |
| こうとうふしゅ | 喉頭浮腫 | 305 |
| こうとうよう | 後頭葉 | 36, 137 |
| こうないえん | 口内炎 | 255 |
| こうにょうさんけつしょう | 高尿酸血症 | 214 |
| こうねんきしょうがい | 更年期障害 | 234 |
| こうはん | 紅斑 | 154, 163 |
| こうはんせいはったつしょうがい | 広汎性発達障害 | 123 |
| こうひしょう | 紅皮症 | 156, 163, 163 |
| こうひすたみんやく | 抗ヒスタミン薬 | 159 |
| こうびろう | 後鼻漏 | 247 |
| こうぶこうちょく | 項部硬直 | 293 |
| こうへいせい | 公平性 | 22 |
| こうまくがいますい | 硬膜外麻酔 | 268 |
| こうまくどうじょうみゃくろう | 硬膜動静脈瘻 | 145 |
| こうもん | 肛門 | 227 |
| こうりにょうほるもんふてきごうぶんぴつしょうこうぐん／抗利尿ホルモン不適合分泌症候群 | | 200 |
| こうりんししつこうたいしょうこうぐん／抗リン脂質抗体症候群 | | 279 |
| ごえんせいはいえん | 誤嚥性肺炎 | 62, 295 |
| ごーしぇびょう | ゴーシェ病 | 107 |
| こきゅう | 呼吸 | 304 |
| こきゅうきかんせんしょう | 呼吸器感染症 | 295 |
| こきゅうきけい | 呼吸器系 | 56 |
| こきゅうきりだつ | 呼吸器離脱 | 306 |
| こきゅうこんなん | 呼吸困難 | 59, 172 |
| ごじゅうかた | 五十肩 | 131 |
| こっかくきん | 骨格筋 | 191 |
| こつけいせいふぜんしょう | 骨形成不全症 | 125 |
| こつしゅよう | 骨腫瘍 | 105 |
| こつずい | 骨髄 | 216 |
| こつずいいしょく | 骨髄移植 | 108 |
| こつずいけんさ | 骨髄検査 | 218 |
| こつずいしゅじん | 骨髄腫腎 | 177 |
| こつずいせいけん | 骨髄生検 | 218 |
| こつずいせんし | 骨髄穿刺 | 218 |
| こつずいぞうしょくせいしゅよう | 骨髄増殖性腫瘍 | 222 |
| こっせつ | 骨折 | 133, 172 |
| こつそしょうしょう | 骨粗しょう症 | 132, 204, 235 |
| こつたんしょう | 骨端症 | 125 |
| こつばんい | 骨盤位 | 232 |
| こつばんぞうきだつ | 骨盤臓器脱 | 235 |
| こつばんないぞうきだつ | 骨盤内臓器脱 | 188 |
| こつばんふくまくえん | 骨盤腹膜炎 | 234 |
| こつばんろうとじんたい | 骨盤漏斗靱帯 | 227 |
| こまく | 鼓膜 | 245 |
| こみゅにてぃーつうやく | コミュニティー通訳 | 12 |
| こゆうらんそうさく | 固有卵巣索 | 227 |
| これら | コレラ | 114 |
| こんごうせいけつごうそしきびょう／混合性結合組織病 | | 280 |
| こんせんせいししゅうびょう | 根尖性歯周病 | 99 |
| こんぴゅーたーだんそうさつえい／コンピューター断層撮影 | | 259 |
| こんぷらいあんす | コンプライアンス | 321 |

◆さ◆

|  |  |  |
|---|---|---|
| さいがいし | 災害死 | 310 |
| さいきん | 細菌 | 289 |
| さいきんかんせん | 細菌感染 | 113 |
| さいきんせいせきり | 細菌性赤痢 | 114 |
| さいきんせいはいえん | 細菌性肺炎 | 295 |
| さいげきとうけんびきょうけんさ | 細隙灯顕微鏡検査 | 238 |
| さいしょうゆうこうりょう | 最小有効量 | 320 |
| さいせいふりょうせいひんけつ | 再生不良性貧血 | 120, 220 |
| さいとめがろういるすかんせんしょう／サイトメガロウイルス感染症 | | 106 |
| さいはつせいあふた | 再発性アフタ | 101 |
| さいぼうがいえきほじゅうえき | 細胞外液補充液 | 272 |
| さいぼうせいめんえき | 細胞性免疫 | 108 |
| さいぼうないえきほじゅうえき | 細胞内液補充液 | 272 |
| さこう | 鎖肛 | 116 |
| ざざい | 坐剤 | 316 |
| さしゅきかんし | 左主気管支 | 56 |
| さはい | 左肺 | 56 |
| さるこいどーしす | サルコイドーシス | 67 |
| さるもねらかんせんしょう | サルモネラ感染症 | 114 |
| さんざい | 散在 | 316 |
| さんじょくしゅっけつ | 産褥出血 | 232 |
| さんだいがっぺいしょう | 三大合併症 | 212 |
| さんどうかんせん | 産道感染 | 291 |
| ざんにょう | 残尿 | 180 |
| じ | 痔 | 78 |
| しぇーぐれんしょうこうぐん／シェーグレン症候群 | | 165, 279 |
| じぇねりっくいやくひん | ジェネリック医薬品 | 318 |
| しえんしゃせい | 支援者性 | 12 |
| しか | 歯科 | 93 |
| じかい | 耳介 | 245 |

|  |  |
|---|---|
| しかくほう／資格法 | 26 |
| しかくや／視覚野 | 36 |
| じかん／耳管 | 245 |
| しきかくいじょう／色覚異常 | 106 |
| じききょうめいがぞう／磁気共鳴画像 | 259 |
| しきそいじょうしょう／色素異常症 | 167 |
| しきそせいぼはん／色素性母斑 | 168 |
| しきそはん／色素斑 | 154 |
| しきゅう／子宮 | 226, 227 |
| しきゅうえんさく／子宮円索 | 227 |
| しきゅうきんしゅ／子宮筋腫 | 232 |
| しきゅうけいがん／子宮頸がん | 233 |
| しきゅうけいぶ／子宮頸部 | 227 |
| しきゅうたいがん／子宮体がん | 233 |
| しきゅうたいろかりつ／糸球体濾過率 | 173 |
| しきゅうていぶ／子宮底部 | 227 |
| しきゅうないまくしょう／子宮内膜症 | 232 |
| しきゅうはれつ／子宮破裂 | 232 |
| しげきでんどうせい／刺激伝導性 | 84 |
| しこうかせい／思考化声 | 40 |
| しこうすいにゅう／思考吹入 | 40 |
| しこうだっしゅ／思考奪取 | 40 |
| しこうでんぱ／思考伝播 | 40 |
| じこけつゆけつ／自己血輸血 | 225 |
| じこめんえきしっかん／自己免疫疾患 | 220, 223 |
| じこめんえきせいすいえん／自己免疫性膵炎 | 82 |
| じこめんえきせいないぶんぴつせんしょうこうぐん／自己免疫性内分泌腺症候群 | 208 |
| じこめんえきせいようけつせいひんけつ／自己免疫性溶血性貧血 | 120, 220 |
| しこり／しこり | 284 |
| しこんまく／歯根膜 | 94 |
| ししついじょうしょう／脂質異常症 | 214 |
| ししつたいしゃいじょう／脂質代謝異常 | 107 |
| ししゅうえん／歯周炎 | 100 |
| ししゅうそしきけんさ／歯周組織検査 | 97 |
| ししゅんき／思春期 | 104 |
| ししょう／視床 | 47 |
| ししょうかぶ／視床下部 | 47, 189 |
| じしょうこつ／耳小骨 | 245 |
| しじりょうほう／支持療法 | 218 |
| ししん／視診 | 50, 228 |
| ししんけい／視神経 | 138 |
| ししんけいにゅうとう／視神経乳頭 | 238, 241 |
| しずい／歯髄 | 94 |
| しずいえん／歯髄炎 | 99 |
| じすとにあ／ジストニア | 53, 148 |
| しせん／脂腺 | 152 |
| しそうこつ／歯槽骨 | 95 |
| した／舌 | 94 |
| しつう／歯痛 | 95 |
| じつう／耳痛 | 247 |
| しつご／失語 | 140 |
| しっしん／失神 | 87 |
| しとくろむP450／シトクロムP450 | 321 |
| しにく／歯肉 | 95 |
| しにくえん／歯肉炎 | 99, 100 |
| しはん／紫斑 | 154 |
| しびれ／しびれ | 48 |
| じふてりあ／ジフテリア | 114 |
| じへいかん／耳閉感 | 247 |
| しぼうかん／脂肪肝 | 80 |
| しぼうそしき／脂肪組織 | 192 |
| じめい／耳鳴 | 247 |
| じゃくねんせいとっぱつせいかんせつえん／若年性突発性関節炎 | 110 |
| じゃくらんはん／雀卵斑 | 168 |
| しやけんさ／視野検査 | 238 |
| じゅうかく／縦隔 | 58 |
| じゅうかくきしゅ／縦隔気腫 | 68 |
| しゅうきせいししまひ／周期性四肢麻痺 | 54 |
| しゅうさんき／周産期 | 103 |
| じゅうしょうきんむりょくしょう／重症筋無力症 | 54, 124 |
| じゅうしょうふくごうめんえきふぜんしょう／重症複合免疫不全症 | 109 |
| じゅうにしちょう／十二指腸 | 70 |
| じゅうにしちょうかいよう／十二指腸潰瘍 | 75 |
| じゅうにしちょうへいさ／十二指腸閉鎖 | 116 |
| じゅうもうせいしっかん／絨毛性疾患 | 233 |
| しゅくしゅ／宿主 | 290 |
| しゅこんかんしょうこうぐん／手根管症候群 | 135 |
| しゅさよう／主作用 | 320 |
| しゅっけつせいしょっく／出血性ショック | 307 |
| しゅっせきていしきかん／出席停止期間 | 104 |
| しゅひぎむ／守秘義務 | 23 |
| しゅようせいしっかん／腫瘍性疾患 | 65, 168 |
| しゅりゅう／腫瘤 | 154, 284 |
| しゅれむかん／シュレム管 | 241 |
| じゅんかん／循環 | 304 |
| じゅんかんけい／循環器系 | 83 |
| じょういたいばんそうきはくり／常位胎盤早期剥離 | 231 |
| しょういんしん／小陰唇 | 227 |
| じょういんとうがん／上咽頭がん | 254 |
| しょうかかんしゅっけつ／消化管出血 | 72 |
| しょうかきかんせんしょう／消化器感染症 | 297 |
| しょうかたい／松果体 | 189 |
| じょうかだいじょうみゃく／上下大静脈 | 83 |
| じょうきどう／上気道 | 56, 59 |
| じょうきょうにんしきもにたー／状況認識モニター | 32 |
| しょうこうせいひまん／症候性肥満 | 108 |
| じょうざい／錠剤 | 316 |
| じょうざいさいきんそう／常在細菌叢 | 290 |
| しょうしたい／硝子体 | 237 |
| しょうしつ／消失 | 321 |
| しょうせきのうほうしょう／掌蹠膿疱症 | 166 |
| じょうせんしょくたいいじょう／常染色体異常 | 106 |
| じょうちゅうしょう／条虫症 | 116 |
| しょうちょう／小腸 | 70 |

|  |  |
|---|---|
| しょうにか／小児科 | 103 |
| しょうにはっけつびょう／小児白血病 | 120 |
| しょうのう／小脳 | 36, 47, 137 |
| じょうひしょうたい／上皮小体 | 190 |
| じょうひせいもうほう／上皮性毛包 | 152 |
| しょうびょうしゃ／傷病者 | 305 |
| しょうひんめい／商品名 | 318 |
| じょうみゃく／静脈 | 84 |
| じょうみゃくけつ／静脈血 | 84 |
| じょうみゃくますい／静脈麻酔 | 268 |
| じょうみゃくろかくほ／静脈路確保 | 272 |
| しょかいつうかこうか／初回通過効果 | 321 |
| しょくしん／触診 | 50, 228 |
| しょくどう／食道 | 69 |
| しょくどうがん／食道がん | 74 |
| しょくどうきょうさくしょう／食道狭窄症 | 116 |
| しょくどうじょうみゃくりゅう／食道静脈瘤 | 74 |
| しょくどうれっこうへるにあ／食道裂孔ヘルニア | 74 |
| しょくもつあれるぎー／食物アレルギー | 109, 281 |
| しょくよくふしん／食欲不振 | 38, 71, 193 |
| しょっく／ショック | 306 |
| しょほうせん／処方箋 | 318 |
| しりょくけんさ／視力検査 | 238 |
| しりょくしやしょうがい／視力視野障害 | 140 |
| しるびうすれつ／シルビウス裂 | 137 |
| じるべーるしょうこうぐん／ジルベール症候群 | 107 |
| しれつふせい／歯列不正 | 100 |
| じろう／耳漏 | 247 |
| しろうせいかくかしょう／脂漏性角化症 | 169 |
| しろうせいひふえん／脂漏性皮膚炎 | 161 |
| しろっぷざい／シロップ剤 | 316 |
| じんう／腎盂 | 170, 179 |
| じんうがん／腎盂がん | 186 |
| じんうじんえん／腎盂腎炎 | 299 |
| しんがいへいそくせいしょっく／心外閉塞性ショック | 307 |
| しんきしょう／心気症 | 44 |
| じんきのうていか／腎機能低下 | 223 |
| しんきん／心筋 | 84 |
| しんきん／真菌 | 289 |
| しんきんえん／心筋炎 | 90 |
| しんきんかんせんしょう／真菌感染症 | 115 |
| しんきんしょう／心筋症 | 90 |
| しんきんしんちぐらふぃー／心筋シンチグラフィー | 88 |
| しんけい／神経 | 47 |
| しんけいいんせいぼうこう／神経因性膀胱 | 184 |
| しんけいがく／神経学 | 37 |
| しんけいがさいぼうしゅ／神経芽細胞腫 | 105 |
| しんけいきんめんえきしっかん／神経筋免疫疾患 | 54 |
| しんけいげんせいしょっく／神経原性ショック | 307 |
| しんけいこうしゅ／神経膠腫 | 146 |
| しんけいしょう／神経症 | 43 |
| しんけいしょうしゅ／神経鞘腫 | 147 |
| しんけいせいけん／神経生検 | 51 |
| しんけいせいしょくしふしんしょう／ | |
| 神経性食思不振症 | 123 |
| しんけいせつさいぼうけっそんしょう／ | |
| 神経節細胞欠損症 | 117 |
| しんけいせんいしゅしょうⅠがた／神経線維腫症Ⅰ型 | 106 |
| しんけいでんどうそくど／神経伝導速度 | 129 |
| しんけいないか／神経内科 | 47 |
| しんけいぶろっく／神経ブロック | 269 |
| じんけっかんきんしぼうしゅ／腎血管筋脂肪腫 | 186 |
| しんげんせいしょっく／心原性ショック | 307 |
| じんけんそんちょう／人権尊重 | 22 |
| じんこうしんぱい／人工心肺 | 272 |
| しんこうせいきんじすとろふぃー／ | |
| 進行性キンジストロフィー | 123 |
| じんさいぼうがん／腎細胞がん | 185 |
| しんさつまえ／診察前 | 49 |
| しんしつさいどう／心室細動 | 89 |
| しんしつひんぱく／心室頻拍 | 89 |
| しんじゅしゅせいちゅうじえん／真珠腫性中耳炎 | 250 |
| しんしゅつせいちゅうじえん／滲出性中耳炎 | 250 |
| じんしゅよう／腎腫瘍 | 105, 185 |
| しんじゅんせいしょうようがん／浸潤性小葉がん | 286 |
| しんじゅんせいにゅうかんがん／浸潤性乳管がん | 286 |
| じんじょうせいてんぽうそう／尋常性天疱瘡 | 166 |
| じんじょうせいはくはん／尋常性白斑 | 167 |
| じんじょうみゃく／腎静脈 | 170 |
| しんしんしょう／心身症 | 123 |
| じんずいしつ／腎髄質 | 170 |
| しんせいじえりてまとーです／ | |
| 新生児エリテマトーデス | 165 |
| しんせいじき／新生児期 | 104 |
| じんせいにょうほうしょう／腎性尿崩症 | 106 |
| しんせいぶつ／新生物 | 105 |
| しんぞう／心臓 | 84 |
| じんぞう／腎臓 | 170, 178 |
| しんぞうCT／心臓CT | 88 |
| しんぞうかてーてるけんさ／心臓カテーテル検査 | 88 |
| しんぞうちょうおんぱけんさ／心臓超音波検査 | 88 |
| しんぞうべん／心臓弁 | 85 |
| しんたんぽなーで／心タンポナーデ | 307 |
| しんち／シンチ | 260 |
| しんちぐらふぃー／シンチグラフィー | 260 |
| じんつうのいじょう／陣痛の異常 | 231 |
| しんでんず／心電図 | 88 |
| じんどうみゃく／腎動脈 | 170 |
| じんぱい／じん肺 | 67 |
| じんぱい／腎杯 | 170 |
| しんぴ／真皮 | 152 |
| じんひしつ／腎皮質 | 170 |
| しんぶけんはんしゃ／深部腱反射 | 129 |
| じんふぜん／腎不全 | 173 |
| しんぼうさいどう／心房細動 | 89 |
| しんまく／心膜 | 85 |
| じんましん／じんま疹 | 155, 162, 281 |
| しんらいせい／信頼性 | 22 |

| | |
|---|---|
| すい・たんかんごうりゅういじょう／膵・胆管合流異常 …… 81 | せきずいしょっく／脊髄ショック ………………… 308 |
| ずいえきけんさ／髄液検査 ……………………… 50, 142 | せきずいしんけい／脊髄神経 …………………… 139 |
| すいしょうたい／水晶体 ……………………… 237, 241 | せきずいしんこうせいきんいしゅくしょう／ |
| すいしょうたいじょうひ／水晶体上皮 ……………… 241 | 脊髄進行性筋萎縮症 ……………………………… 124 |
| すいしょうたいほう／水晶体包 ……………………… 241 | せきずいずいまくりゅう／脊髄髄膜瘤 …………… 126 |
| すいぞう／膵臓 ………………………………… 70, 190 | せきずいそんしょう／脊髄損傷 …………………… 150 |
| すいぞう・しょうかかんのしけん／ | せきちゅうそくわんしょう／脊柱側彎症 ………… 131 |
| 　膵臓・消化管の試験 …………………………… 198 | せきつい／脊椎 ………………………………… 127 |
| すいぞうがん／膵臓がん ……………………………… 81 | せきついしょう／脊椎症 ………………………… 130 |
| すいとう／水痘 ………………………………… 111, 302 | せきついますい／脊椎麻酔 ……………………… 268 |
| すいとうたいじょうほうしんういるす／ | ぜついんしんけい／舌咽神経 …………………… 138 |
| 　水痘帯状疱疹ウイルス …………………………… 102 | ぜっかしんけい／舌下神経 ……………………… 138 |
| すいのうほう／膵嚢胞 ………………………………… 82 | ぜつがん／舌がん ………………………………… 255 |
| すいほう／水疱 ………………………………………… 154 | せっけっきゅう／赤血球 ………………………… 215 |
| すいほうしょう／水疱症 ……………………………… 165 | せっけっきゅうけいしっかん／赤血球系疾患 …… 119 |
| すいほうせいるいてんほうそう／水疱性類天疱瘡 … 166 | せっけっきゅうげんしょう／赤血球減少 ………… 217 |
| ずいまくえん／髄膜炎 ………………………… 55, 300 | せっけっきゅうぞうた／赤血球増多 …………… 217 |
| ずいまくしゅ／髄膜腫 ……………………………… 146 | ぜっこんちんか／舌根沈下 ……………………… 305 |
| すいみんじむこきゅうしょうこうぐん／ | せっしょくひふえん／接触皮膚炎 ……………… 160 |
| 　睡眠時無呼吸症候群 ……………………………… 65 | せっぱくそうざん／切迫早産 …………………… 230 |
| すいようせいげり／水様性下痢 …………………… 292 | せっぱくりゅうざん／切迫流産 ………………… 230 |
| ずがいいんとうしゅ／頭蓋咽頭腫 ………………… 201 | せでーしょん／セデーション …………………… 269 |
| ずつう／頭痛 …………………………………… 48, 140 | せめんとしつ／セメント質 ……………………… 94 |
| すてぃーぶんす・じょんそんしょうこうぐん／ | ぜんがんぼう／前眼房 …………………………… 241 |
| 　スティーヴンス・ジョンソン症候群 ………… 163 | ぜんしっしん／前失神 …………………………… 87 |
| すてろいど／ステロイド …………………………… 159 | ぜんしんけんたいかん／全身倦怠感 …………… 292 |
| せいかくせい／正確性 ………………………………… 22 | ぜんしんせいえりてまとーです／ |
| せいかんせん／性感染 ……………………………… 291 | 全身性エリテマトーデス ……………………… 164, 279 |
| せいかんせんしょう／性感染症 …………… 182, 234, 299 | ぜんしんせいきょうひしょう／全身性強皮症 … 165, 279 |
| せいきへるぺす／性器ヘルペス …………………… 300 | ぜんしんますい／全身麻酔 ……………………… 267 |
| せいしんいがく／精神医学 …………………………… 37 | ぜんそくほっさ／喘息発作 ……………………… 276 |
| せいせん／性腺 ……………………………………… 190 | せんたんきょだいしょう／先端巨大症 ………… 198 |
| せいせんきのうのけんさ／性腺機能の検査 ……… 198 | ぜんちたいばん／前置胎盤 ……………………… 230 |
| せいせんしょくたいいじょう／性染色体異常 …… 106 | ぜんちゅう／蟯虫 ………………………………… 289 |
| せいそう／精巣 ……………………………………… 179 | せんちょうかんせつえん／仙腸関節炎 ………… 278 |
| せいそうがん／精巣がん …………………………… 187 | ぜんてい／前提 …………………………………… 245 |
| せいそうじょうたい／精巣上体 …………………… 179 | せんてんいじょう／先天異常 …………………… 106 |
| せいそうじょうたいえん／精巣上体炎 …………… 183 | せんてんせいきょだいけっちょうしょう／ |
| せいそうねんてん／精巣捻転 ……………………… 188 | 先天性巨大結腸症 ……………………………… 117 |
| せいたい／声帯 ………………………………………… 57 | せんてんせいきんじすとろふぃー／ |
| せいたいまひ／声帯麻痺 …………………………… 253 | 先天性筋ジストロフィー ……………………… 124 |
| せいちょうほるもんぶんぴつふぜんしょう／ | せんてんせいきんせんいふきんとうしょう／ |
| 　成長ホルモン分泌不全症 ……………………… 199 | 先天性筋線維不均等症 ………………………… 124 |
| せいのう／精嚢 ……………………………………… 179 | せんてんせいけいついゆごうしょう／ |
| せいぶつがくてきりようのう／生物学的利用能 … 321 | 先天性頚椎癒合症 ……………………………… 125 |
| せいもんじょうきどうかくほきぐ／ | せんてんせいこかんせつだっきゅう／ |
| 　声門上気道確保器具 …………………………… 272 | 先天性股関節脱臼 ……………………………… 125 |
| せいりけんさ／生理検査 …………………… 51, 142 | せんてんせいしっかん／先天性疾患 …………… 221 |
| せき／咳 ……………………………………………… 59 | せんてんせいしょくどうへいさ／先天性食道閉鎖 … 116 |
| せきずい／脊髄 ………………………… 47, 127, 138, 269 | せんてんせいしんしっかん／先天性心疾患 …… 119 |
| せきずいくもまくかくう／脊髄くも膜下腔 ……… 269 | せんてんせいたんどうかくちょうしょう／ |
| せきずいくもまくますい／脊髄くも膜麻酔 ……… 268 | 先天性胆道拡張症 ……………………………… 117 |
| せきずいしゅよう／脊髄腫瘍 ……………………… 149 | せんてんせいちょうへいさ／先天性腸閉鎖 …… 116 |
| せきずいしょうのうへんせいしょう／脊髄小脳変性症 … 52 | せんてんせいないはんそく／先天性内反足 …… 125 |

|  |  |
|---|---|
| せんてんせいふくじんひしつかけいせい／先天性副腎皮質過形成 | 206 |
| せんてんたいしゃいじょう／先天代謝異常 | 106 |
| ぜんとうやく／前投薬 | 270 |
| ぜんとうよう／前頭葉 | 36, 137 |
| せんぷくき／潜伏期 | 290 |
| ぜんりつせん／前立腺 | 179 |
| ぜんりつせんえん／前立腺炎 | 299 |
| ぜんりつせんがん／前立腺がん | 187 |
| ぜんりつせんひだいしょう／前立腺肥大症 | 183 |
| ぞうえいけんさ／造影検査 | 129 |
| そうかんこんなん／挿管困難 | 271 |
| そうきょくせいしょうがい／双極性障害 | 42 |
| ぞうげしつ／象牙質 | 94 |
| ぞうけつかんさいぼういしょく／造血幹細胞移植 | 219 |
| そうごうしん／双合診 | 228 |
| そうごしえん／相互支援 | 31 |
| そうざん／早産 | 230 |
| そうしつ／喪失 | 99 |
| そうじょうぶんせつせいしきゅうたいこうかしょう／巣状分節性糸球体硬化症 | 175 |
| そうぼうべんへいさふぜんしょう／僧帽弁閉鎖不全症 | 91 |
| そくとうよう／側頭葉 | 36, 137 |
| ぞくはつせい／続発性 | 223 |
| ぞくほっしん／続発疹 | 155 |
| そけいへるにあ／鼠径ヘルニア | 82, 118 |

◆た◆

|  |  |
|---|---|
| たーなーしょうこうぐん／ターナー症候群 | 207 |
| だーもすこぴーけんさ／ダーモスコピー検査 | 158 |
| だいけっかんしょうがい／大血管障害 | 213 |
| たいじしんぱくいじょう／胎児心拍異常 | 231 |
| たいしゃ／代謝 | 321 |
| たいじゅうげんしょう／体重減少 | 193 |
| たいじょうほうしん／帯状疱疹 | 102 |
| たいせん／苔癬 | 156 |
| たいせんか／苔癬化 | 156 |
| だいちょう／大腸 | 70 |
| だいちょうがん／大腸がん | 77 |
| だいちょうきんかんせんしょう／大腸菌感染症 | 114 |
| だいちょうけいしつえん／大腸憩室炎 | 77 |
| だいちょうぽりーぷ／大腸ポリープ | 77 |
| だいどうみゃく／大動脈 | 84 |
| だいどうみゃくべんきょうさくしょう／大動脈弁狭窄症 | 91 |
| だいのう／大脳 | 36, 47, 137 |
| だいようけっしょうせいざい／代用血漿製剤 | 272 |
| だいりせきびょう／大理石病 | 125 |
| たいわせいげんかく／対話性幻覚 | 40 |
| たいわつうやく／対話通訳 | 15 |
| たいん／多飲 | 194 |
| だうんしょうこうぐん／ダウン症候群 | 106 |
| たかやすどうみゃくえん／高安動脈炎 | 280 |
| だぐらすか／ダグラス窩 | 227 |
| たけいこうはん／多形紅斑 | 163 |
| たけいしんしゅつせいこうはん／多形滲出性紅斑 | 163 |
| たけつしょうじょう／多血症状 | 217 |
| だせきしょう／唾石症 | 256 |
| たたいにんしん／多胎妊娠 | 231 |
| だっきゅう／脱臼 | 134 |
| だつもう／脱毛 | 194 |
| だつりょく／脱力 | 49 |
| たにょう／多尿 | 171, 194 |
| たのうほうせいらんそうしょうこうぐん／多嚢胞性卵巣症候群 | 207 |
| たはつけっかんえんせいにくげしゅしょう／多発血管炎性肉芽腫症 | 281 |
| たはつせいきんえん／多発性筋炎 | 53, 279 |
| たはつせいこうかしょう／多発性硬化症 | 54 |
| たはつせいこつずいしゅ／多発性骨髄腫 | 222 |
| たはつせいないぶんぴつしゅよう／多発性内分泌腫瘍 | 208 |
| たはつせいのうほうじん／多発性嚢胞腎 | 177 |
| たもう／多毛 | 195 |
| たんかんがん／胆管がん | 80 |
| たんじゅんXせんけんさ／単純X線検査 | 258 |
| たんじゅんせいひまん／単純性肥満 | 108 |
| だんせいかふくじんひしつしゅよう／男性化副腎皮質腫瘍 | 197 |
| たんせき／胆石 | 80 |
| たんどうかんせんしょう／胆道感染症 | 298 |
| たんどうへいさしょう／胆道閉鎖症 | 117 |
| たんのう／胆嚢 | 70 |
| たんのうがん／胆嚢がん | 80 |
| たんのうせんきんしゅしょう／胆嚢腺筋症 | 81 |
| たんのうぽりーぷ／胆嚢ポリープ | 81 |
| たんぱくにょう／タンパク尿 | 171 |
| ちあのーぜせいしんしっかん／チアノーゼ性心疾患 | 119 |
| ちーむすてっぷす／チームステップス | 31 |
| ちぇでぃあっく・ひがししょうこうぐん／チェディアック・東症候群 | 108 |
| ちかくかびん／知覚過敏 | 98 |
| ちかくけんさ／知覚検査 | 129 |
| ちくじつうやく／逐時通訳 | 15 |
| ちこつ／恥骨 | 227 |
| ちししゅうえん／智歯周炎 | 100 |
| ちつ／腟 | 226, 227 |
| ちっく／チック | 123 |
| ちつぶんぴつぶつけんさ／腟分泌物検査 | 229 |
| ちゃーぐ・すとらうすしょうこうぐん／チャーグ・ストラウス症候群 | 164 |
| ちゅういけっかん・たどうせいしょうこうぐん／注意欠陥・多動性症候群 | 123 |
| ちゅういんとうがん／中咽頭がん | 254 |
| ちゅうじ／中耳 | 245 |
| ちゅうじえん／中耳炎 | 301 |
| ちゅうじつせい／忠実性 | 22 |
| ちゅうしゃざい／注射剤 | 316 |
| ちゅうしんこう／中心溝 | 137 |
| ちゅうしんじょうみゃくろ／中心静脈路 | 272 |
| ちゅうすい／虫垂 | 70 |

|  |  |
|---|---|
| ちゅうすいえん／虫垂炎 | 77 |
| ちゅうすうしんけい／中枢神経 | 47 |
| ちゅうすうしんけいけい／中枢神経系 | 47 |
| ちゅうすうしんけいけいかんせんしょう／中枢神経系感染症 | 300 |
| ちゅうすうせいにょうほうしょう／中枢性尿崩症 | 200 |
| ちゅうどくせいけっせつせいこうじょうせんしゅ／中毒性結節性甲状腺腫 | 202 |
| ちゅうのう／中脳 | 47 |
| ちゅうりつせい／中立性 | 22 |
| ちょうえんびぶりおかんせんしょう／腸炎ビブリオ感染症 | 114 |
| ちょうおんぱけんさ／超音波検査 | 158, 229, 259 |
| ちょうかいてんいじょうしょう／腸回転異常症 | 117 |
| ちょうざい／調剤 | 318 |
| ちょうじゅうせきしょう／腸重積症 | 117 |
| ちょうしんけい／聴神経 | 138 |
| ちょうりょくけんさ／聴力検査 | 248 |
| ちょくちょうしん／直腸診 | 73, 180 |
| ちりょうほうしん／治療方針 | 30 |
| ちりょうりょう／治療量 | 320 |
| ちんしょうたい／チン小帯 | 241 |
| ちんせい／鎮静 | 267 |
| ちんつう／鎮痛 | 267 |
| ついかんばん／椎間板 | 127 |
| ついかんばんへるにあ／椎間板ヘルニア | 149 |
| つうかしょうがい／通過障害 | 116 |
| つうふう／痛風 | 132 |
| つうふうじん／痛風腎 | 176 |
| つうやくほうしき／通訳方式 | 15 |
| てあしくちびょう／手足口病 | 112 |
| てぃ・さっくすびょう／ティ・サックス病 | 107 |
| ていかりうむけっしょう／低カリウム血症 | 195 |
| ていかるしうむけっしょう／低カルシウム血症 | 196 |
| ていきせっしゅわくちん／定期接種ワクチン | 104 |
| ていけつあつ／低血圧 | 193 |
| ていけっとう／低血糖 | 194 |
| でぃじょーじしょうこうぐん／ディジョージ症候群 | 109 |
| ていしんちょう／低身長 | 194 |
| ていなとりうむけっしょう／低ナトリウム血症 | 195 |
| てぃんぱのめとりー／ティンパノメトリー | 248 |
| てくにかるすきる／テクニカルスキル | 31 |
| てつけつぼう／鉄欠乏 | 217 |
| てつけつぼうせいひんけつ／鉄欠乏性貧血 | 119, 219 |
| でゅしえんぬがたきんじすとろふぃー／デュシエンヌ型筋ジストロフィー | 106, 123 |
| てんいせいこつしゅよう／転移性骨腫瘍 | 133 |
| てんいせいのうしゅよう／転移性脳腫瘍 | 146 |
| てんかん／てんかん | 123, 147 |
| てんがんざい／点眼剤 | 316 |
| てんかんせいしょうがい／転換性障害 | 44 |
| てんじざい／点耳剤 | 316 |
| でんせんせいこうはん／伝染性紅斑 | 111 |
| でんせんせいたんかくきゅうしょう／伝染性単核球症 | 112, 221 |
| でんたつますい／伝達麻酔 | 269 |
| でんたるXせんさつえい／デンタルX線撮影 | 97 |
| でんたるれんとげん／デンタルレントゲン | 97 |
| てんびざい／点鼻剤 | 316 |
| てんぷざい／貼附剤 | 316 |
| でんわたいおう／電話対応 | 33 |
| どうがんしんけい／動眼神経 | 138 |
| どうき／動悸 | 87, 193 |
| とうげんびょう／糖原病 | 106 |
| どうこうかつやくきん／瞳孔括約筋 | 241 |
| どうこうさんだいきん／瞳孔散大筋 | 241 |
| とうごうしっちょうしょう／統合失調症 | 39 |
| とうじしゃせい／当事者性 | 12 |
| どうじつうやく／同時通訳 | 15 |
| とうたいしゃいじょう／糖代謝異常 | 106 |
| どうたいしゃいじょう／銅代謝異常 | 107 |
| とうちょうよう／頭頂葉 | 36, 137 |
| とうつう／疼痛 | 180 |
| とうにょうびょう／糖尿病 | 107, 209 |
| とうにょうびょうけとあしどーしす／糖尿病ケトアシドーシス | 213 |
| とうにょうびょうせいしんけいしょうがい／糖尿病性神経障害 | 212 |
| とうにょうびょうせいじんしょう／糖尿病性腎症 | 176, 212 |
| とうにょうびょうせいもうまくしょう／糖尿病性網膜症 | 212 |
| とうにょうびょうそくびょうへん／糖尿病足病変 | 213 |
| とうにょうびょうもうまくしょう／糖尿病網膜症 | 242 |
| どうふぜんしょうこうぐん／洞不全症候群 | 90 |
| どうみゃく／動脈 | 84 |
| どうみゃくけつ／動脈血 | 84 |
| どうみゃくけつさんそほうわど／動脈血酸素飽和度 | 305 |
| とーちしょうこうぐん／トーチ症候群 | 106 |
| ときそぷらずましょう／トキソプラズマ症 | 106, 115 |
| とくしゅぞうえいけんさ／特殊造影検査 | 259 |
| どくたーへり／ドクターヘリ | 310 |
| とくはつせいけっしょうばんげんしょうせいしはんびょう／特発性血小板減少性紫斑病 | 120 |
| とくはつせいだいたいこっとうえししょう／特発性大腿骨頭壊死症 | 130 |
| としゅきんりょくけんさ／徒手筋力検査 | 129 |
| としゅけんさ／徒手検査 | 128 |
| とっぱつせいなんちょう／突発性難聴 | 250 |
| とっぱつせいほっしんしょう／突発性発疹症 | 111 |
| どぱみん／ドパミン | 40 |
| とりあーじ／トリアージ | 311 |
| とりあーじたぐ／トリアージタグ | 313 |
| どれなーじ／ドレナージ | 306 |
| どんさん／呑酸 | 71 |
| どんしょくさいぼう／貪食細胞 | 108 |

◆な◆

|  |  |
|---|---|
| ないけいどうみゃくきょうさくしょう／内頚動脈狭窄症 | 144 |

|  |  |
|---|---|
| ないじ／内耳 | 245 |
| ないしきょうけんさ／内視鏡検査 | 249 |
| ないはんそく／内反足 | 136 |
| ないぶしょうしゃ／内部照射 | 261 |
| なまわくちん／生ワクチン | 104 |
| なんこうざい／軟膏剤 | 316 |
| なんこつ／軟骨 | 127 |
| なんこつむけいせいしょう／軟骨無形成症 | 125 |
| なんちょう／難聴 | 247 |
| なんぶしゅよう／軟部腫瘍 | 105, 133 |
| にーまん・ぴっくびょう／ニーマン・ピック病 | 107 |
| にじせいねふろーぜしょうこうぐん／二次性ネフローゼ症候群 | 122 |
| にじとりあーじ／二次トリアージ | 311 |
| にっこうかびんしょう／日光過敏症 | 276 |
| にぶんせきつい／二分脊椎 | 126 |
| にほんやっきょくほう／日本薬局方 | 318 |
| にゅうがん／乳がん | 285 |
| にゅうかんないにゅうとうしゅ／乳管内乳頭腫 | 287 |
| にゅうじき／乳児期 | 104 |
| にゅうせん／乳腺 | 283 |
| にゅうせんえん／乳腺炎 | 287 |
| にゅうせんしょう／乳腺症 | 287 |
| にゅうとうぶびらん／乳頭部びらん | 284 |
| にゅうとうぶんぴつ／乳頭分泌 | 284 |
| にゅうぼうつう／乳房痛 | 284 |
| にゅーもしすちすはいえん／ニューモシスチス肺炎 | 115, 297 |
| にゅうりんかのうよう／乳輪下膿瘍 | 288 |
| にょうえんちゅう／尿円柱 | 172 |
| にょうかん／尿管 | 170, 179 |
| にょうかんがん／尿管がん | 186 |
| にょうけんさ／尿検査 | 181 |
| にょうさいかんかんしつせいじんえん／尿細管間質性腎炎 | 176 |
| にょうさんたいしゃいじょう／尿酸代謝異常 | 107 |
| にょうしっきん／尿失禁 | 180 |
| にょうどう／尿道 | 179, 227 |
| にょうどうえん／尿道炎 | 299 |
| にょうどくしょう／尿毒症 | 172 |
| にょうへい／尿閉 | 180 |
| にょうろかんせんしょう／尿路感染症 | 122, 182, 299 |
| にょうろけっせき／尿路結石 | 181 |
| にんいせっしゅ／任意接種 | 104 |
| にんしんこうけつあつしょうこうぐん／妊娠高血圧症候群 | 230 |
| にんしんとうにょうびょう／妊娠糖尿病 | 212, 230 |
| にんちきのうけんさ／認知機能検査 | 143 |
| にんちしょう／認知症 | 45, 53 |
| にんちしょうけんさ／認知症検査 | 51 |
| ねこなきしょうこうぐん／ネコ鳴き症候群 | 106 |
| ねふろーぜしょうこうぐん／ネフローゼ症候群 | 122, 175 |
| ねんざ／捻挫 | 134 |
| のう／脳 | 127 |
| のうえん／脳炎 | 55, 301 |
| のうかん／脳幹 | 36, 47, 138 |
| のうきょう／膿胸 | 62 |
| のうこうそく／脳梗塞 | 51, 143 |
| のうしゅ／嚢腫 | 155 |
| のうしゅっけつ／脳出血 | 143 |
| のうしゅよう／脳腫瘍 | 105, 146 |
| のうしんけい／脳神経 | 138 |
| のうせきずい／脳脊髄 | 139 |
| のうそっちゅう／脳卒中 | 51 |
| のうどうじょうみゃくきけい／脳動静脈奇形 | 145 |
| のうにょう／濃尿 | 172, 180 |
| のうのこうぞう／脳の構造 | 47 |
| のうほう／膿胞 | 154 |
| のうほうしょう／膿疱症 | 166 |
| のうほうせいすいしゅよう／嚢胞性膵腫瘍 | 82 |
| のんてくにかるすきる／ノンテクニカルスキル | 31 |

◆は◆

|  |  |
|---|---|
| ぱーきんそんしょうこうぐん／パーキンソン症候群 | 52 |
| ぱーきんそんびょう／パーキンソン病 | 45, 52, 148 |
| はーらーしょうこうぐん／ハーラー症候群 | 107 |
| はい／肺 | 57 |
| はいえん／肺炎 | 62, 119 |
| ばいおあべいらびりてぃ／バイオアベイラビリティ | 321 |
| ばいおしみらー／バイオシミラー | 318 |
| ばいかいどうぶつかんせん／媒介動物感染 | 291 |
| はいがん／肺がん | 65 |
| はいけっかく／肺結核 | 296 |
| はいけつしょうせいしょっく／敗血症性ショック | 307 |
| はいけっせんそくせんしょう／肺血栓塞栓症 | 91 |
| はいさいぼうしゅよう／胚細胞腫瘍 | 201 |
| はいじょうみゃく／肺静脈 | 83 |
| はいせつ／排泄 | 321 |
| はいせつこんなん／排泄困難 | 180 |
| はいどうみゃく／肺動脈 | 83 |
| ばいどく／梅毒 | 106, 299 |
| はいにょうじつう／排尿時痛 | 293 |
| はいにょうりょくけんさ／排尿力検査 | 181 |
| はいぶんかくしょう／肺分画症 | 119 |
| はいほう／肺胞 | 58 |
| はくないしょう／白内障 | 240 |
| はくはん／白斑 | 154 |
| はくばんしょう／白板症 | 101 |
| はしか／はしか | 302 |
| はしもとびょう／橋本病 | 203 |
| はしゅせいけっかんないぎょうこ／播種性血管内凝固 | 121 |
| はしょうふう／破傷風 | 113 |
| はせつ／破折 | 99 |
| ばせどうびょう／バセドウ病 | 202 |
| はついくせいこかんせつけいせいふぜん／発育性股関節形成不全 | 135 |
| ばっかん／抜管 | 306 |
| はっけっきゅう／白血球 | 215 |
| はっけっきゅうげんしょう／白血球減少 | 217 |

|  |  |
|---|---|
| はっけっきゅうぞうた／白血球増多 | 217 |
| はっけつびょう／白血病 | 105, 221 |
| はったつしょうがい／発達障害 | 123 |
| ぱっちてすと／パッチテスト | 158 |
| はつねつ／発熱 | 193, 292 |
| はな／鼻 | 56, 246 |
| ぱにっくしょうがい／パニック障害 | 43 |
| ぱのらまXせんそうち／パノラマX線装置 | 97 |
| ぱのらまれんとげん／パノラマレントゲン | 97 |
| ぱらいんふるえんざういるすかんせんしょう／パラインフルエンザウイルス感染症 | 112 |
| ぱらがんぐりおーま／パラガングリオーマ | 205 |
| ばれっとしょくどう／バレット食道 | 75 |
| はんげつばんそんしょう／半月板損傷 | 134 |
| はんげんき／半減期 | 321 |
| はんこん／瘢痕 | 155 |
| はんしゃよくせい／反射抑制 | 267 |
| はんたーしょうこうぐん／ハンター症候群 | 106, 107 |
| ひえいきょうたいけん／非影響体験 | 40 |
| ひかりかんしょうだんそうけい／光干渉断層計 | 239 |
| びくう／鼻腔 | 56, 246 |
| ひけっかくせいこうさんきんしょう／非結核性抗酸菌症 | 63 |
| びこう／鼻孔 | 56 |
| ひこうせいゆうもんきょうさくしょう／肥厚性幽門狭窄症 | 116 |
| びこつこっせつ／尾骨骨折 | 252 |
| ひざじんたいそんしょう／膝靱帯損傷 | 134 |
| びじゅう／鼻汁 | 247 |
| びしゅっけつ／鼻出血 | 247, 252 |
| びしょうへんかがたねふろーぜしょうこうぐん／微小変化型ネフローゼ症候群 | 175 |
| ひしん／皮疹 | 276, 293 |
| ひしんじゅんせいしょうようがん／非浸潤性小葉がん | 286 |
| ひしんじゅんせいにゅうがん／非浸潤性乳がん | 286 |
| ひしんじゅんせいにゅうかんがん／非浸潤性乳管がん | 286 |
| びせいぶつがくてきけんさ／微生物学的検査 | 97 |
| ひぞう／脾臓 | 216 |
| びたみんB12けつぼう／ビタミンB12欠乏 | 217 |
| びたみんKけつぼうしょう／ビタミンK欠乏症 | 121 |
| ひちあのーぜせいしんしっかん／非チアノーゼ性心疾患 | 119 |
| ひていけいがたはいえん／非定型型肺炎 | 295 |
| ひとめんえきふぜんういるす／ヒト免疫不全ウイルス | 300 |
| ひにん／避妊 | 234 |
| ひふ／皮膚 | 152 |
| ひふえん／皮膚炎 | 160 |
| ひふきんえん／皮膚筋炎 | 53, 279 |
| ひふこうか／皮膚硬化 | 276 |
| ひふせつえん／皮膚節炎 | 165 |
| ひふそうようしょう／皮膚掻痒症 | 162 |
| ひふのこうぞう／皮膚の構造 | 152 |
| びへい／鼻閉 | 247 |
| ひまつかくかんせん／飛沫核感染 | 291 |
| ひまつかんせん／飛沫感染 | 291 |
| ひまん／肥満 | 108, 194 |
| びまんせいはいしっかん／びまん性肺疾患 | 66 |
| ひゃくにちせき／百日咳 | 114 |
| ひょうひ／表皮 | 151, 152 |
| ひょうひすいほうしょう／表皮水疱症 | 165 |
| ひょうひはくり／表皮剥離 | 155 |
| ひょうめんますい／表面麻酔 | 268 |
| びょうりがくてきけんさ／病理学的検査 | 229 |
| ひよりみかんせん／日和見感染 | 291 |
| びらん／びらん | 155 |
| びりるびんたいしゃいじょう／ビリルビン代謝異常 | 107 |
| ひるしゅすぷるんぐびょう／ヒルシュスプルング病 | 117 |
| ひんけつ／貧血 | 172 |
| ひんけつしっかん／貧血疾患 | 221 |
| ひんけつしょうじょう／貧血症状 | 217 |
| ひんにょう／頻尿 | 180 |
| ふぁぶりびょう／ファブリ病 | 106, 177 |
| ふあん／不安 | 38 |
| ふいくしょう／不育症 | 233 |
| ふうしん／風疹 | 106, 111, 302 |
| ぷーるねつ／プール熱 | 112 |
| ふぇにるけとんにょうしょう／フェニルケトン尿症 | 106 |
| ふぉろわーしっぷ／フォロワーシップ | 31 |
| ふかしけん／負荷試験 | 196 |
| ふかつかわくちん／不活化ワクチン | 104 |
| ふくくう／腹腔 | 71 |
| ふくこうじょうせん／副甲状腺 | 190 |
| ふくこうじょうせんきのうこうしんしょう／副甲状腺機能亢進症 | 204 |
| ふくこうじょうせんきのうていかしょう／副甲状腺機能低下症 | 204 |
| ふくさよう／副作用 | 320 |
| ふくじん／副腎 | 170, 178, 190 |
| ふくじんがん／副腎がん | 185, 197 |
| ふくじんくりーぜ／副腎クリーゼ | 206 |
| ふくしんけい／副神経 | 138 |
| ふくじんしゅよう／副腎腫瘍 | 185 |
| ふくじんはくしつじすとろふぃー／副腎白質ジストロフィー | 107 |
| ふくじんひしつきのうていかしょう／副腎皮質機能低下症 | 197 |
| ふくじんひしつほるもん／副腎皮質ホルモン | 159 |
| ふくつう／腹痛 | 72 |
| ふくびくう／副鼻腔 | 56, 246 |
| ふくびくうえん／副鼻腔炎 | 301 |
| ふくぶだいどうみゃく／腹部大動脈 | 170 |
| ふくぶぼうまんかん／腹部膨満感 | 71 |
| ふくぶぼうりゅう／腹部膨隆 | 72 |
| ふくまく／腹膜 | 71 |
| ふくまくえん／腹膜炎 | 82 |
| ふくまんかん／腹満感 | 71 |
| ふけんせいかんせん／不顕性感染 | 291 |
| ふしゅ／浮腫 | 86, 172, 193 |
| ふずいいのうんどう／不随意の運動 | 49 |

| | | | |
|---|---|---|---|
| ぶどうきゅうきんかんせんしょう／ブドウ球菌感染症 | 113 | ぽるふぃりんたいしゃいじょう／ | |
| ふどうせいめまい／不動性めまい | 247 | ポルフィリン代謝異常 | 107 |
| ふにんしょう／不妊症 | 233 | ほるもんのはたらき／ホルモンの働き | 227 |
| ふみん／不眠 | 38 | ◆ま◆ | |
| ぷらいばしー／プライバシー | 23 | まくせいじんしょう／膜性腎症 | 175 |
| ぷらせぼ／プラセボ | 321 | まくせいぞうしょくせいしきゅうたいじんえん／ | |
| ふらつき／ふらつき | 49, 141 | 膜性増殖性糸球体腎炎 | 175 |
| ぷらんまーびょう／プランマー病 | 202 | ましん／麻疹 | 111, 301 |
| ぶりっくてすと／ブリックテスト | 158 | まっしょうしんけい／末梢神経 | 47, 127 |
| ふるえ／震え | 49, 141 | まっしょうしんけいけい／末梢神経系 | 47 |
| ぷろらくちのーま／プロラクチノーマ | 199 | まっしょうしんけいしょうがい／末梢神経障害 | 276 |
| ぶんぷ／分布 | 321 | まっしょうれいかん／末梢冷感 | 86 |
| ふんべんけんさ／糞便検査 | 73, 294 | まなー／マナー | 23 |
| へいそくせいはいしっかん／閉塞性肺疾患 | 63 | まやく／麻薬 | 270 |
| べーちぇっとびょう／ベーチェット病 | 280 | まらりあ／マラリア | 303 |
| へりこばくたーぴろりかんせんしょう／ | | まるふぁんしょうこうぐん／マルファン症候群 | 106 |
| ヘリコバクターピロリ感染症 | 297 | まろりー・わいすしょうこうぐん／ | |
| ぺるてすびょう／ペルテス病 | 135 | マロリー・ワイス症候群 | 76 |
| へるぱんぎーな／ヘルパンギーナ | 112 | まんせいげり／慢性下痢 | 116 |
| へるぺす／ヘルペス | 106 | まんせいこうじょうせんえん／慢性甲状腺炎 | 203, 256 |
| へるぺすういるす／ヘルペスウイルス | 102 | まんせいしっしん／慢性湿疹 | 162 |
| へんけいせいかんせつしょう／変形性関節症 | 129 | まんせいじんぞうびょう／慢性腎臓病 | 174 |
| へんけいせいこかんせつしょう／変形性股関節症 | 130 | まんせいすいえん／慢性膵炎 | 81 |
| へんけいせいひざかんせつしょう／変形性膝関節症 | 130 | まんせいちゅうじえん／慢性中耳炎 | 250 |
| へんせいしんけいしっかん／変性神経疾患 | 123 | まんせいにくげしゅしょう／慢性肉芽腫症 | 108 |
| べんち／胼胝 | 155 | まんせいふくびくうえん／慢性副鼻腔炎 | 251 |
| へんとうしゅういしゅよう／扁桃周囲腫瘍 | 253 | まんせいへいそくせいはいしっかん／慢性閉塞性肺疾患 | 64 |
| へんとうせん／扁桃腺 | 296 | まんせいへんとうえん／慢性扁桃炎 | 253 |
| へんとうひだい／扁桃肥大 | 292 | みおぱちー／ミオパチー | 53 |
| へんぺいたいせん／扁平苔癬 | 167 | みぎろくぶつう／右季肋部痛 | 293 |
| べんまくしょう／弁膜症 | 91 | みずぼうそう／みずぼうそう | 111, 302 |
| ぼうこう／膀胱 | 179, 227 | みっかはしか／三日はしか | 302 |
| ぼうこうえん／膀胱炎 | 299 | みとこんどりあのうきんしょう／ | |
| ぼうこうがん／膀胱がん | 186 | ミトコンドリア脳筋症 | 124 |
| ぼうこうきょうけんさ／膀胱鏡検査 | 181 | みはれつのうどうみゃくりゅう／未破裂脳動脈瘤 | 144 |
| ぼうしつぶろっく／房室ブロック | 90 | みみ／耳 | 245 |
| ほうしゃせんしんだん／放射線診断 | 258 | みみなり／耳鳴り | 247 |
| ほうしゃせんちりょう／放射線治療 | 258, 261 | みゃくらくまく／脈絡膜 | 237 |
| ほうしゃせんりょうほう／放射線療法 | 218 | むくみ／むくみ | 172, 193 |
| ほうしん／膨疹 | 155 | むげっけい／無月経 | 195, 234 |
| ほうとりんり／法と倫理 | 27 | むこたとうしょうたいしゃいじょう／ | |
| ぼうにょう／乏尿 | 171 | ムコ多糖症代謝異常 | 107 |
| ほきんしゃ／保菌者 | 290 | むにょう／無尿 | 171 |
| ぼしかんせん／母子感染 | 291 | めいそうしんけい／迷走神経 | 138 |
| ほっさせいじょうしつせいひんぱく／発作性上室性頻拍 | 89 | めーぷるしろっぷにょうしょう／ | |
| ほっしん／発疹 | 293 | メープルシロップ尿症 | 106 |
| ぼつりぬすちゅうどくしょう／ボツリヌス中毒症 | 114 | めっけるけいしつ／メッケル憩室 | 117 |
| ぼにゅうかんせん／母乳感染 | 291 | めにえるびょう／メニエル病 | 250 |
| ほね／骨 | 127 | めまい／めまい | 49, 141 |
| ぼはんしょう／母斑症 | 123 | めんえき／免疫 | 274 |
| ほもしすちんにょうしょう／ホモシスチン尿症 | 106 | めんえきふぜん／免疫不全 | 108 |
| ぼらんてぃあせい／ボランティア性 | 12 | めんえきりょうほう／免疫療法 | 219 |
| ぽりぽーしす／ポリポーシス | 118 | めんけすびょう／メンケス病 | 107 |
| ぽるふぃりんしょう／ポルフィリン症 | 107 | もうかん／毛管 | 152 |

337

|  |  |
|---|---|
| もうきゅう／毛球 | 152 |
| もうこん／毛根 | 152 |
| もうさいけっかんかくちょうせいしょうのうしっちょうしょう／毛細血管拡張性小脳失調症 | 109 |
| もうそう／妄想 | 38 |
| もうそうちかく／妄想知覚 | 40 |
| もうちょう／盲腸 | 297 |
| もうにゅうとう／毛乳頭 | 152 |
| もうはつしっかん／毛髪疾患 | 168 |
| もうまく／網膜 | 237 |
| もうまくがしゅ／網膜芽腫 | 105 |
| もうようたい／網様体 | 237 |
| もうようたいきん／毛様体筋 | 241 |
| もうようたいしょうおび／網様体小帯 | 241 |
| もうようたいとっき／毛様体突起 | 241 |
| もけいしんさ／模型審査 | 97 |
| ものわすれ／物忘れ | 49 |

◆や◆

|  |  |
|---|---|
| やくざいしほう／薬剤師法 | 317 |
| やくざいせいかんしょうがい／薬剤性肝障害 | 80 |
| やくざいせいはいしょうがい／薬剤性肺障害 | 67 |
| やくざいゆうはつけんさ／薬剤誘発検査 | 158 |
| やくじほう／薬事法 | 317 |
| やくぶつかんそうごさよう／薬物間相互作用 | 321 |
| やくぶつじゅようたい／薬物受容体 | 320 |
| やくぶつちりょうもにたりんぐ／薬物治療モニタリング | 321 |
| やくぶつりょうほう／薬物療法 | 320 |
| やくようりょう／薬用量 | 320 |
| やくりさよう／薬理作用 | 320 |
| やくれき／薬歴 | 323 |
| やっか／薬価 | 318 |
| やにょうしょう／夜尿症 | 123 |
| ゆういはんきゅう／優位半球 | 36 |
| ゆえきせいざい／輸液製剤 | 272 |
| ゆけつ／輸血 | 273 |
| ゆけつがっぺいしょう／輸血合併症 | 273 |
| ゆけつきょひ／輸血拒否 | 225 |
| ゆけつせいざい／輸血製剤 | 223 |
| ゆけつのふくさよう／輸血の副作用 | 224 |
| ゆけつまえけんさ／輸血前検査 | 223 |
| ゆけつりょうほう／輸血療法 | 223 |
| ゆけつりょうほうのてきおう／輸血療法の適応 | 225 |
| ようじき／幼児期 | 104 |
| ようじょうしゅよう／葉状腫瘍 | 287 |
| ようしん／痒疹 | 162 |
| ようすいそくせんしょう／羊水塞栓症 | 232 |
| ようついしょう／腰椎症 | 149 |
| ようついせんし／腰椎穿刺 | 142 |
| ようついせんしけんさ／腰椎穿刺検査 | 218 |
| ようついついかんばんへるにあ／腰椎椎間板ヘルニア | 131 |
| ようでんしほうしゃだんそうさつえい／陽電子放射断層撮影 | 260 |
| よれんきんかんせんごきゅうせいしきゅうたいじんえん／溶連菌感染後急性糸球体腎炎 | 174 |
| よれんきんかんせんしょう／溶連菌感染症 | 113 |
| よくうつ／抑うつ | 38 |
| よくうつきぶん／抑うつ気分 | 41 |

◆ら◆

|  |  |
|---|---|
| らくようじょうてんぽうそう／落葉状天疱瘡 | 166 |
| らじおあいそとーぷ／ラジオアイソトープ | 260 |
| らんかん／卵管 | 226, 227 |
| らんかんろうとぶ／卵管漏斗部 | 227 |
| らんそう／卵巣 | 226, 227 |
| らんそうこゆうじんたい／卵巣固有靱帯 | 227 |
| らんそうしゅよう／卵巣腫瘍 | 233 |
| らんそうていさく／卵巣堤索 | 227 |
| りーだーしっぷ／リーダーシップ | 31 |
| りうまちせいたはつきんつうしょう／リウマチ性多発筋痛症 | 278 |
| りうまちねつ／リウマチ熱 | 110 |
| りつもうきん／立毛筋 | 152 |
| りばーす／リバース | 270 |
| りゅうこうせいかんぼう／流行性感冒 | 296 |
| りゅうこうせいじかせんえん／流行性耳下腺炎 | 111, 256, 302 |
| りゅうざん／流産 | 230 |
| りょうせいひふしゅよう／良性皮膚腫瘍 | 168 |
| りょくないしょう／緑内障 | 240 |
| りょくのうきんかんせんしょう／緑膿菌感染症 | 115 |
| りんごびょう／リンゴ病 | 111 |
| りんしょうしけん／臨床試験 | 322 |
| りんせつ／鱗屑 | 155 |
| りんぱせつ／リンパ節 | 216 |
| りんぱせつしゅちょう／リンパ節腫脹 | 293 |
| りんぱせつせいけん／リンパ節生検 | 218 |
| るいかんせん／類乾癬 | 167 |
| るーぷすじんえん／ループス腎炎 | 176 |
| れいぎ／礼儀 | 23 |
| れいのーしょうじょう／レイノー症状 | 276 |
| れーざーりょうほう／レーザー療法 | 160 |
| れっくりんぐはうぜんびょう／レックリングハウゼン病 | 106 |
| れっしゅ・ないはんしょうこうぐん／レッシュ・ナイハン症候群 | 107 |
| ろうさじこきゅうこんなんしょう／労作時呼吸困難症 | 86 |
| ろたういるすかんせんしょう／ロタウイルス感染症 | 113 |
| ろっこつ／肋骨 | 56 |

現場で必ず役立つ・知っておきたい 通訳者のための医療の知識
―大阪大学医療通訳養成コース教科書／自習ができる書き込み式！

2018年4月5日発行　第1版第1刷Ⓒ
2025年2月10日発行　第1版第3刷

監　修　清原 達也

編　集　大阪大学医療通訳養成コース
　　　　教科書編集委員会

発行者　長谷川 素美

発行所　株式会社 保育社
　　　　〒532-0003
　　　　大阪市淀川区宮原3-4-30
　　　　ニッセイ新大阪ビル16F
　　　　TEL 06-6398-5151　FAX 06-6398-5157
　　　　http://www.hoikusha.co.jp/

企画制作　株式会社メディカ出版
　　　　　TEL 06-6398-5048（編集）
　　　　　https://www.medica.co.jp/

編集担当　藤野 美香

装　幀　くとうてん

印刷・製本　株式会社ウイル・コーポレーション

本書の内容を無断で複製・複写・放送・データ配信などをすることは、著作権法上の例外をのぞき、著作権侵害になります。

ISBN978-4-586-08592-7　　　　　　　　　　　　　Printed and bound in Japan

当社出版物に関する各種お問い合わせ先（受付時間：平日9：00～17：00）
●編集内容については、06-6398-5538
●ご注文・不良品（乱丁・落丁）については、お客様センター 0120-276-591
●付属のCD-ROM、DVD、ダウンロードの動作不具合などについては、デジタル助っ人サービス 0120-276-592